湛庐文化
Cheers Publishing

a mindstyle business
与 思 想 有 关

U0233177

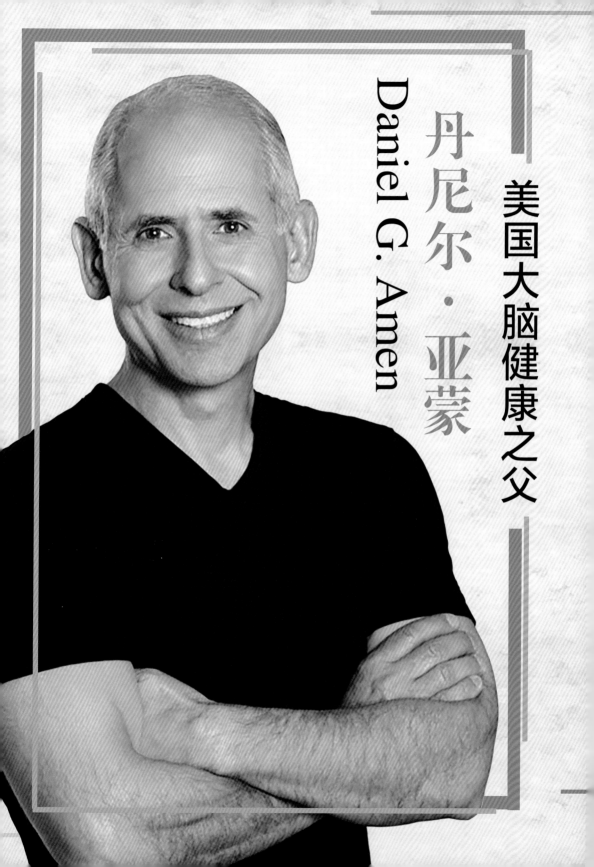
美国大脑健康之父
丹尼尔·亚蒙
Daniel G. Amen

世界知名的权威脑成像专家

丹尼尔·亚蒙是一名精神科医生，通过了一般精神病学和儿童精神病学双职业认证，他同时也是临床神经科学家、脑成像专家，并被美国精神病学会授予杰出会员称号，这是该学会给予会员的最高荣誉。

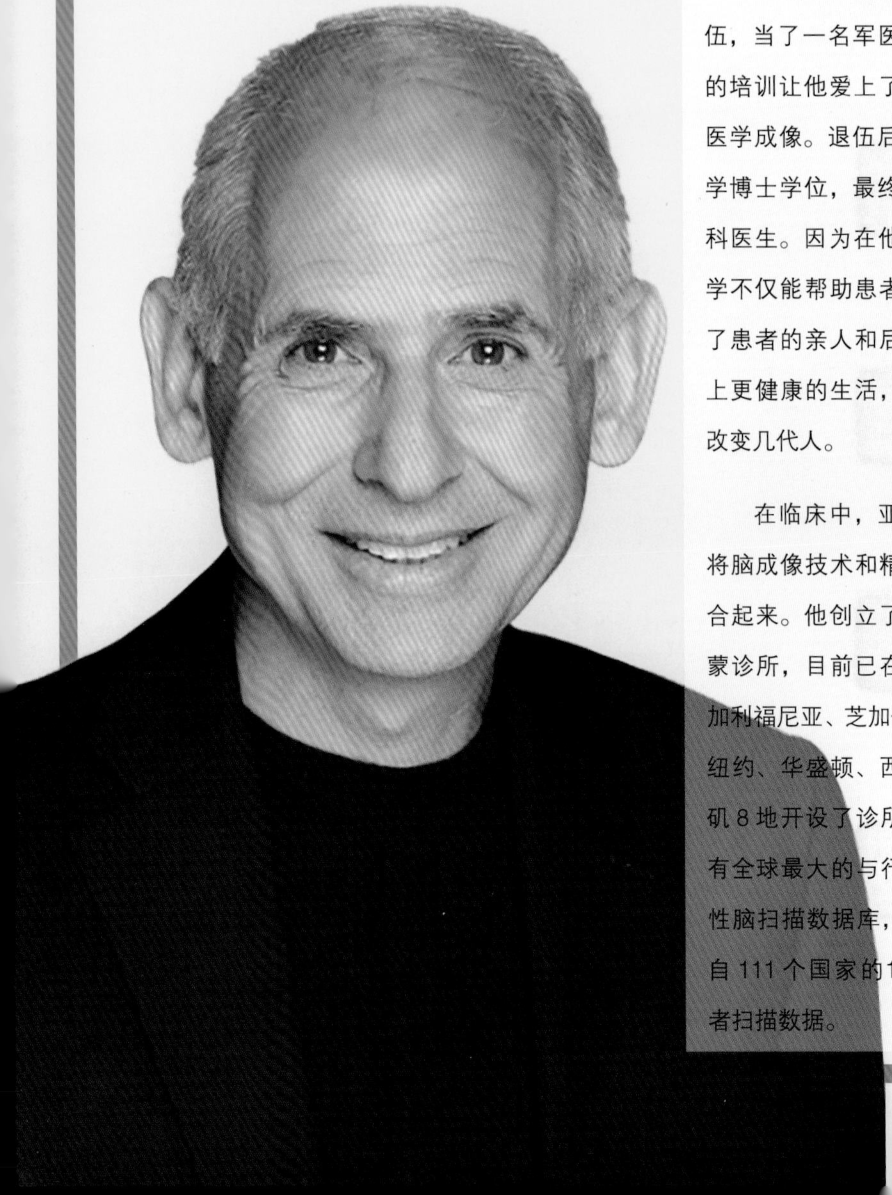

18 岁时，年轻的亚蒙参军入伍，当了一名军医。在部队接受的培训让他爱上了医学，尤其是医学成像。退伍后他选择攻读医学博士学位，最终成为一名精神科医生。因为在他看来，精神病学不仅能帮助患者本人，也帮助了患者的亲人和后代，让他们过上更健康的生活，其影响力足以改变几代人。

在临床中，亚蒙博士致力于将脑成像技术和精神病学治疗结合起来。他创立了世界闻名的亚蒙诊所，目前已在亚特兰大、北加利福尼亚、芝加哥、奥兰治县、纽约、华盛顿、西北地区、洛杉矶 8 地开设了诊所。亚蒙诊所拥有全球最大的与行为相关的功能性脑扫描数据库，总共收集了来自 111 个国家的125 000 多份患者扫描数据。

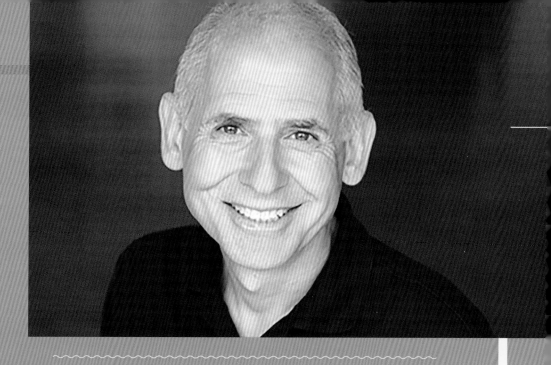

全美最受欢迎的精神科医生

亚蒙博士不仅在专业领域贡献卓著，还是一位学术明星，深受广大民众的欢迎。他是 10 次荣登《纽约时报》畅销书排行榜的畅销书作家，代表作《幸福脑》（*Change Your Brain, Change Your Life*）连续 10 年在美国亚马逊网站的心理自助类图书中排名第一。他设计、制作、主持过 11 个很受欢迎的大脑节目，这些节目在北美地区播放次数超过 10 万次。他甚至参演过多部电影，包括《最后一轮之后》（*After the Last Round*）和《眩晕》（*The Crash Reel*）；还参与过一些获得艾美奖的电视节目，比如《饮酒作乐的真相》（*The Truth about Drinking*）和《奥兹医生秀》（*Dr. Oz Show*）。亚蒙博士还担任过电影《震荡效应》（*Concussion*）的顾问，并曾在美国国家安全局、美国国家科学基金会、英国广播公司（BBC）、《时代周刊》、《纽约时报》等各种机构和组织主办的活动中演讲。

由于在普通大众中的超高知名度，亚蒙博士被《华盛顿邮报》称为“全美最受欢迎的精神科医生”。

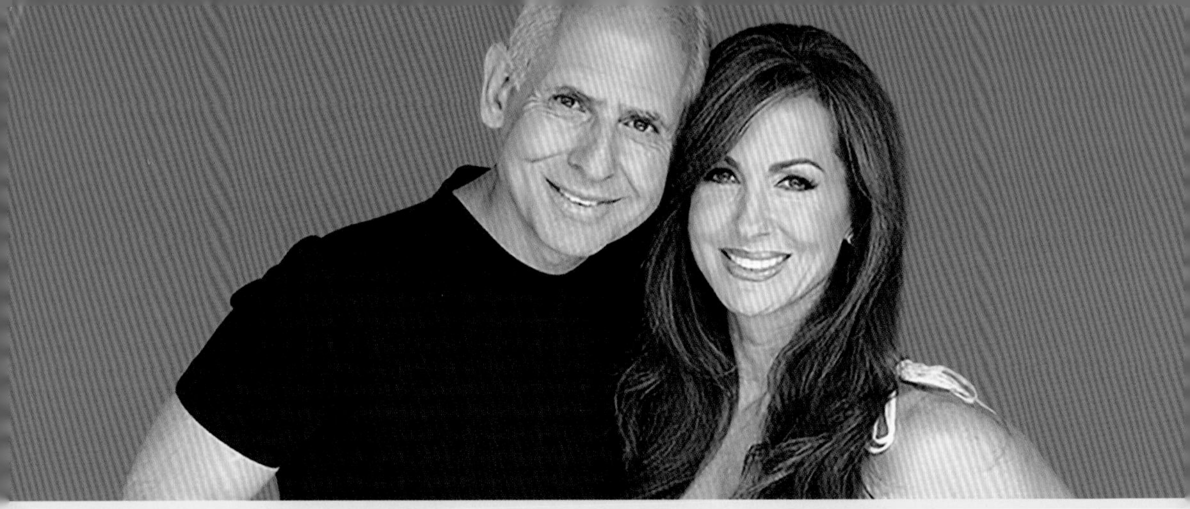

专注大脑健康的模范夫妻档

亚蒙博士的妻子是塔娜·亚蒙。护士出身的她曾在医院里负责照顾神经外科手术重症监护病人，对于饮食和营养对大脑健康的价值有着最直接的认识。和丈夫一样，塔娜也是一位专注健康和健身领域的专家，她的著作《奥姆尼饮食法》（*The Omni Diet*）也登上了《纽约时报》畅销书排行榜。夫妻两人并肩工作，运用大脑勇士的方法和技巧，共同组建了一支致力于改变大脑与身体健康状况的队伍。两人一起设计并主持了三个全国性的电视节目《治愈注意力缺陷障碍》（*Healing ADD*）、《奥姆尼健康革命》（*The Omni Health Revolution*）和《大脑勇士》，还一起经营亚蒙诊所。亚蒙博士专注于神经层面，塔娜则担任营养顾问和教练，同大家分享健康饮食窍门和健康的生活方式。

亚蒙夫妇共同的心愿是：让更多的人关注健康，加入大脑勇士的行列。

亚蒙脑健康系列

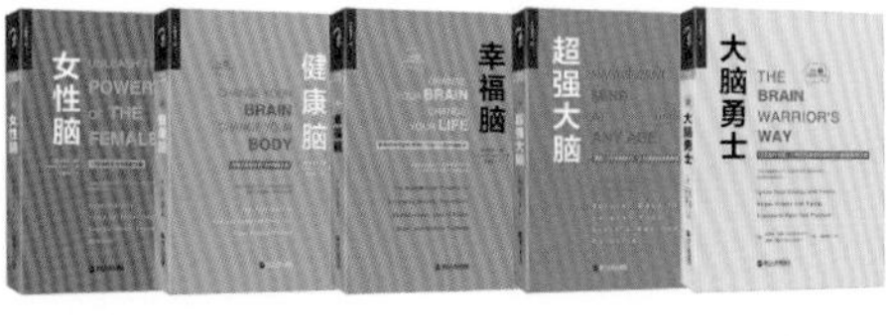

大脑勇士

THE BRAIN WARRIOR'S WAY

Ignite Your Energy and Focus,
Attack Illness and Aging,
Transform Pain into Purpose

[美] 丹尼尔·亚蒙（Daniel G. Amen）
塔娜·亚蒙（Tana Amen）◎著　黄珏苹　赵静◎译

浙江人民出版社
ZHEJIANG PEOPLE'S PUBLISHING HOUSE

The Brain Warrior's Way

献给 Chloe、Eli、Emmy、Liam、Louie 以及众多盟友，

他们是让我们变成大脑勇士的动力。

Ignite Your Energy and Focus
Attack Illness and Aging
Transform Pain into
Purpose

The Brain Warrior's Way

医学免责声明

本书内容源自作者多年的实践经验和临床研究。这本书的观点势必是概括性的、普遍性的，不能替代医学专业人士的评估或治疗。如果你认为自己需要医学干预，请尽快看医生。书中的故事都是真实的，为了保护病人的隐私，作者更改了故事中的人名和事件细节。

Ignite Your Energy and Focus
Attack Illness and Aging
Transform Pain into
Purpose

The Brain Warrior's Way

目录

The Brain Warrior's Way

导言

大脑勇士之道

勇士就是会在各个层面上努力掌控自己的人，他们有勇气为自己、为他人、为社会做正确的事。

——马克·迪万（Mark Divine），《海豹突击队成功之道》（*The Way of the SEAL*）

健康之战的成败就在于你的大脑，在于大脑每时每刻做出的决定。如果大脑运转良好，你的决定很可能是高效的，会使你更专注、更有活力、更健康。如果大脑出了问题，无论出于什么原因，你都很可能会做出糟糕的决定，让活力、注意力、心情、记忆力和健康受损，还会对后代造成不良影响。

武士道是日本武士们的道德准则，它主张人们成为战士，这种文化要求武士不断提升自我，去保护自己和所爱之人。大脑勇士之道同样是一种生活方式，经过 30 年的探索我们才找到这套方法，它帮助亚蒙诊所成千上万的来访者改善了大脑健康，让他们拥有了更美好的生活。此外，我们还用这套方法帮助过军人、商人、牧师、会众、学生、老师，以及戒毒者。按大脑勇士之道生活能够改善你的决策能力，让你更好地感知自己的能力，并在以下各个方面提升你自己：

- 活力
- 注意力
- 情绪
- 记忆力
- 体重
- 人际关系
- 工作
- 整体健康

大脑勇士之道是独特而有效的改善大脑功能与身体健康的方法。它基于科学研究，目的是帮助你活得生机勃勃、拥有敏锐的头脑、保持身体健康。即使你现在状态不佳或者饱受痛苦，甚至多年来一直维持着不健康的生活方式，这套方法也能帮助你力挽狂澜。你难道不想每天起床时神清气爽、周身通泰吗？

遵循大脑勇士之道不仅会改变你自己的大脑和身体的健康状况，还会改变你所爱之人的。最新的表观遗传学研究告诉我们，人的日常习惯会打开或关闭某些可诱发疾病或过早死的基因，它们不只影响你，也可能会影响你的孩子和孙子。为大脑的健康与身体的健康而战不只关系到你自身，还关系到你的后代，甚至你后代的后代。

这本书会一步一步告诉你如何掌控身体健康和心理健康。它将教你：

- **大脑勇士的思维模式：**了解你追求健康的动机，关注充裕，而非匮乏。
- **大脑勇士的评估：**拥有清晰的思路，评估大脑健康程度、了解并优化你的重要健康指标数据，在多条战线上有策略地战斗，评估自己的现状，采取预防策略。
- **大脑勇士的营养：**了解能为成功助力、给予你竞争优势的食品和营养补充剂。
- **训练大脑勇士：**养成良好的日常习惯和行事准则。
- **大脑勇士的本质：**将痛苦转化为激情，让世界因为你的存在，而变得更美好。
- **大脑勇士的责任：**迈出重要的一步，分享信息，创建你自己的大脑勇士部落。
- **大脑勇士常年的基本训练：**运用可以持续一生的工具创造持久的改变。

要想成为大脑勇士，请遵守以下约定：

- 严肃认真
- 目标明确
- 不断学习
- 清醒
- 准备充分
- 营养均衡
- 训练有素
- 诚实
- 充满热情
- 保护家人
- 百折不挠

在阅读过程中，你会认识一些凯旋的大脑勇士，他们曾经是健康之战的阶下囚。他们的故事将鼓舞你尝试新的生活方式。

The Brain Warrior's Way 大脑勇士 波德

美国东海岸青年总裁组织（YPO）的领导者波德及其团队与我们在亚蒙诊所相处了三天，以学习大脑勇士之道。下面是波德的随笔：

“这套方法显著地改变了我的生活，我的体重减轻了，让我的注意力前所未有地专注。我的抑郁情绪渐渐消失了，做事效率和专注力也提高了。作为一个团队，我们一致赞同拜访亚蒙诊所对我们 10 年来的共同生活产生了巨大的影响。”

大多数人不想用“战争”“战士”这样的字眼儿来形容它，我们也不喜欢用，但请你睁开眼睛看看社会上正在发生的这些再明显不过的事实：我们身处保卫大脑和身体健康的战争中。尽管美国的人均医疗成本是其他富裕国家的近两倍，但美国人的死亡年龄偏低、患病次数更多，[1] 其中将近 75% 的医疗费用被花在了阿尔茨海默病、抑郁症、注意力缺陷障碍、注意力缺陷多动障碍、糖尿病、前驱糖尿病、肥胖症等可预防的慢性病上。

为什么说我们陷入了健康之战

这不仅仅是成年人的战争。大型餐饮公司纷纷瞄准了你的孩子和孙辈，当身价高达数十亿美元的餐饮公司凭借小丑或国王的品牌形象进入你家的客厅，用玩具引诱你的孩子，让他们吃没有营养的、会导致疾病甚至早死的垃圾食品时，你就该反击了。最新研究显示，快餐公司用来诱惑孩子们的玩具是特别有效的武器，它们会让孩子发展中的大脑想要更多有损健康的食物[2]。此外，还有慈善组织，比如女童子军会招募小女孩推销不健康的甜饼，由此筹集活动经费。几乎没有人会关注那些可能引发疾病的糖、植物油、氢化脂肪和人工防腐剂。

你已陷入了健康之战。无论你是去学校、购物中心、电影院、机场还是去棒球场等，都有人试图把能导致快速衰老的食物推销给你。标准美国饮食（SAD）中充满了促炎食物，它们会增加你患糖尿病、高血压、心脏病、癌症、注意力缺陷多动障碍、抑郁症和痴呆的风险[3]，它们还会影响大脑中海马的记忆功能[4]。

对于健康来说，真正的“大规模杀伤性武器”是以下这些食物：

- 精加工食品
- 喷洒过农药的食物
- 添加了人工色素和甜味剂的食品
- 高升糖指数食物
- 低膳食纤维食物
- 代餐食品
- 激素含量很高的食物
- 被抗生素污染过的食物

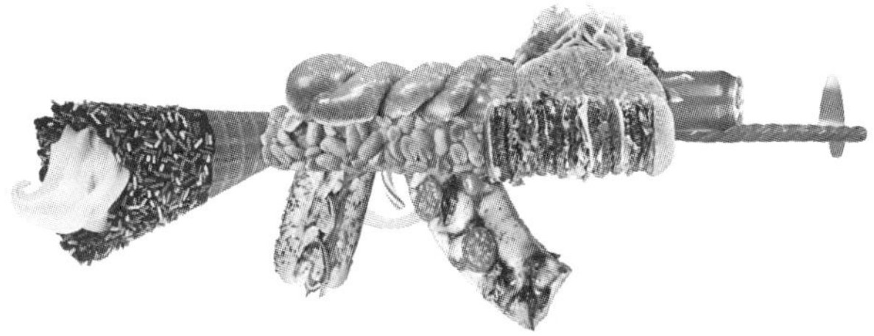

生产这些不健康食品的公司不仅用玩具勾引孩子的大脑，还用神经学的把戏劫持成年人的大脑。它们的广告故意将穿着暴露的漂亮女人和低品质的食物联系起来，刺激你的愉悦中枢，让你将两者不合逻辑地联系起来，认为吃了这些食物，男人便会得到那类漂亮女人的青睐，女人则会变得像她们一样漂亮。你必须知道那些漂亮女人如果经常吃奶酪、汉堡，让蛋黄酱、芥末酱、番茄酱滴在她们的衬衫上，她们看起来绝不会像广告中的那样。

此外，很多公司吹嘘自己产品的诱惑力：“打赌你不会只吃一个”。它们聘请食品专家把糖、盐、脂肪混合出完美的质地，让产品吃起来松脆可口、香味扑鼻，以触发大脑的“餍足点”。这就像吸食可卡因，让你真正爱上低品质食物。这就是大家喜欢糖果、甜甜圈、糕点、薯条和面包，并且无法自拔的原因之一。他们不是为了生存而吃东西，而是患了食物成瘾，这种瘾是商人为了利润而人为制造出来的。一位女士曾对我们说，她宁可得癌症也不会放弃吃糖。我们怀疑她在上高中时和坏小子谈过恋爱。如果你爱着会伤害你的东西，那就需要认真地审视了。

任何食物在大脑中的情感位置都比不上一个人对伴侣、孩子或孙辈的爱。很多古代的战士认为依赖某些事物，尤其是依赖食物，是软弱的表现，是不能接受的行为。他们为了获胜才吃东西，吃东西是为了生存。如果你真的爱自己、关注你的健康、爱你的亲人、爱后代，我们希望你也像古代战士那样做。

健康之战不只关系到当今各种以次充好的食品，就像为了提高收视率，新闻媒体反复给我们灌输有害的思想，让我们以为恐怖或灾难无处不在。持续不断的恐怖画面激活了大脑原始的恐惧中枢杏仁核，杏仁核曾经有助于我们生存，但现在它已经有些不合时宜了。新闻总是突出那些耸人听闻、极其邪恶、可怕的事件，把你吸引到它们的频道或网站上。除非你有意识地监控自己的新闻接收，否则这些信息会让你的应激激素水平升高，一段时间后大脑中的记忆中枢会收缩，你的腰上会堆积多余的脂肪。堆积在腹部的脂肪对身体特别有害，因为它会把健康的睾酮转化为促癌的雌激素形式。你是不是每天早晨醒来第一件事就是拿起手机，看看一夜之间世界上发生了什么可怕的事情。你也许之前并不知道这个习惯正在损害你的健康，但你现在该明白了吧。

你身处健康之战中。科技公司加剧了这场战争，它们不断发明出一些让人上瘾的小玩意儿，分散你的注意力，把你的注意力从有意义的人际关系上吸引走[5]。很多人吃饭时也看着手机，而不是和家人交流。2015 年的一项研究发现，青少年在社交媒体上花的时间比睡觉的时间还多，平均为 9 个小时；8 ~ 12 岁的少年每天上网 6 个小时[6]。科技劫持了青少年发展中的大脑，这会带来很多潜在的严重后果。

在亚蒙诊所，我们治疗了很多对电子游戏上瘾或对色情内容上瘾的青少年和成人。其中有一个少年，每当父母限制他玩游戏时，他就会变得很暴力。我们在他玩游戏的时候扫描了他的大脑，在他戒掉游戏一个月后再次扫描。对比发现，它们看起来就像两个人的大脑。电子游戏导致他左侧颞叶异常放电，而这个脑区通常与暴力行为相关。在不玩游戏的时候，他是我们见过的最讨人喜欢、最有礼貌的年轻人之一；一旦开始玩游戏，他就完全变成了另外一个人。

丹尼尔用大脑扫描技术在《奥兹医生秀》(*Dr. Oz Show*) 上针对 Tinder 软件做了一个实验，目的是探究交友网站对人类情绪和专注力的影响。实验显示，对某些个体来说，交友网站会使他们更易焦虑和抑郁。

随着游戏和各种应用程序使用量的增加，患肥胖症和抑郁症的人也在增多[7]。著名电玩设计师、佐治亚理工学院教授伊恩·博格斯特（Ian Bogost）把促使习惯形成的科技新趋势称为“新世纪的香烟”，并警告说它们同样具有成瘾性，具有潜在的副作用[8]。

微软的新研究令人不安，研究显示，人类大约每 8 秒钟就会走神一次，而较低等的金鱼大约 9 秒钟会走神一次[9]。看起来好像是进化的方向出错了。在 2000 年，人类的注意力持续时间平均为 12 秒，这种情况并不算好，但人类在接下来的 15 年里又丧失了 1/3 的注意力持续时间，这着实令人担忧。

《哈佛商业评论》上刊登的一篇文章《忙碌的经理们要当心》指出，不健康的生活方式正在削弱我们的工作能力[10]。仅有 10% 的经理人在测验专注力和活力时取得了较高的分数，专注力和活力是获得成功的两个重要因素。作者发现，20% 的经理人在工作时不投入，30% 的经理人会拖延，而 40% 的经理人容易分心。这意味着，90% 的经理人缺乏专注力、活力。其他人很可能也是如此。

这些“大规模杀伤性武器”以及其他对大脑和身体的攻击会造成长期的破坏性后果。

健康之战的后果

基因的作用没有你想象得大，很多疾病源自不健康的选择和行为，无论个体对这种疾病是否有遗传易感性。令人难过的是，我们到处都能看到可预防的疾病造成的破坏性后果。

预计到 2050 年，阿尔茨海默病的患者数量将是现在的 3 倍之多，目前还看不到治愈的可能。85 岁以上的老年人中约 50% 都患有阿尔茨海默病。这意味着，如果你有幸能活到 85 岁以上，在这个过程中你患该病的可能性为 50%。更糟的是，最新的大脑扫描研究显示，阿尔茨海默病和其他类型的痴呆在症状显现出来的几十年前就在你大脑中发展了。图 I-1 是通过单光子发射计算机断层扫描（以下简称 SPECT）技术得到的大脑图像，右图呈现了一位 59 岁时被诊断患有阿尔茨海默病的女性的大脑血流和活动状况。若将左图健康的大脑和右图进行比较，你可以看到她大脑的后半部分在退化。她可能在三四十岁时大脑就有问题了。

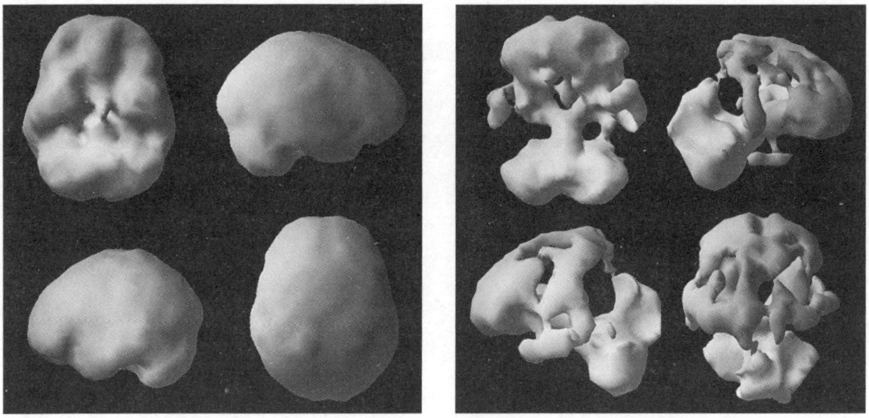

健康的大脑
完整、均衡、对称的脑活动

阿尔茨海默病患者的大脑
大脑后部活动减弱

图 I-1　健康大脑与阿尔茨海默病患者的大脑扫描对比图

过早的认知受损会导致工作业绩减低，这会给逐年老龄化的社会劳动力供给雪上加霜。人们的工作时间比以前更长了，因此大脑功能的轻微衰退都会危害你的工作效率和工作安全感。自从2008年经济衰退以来，美国人的平均退休年龄从57岁增长到了62岁。据估计，到2020年，美国25%的劳动力年龄会超过55岁。令人激动的消息是，最新研究显示，你可以通过一些措施将日后患阿尔茨海默病和其他类型的痴呆的风险降低60%以上。这些措施对提升情绪、专注力和记忆力也会有帮助。本书会清楚地列出这些措施。

抑郁症是我们这个时代最大的杀手。有5 000万美国人在人生的某一阶段中曾患过抑郁症，从1987年以来，抑郁症患者数量增加了4倍。抑郁症与自杀、离婚、职场失败、心脏疾病、肥胖症、痴呆都有关系。女性抑郁症患者罹患阿尔茨海默病的风险是普通人的2倍，男性抑郁症患者罹患阿尔茨海默病的风险则是普通人的4倍。20～60岁的女性中约有23%的人在服用抗抑郁药物，这个数字令人吃惊。她们在65岁以后患抑郁症的风险会显著增加[11]。

目前注意力缺陷障碍和注意力缺陷多动障碍的患者数量比以往任何时候都多。2013年，美国疾病控制和防御中心（CDC）的统计数据显示，20%的高中男生、11%的学龄儿童曾被诊断患有注意力缺陷障碍，包括大约640万名6～17岁的青少年。这一数据从2007年到2013年增加了16%，而与2003年相比则增加了41%[12]。很多因素造成了注意力缺陷障碍病例的快速增长，包括高脂肪、低膳食纤维、高升糖指数的饮食，更多地使用电子产品，锻炼和睡眠量减少。很多人低估了注意力缺陷障碍的不良后果，如果不进行治疗，它将造成孩子学业成绩差，甚至辍学：35%的患者无法完成高中学业。它还会导致药物滥用和酗酒：根据哈佛大学的一项研究，52%未接受治疗的注意力缺陷障碍成年患者存在药物滥用的问题。事业失败、离婚、入狱、肥胖、罹患抑郁症和痴呆也是注意力缺陷障碍的不良后果。

根据2015年发表在《美国医学会杂志》（*JAMA*）上的文章显示，50%的美国人患有糖尿病或前驱糖尿病[13]。在过去30年里，血糖问题变得越发严重。1960年，每100个美国人中有一个患有Ⅱ型糖尿病，如今增加到了每10个美国人中就有一个Ⅱ型糖尿病患者，这一比率整整增长了10倍。20世纪80年代以来，美国Ⅱ型糖尿病的患病率增长了700%[14]。标准美国饮食可能就是罪魁祸首。可悲的是，其中大多数病例是可以预防的。很多人没有充分认识到糖尿病和前驱糖尿病的危害。前驱糖尿病就是血糖高于正常值，但还没有高到足以被诊断为糖尿病。高血糖会损坏血管，减缓愈合，损害身体中的每个器官。糖尿病夺走过我们一些亲人的生命，他们因为糖尿病而截了肢、眼睛失明，或者患上了抑郁症、痴呆、心脏病。

肥胖症在美国是全国性的严重问题，约2/3的美国人超重，1/3的美国人肥胖，而肥胖会增加身体炎症。炎症就像身体里闷着的火，会破坏我们的器官，是30多种疾病的风险因素，会诱发癌症、糖尿病、抑郁症和痴呆等。许多研究，包括亚蒙诊所的两项研究都显示，随着体重的增加大脑会变小，大脑功能也会变差。这是美国历史上最严重的大脑损耗因素，现在它已成了全国性的危机。大约有75%申请入伍的年轻人被拒，原因是，国防部称："申请入伍者不够格的主要身体原因是肥胖或超重。有些申请者出生于军人世家，要不是因为超重，他们本可以成为优秀的候选人。"

全国性的肥胖问题不只在于成年人，美国儿童肥胖率从1982年的4%增长到2015年的18.5%，增长了350%。食品专家和快餐公司显然在努力吸引孩子们的注意力，如果你不能保卫自己和孩子的大脑，那么注意力缺陷障碍、抑郁症、痴呆、早衰、糖尿病、肥胖症和过早死就会发生在你和你所爱之人的身上。

当我们最初认识到这些疾病的相关性并实施整合的治疗策略时，病人的健康问题有所改善会让我们很激动：他们变得更有活力、更专注了，情绪、记忆和超重问题也有所改善，甚至疼痛都减轻了。

> “若想治好这些流行病，我们就不应该把它们看成独立的疾病，采取单独的疗法，而应该将其看成不健康生活方式的不同表现，采取整合的治疗方法。换言之，得病的方式千千万，但健康之路只有一条，而且它比你认为的简单，那就是大脑勇士之道。”

一开始，当我们建议来访者试试大脑勇士之道时，有些人会拒绝，他们说："我不想战斗，成为大脑勇士听起来挺难的。"我们的回应是："生病的日子很难过。一旦你理解并遵守大脑勇士之道，成为大脑勇士就很简单了。"拥有健康的体魄，充满活力，改善记忆力、情绪和专注力是无价的。最重要的是，成为大脑勇士是不可思议的改变，会让你终身受益，你会永远不再想念那些坏习惯和不健康的生活方式。

最近我俩做了一场演讲，对象是一家市值数十亿美元的科技公司的18位高管。在第一天上午演讲结束时，公司的首席执行官把丹尼尔拉到一边说，必须把大脑健康这一理念植入公司："这会成为我们的竞争优势，尤其是我们正在和谷歌、IBM、微软这样的公司竞争人才。"大脑健康也是你在人生中的竞争优势，它会帮助你在个人生活、健康、工作、财务和人际关系等各个方面取得成功。

> 武术界有一个典故。
> 徒弟：师傅，为什么你教我格斗，但总说要和平？
> 师傅：武士在花园里工作好过园丁在战场上。

如果你是个友爱的人或者是一位心灵医者，就像丹尼尔那样，那么你可以成为"和平的大脑勇士"，驾驭疗愈的力量。在人类历史上，最有成效的战士从不会拿着有形的武器，就像耶稣、甘地、纳尔逊·曼德拉和马丁·路德·金，他们鼓舞民众为正义而战，永远地改变了历史。他们的战斗是个人的，以大脑勇士之道为中心，他们靠大脑取胜，而不是靠发达的肌肉。这正是我俩要教给你的方法。

塔娜是跆拳道黑带和搏击格斗术黑带，如果你是像她一样的勇士，那这本书也非常适合你。塔娜经历过健康之战，她永远都不想再次经历了。正如她的老师鲍勃·怀特（Bob White）所说："如果你为最坏的情况做好了准备，就可以期待最好的结果了。"对塔娜来说，武术是克服障碍、永不放弃的象征。

丹尼尔和塔娜的大脑勇士之路

对我俩来说，大脑勇士之道是非常个人化的。我们热爱自己的使命，即把认真对待大脑健康和身体健康的人组织起来，建立一个团体并领导它。以下是我俩个人历程的简要总结，它有助于你认识到为什么这场运动对我们来说很重要。

The Brain Warrior's Way 大脑勇士 丹尼尔

1972 年，18 岁的我参军入伍，成为一名步兵医生。那时我就具有了战士的思维模式。医治受伤的士兵使我爱上了医学。作为一名医生，我为士兵们服务，乐意帮助他们恢复健康。大约一年后，我意识到尽管我很喜欢做医生，但非常讨厌睡在泥沼里，还要冒着枪林弹雨，所以我接受了 X 光技师的培训，爱上了放射医学。就像教授经常说的："除非看到，否则你怎么知道？"

1979 年，即我上医学院的第二年，我非常关心的一个人试图自杀，然后我带她去看了一位非常好的精神科医生。我逐渐意识到，如果精神科医生能帮助她，那么他不仅救了她的命，还帮助了她的孩子，甚至间接帮助了她未来的孙辈，因为他们都会从这个更快乐、更持重的人身上受益。自此我爱上了精神病学，因为我认为它有改变几代人的潜力。

自从决定做一名精神科医生后，我几乎每一天都在为病人的心理健康和大脑健康作战。我和他们一起为战胜精神疾病而战，为保卫他们的婚姻、孩子、孙辈和工作而战，为他们取得成功的愿望而战。在工作中我治疗过儿童、青少年和成人，他们曾自杀或杀害他人，曾经历过创伤，患有精神疾病、抑郁症、躁狂症、恐慌症、成瘾或痴呆。

我成为虔诚的大脑勇士的旅程始于 1991 年，当时是我第一次参加利用 SPECT 研究大脑的讲座。SPECT 是可以形成三维图像查看大脑血流和活动状况的放射医学研究方法。它为精神科医生治疗病人提供了更多信息。在那次讲座中，我的两大职业爱好，即放射医学和精神病学被结合了起来。坦白地说，它彻底改变了我的人生。在之后的 25 年里，我和亚蒙诊所的同事创建了世界上最大的大脑扫描数据库，总共包含来自 111 个国家的 12.5 万张病人的大脑扫描图。

从根本上说，SPECT 让我们了解了大脑功能的三个方面：活动良好时的状态、缺乏活动时的状态、过于活跃时的状态。图 I-2 是有创伤性脑损伤和药物滥用者的大脑扫描图。这些图像让我们明白了很多重要的事情，我们会在本书中一一分享，比如踢足球、酗酒和使用违禁药物将如何损伤大脑，进而破坏你的正常生活。

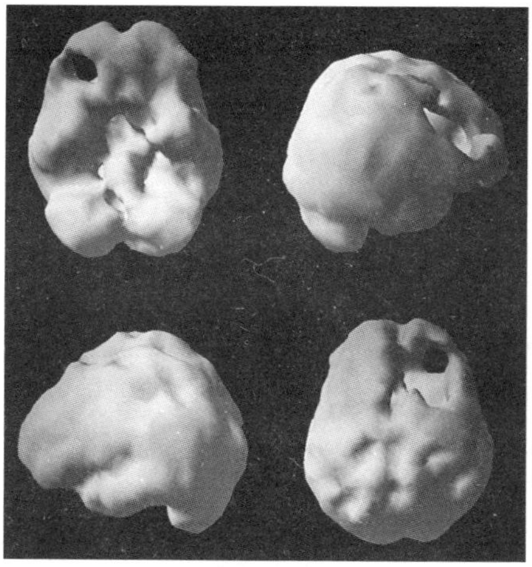

损伤导致大脑右侧额叶活动减弱

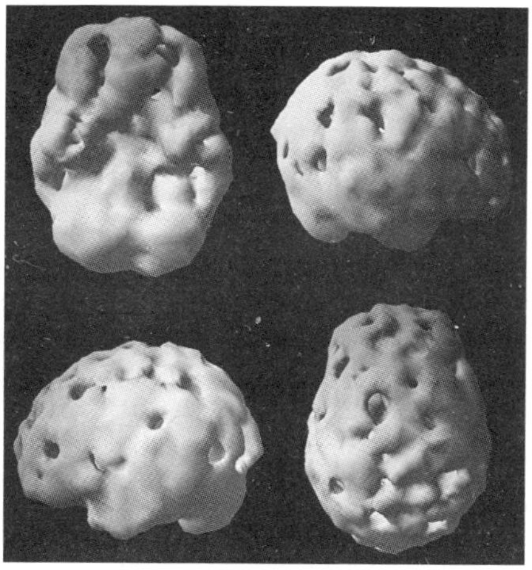

大脑整体活动减弱，符合成瘾的毒性效应

图 I-2 有创伤性脑损伤和药物滥用者的大脑扫描图

你也许听过这种说法，一幅图胜过千言万语，而一张地图胜过千万张图画。地图告诉你你在哪儿，指引你怎么去你要去的地方。这就是 SPECT 对我们的影响，它为我们提供了一张地图，帮助我们更好地诊断和治疗病人。

大脑扫描首先让我认识到“大脑妒羡”（brain envy）是人类快乐和长寿的秘诀。我在刚订购大脑扫描设备时很兴奋，扫描了很多人，有坏脾气的朋友、患有惊恐障碍的侄子，还有我 60 岁的母亲。我母亲的大脑非常健康（见图 I-3），所以她的生活充满了爱，也非常幸福。

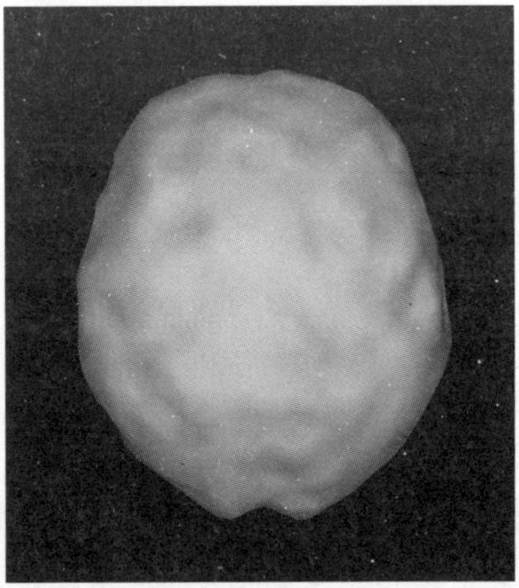

大脑完整、均衡、对称而健康

图 I-3　丹尼尔的母亲 60 岁时的大脑扫描图

我在 37 岁第一次接受大脑扫描后发现我的大脑不太健康（见图 I-4，左）。高中时我踢足球，当兵时得过脑膜炎，还有很多不良的用脑习惯。我睡眠不足，长期处于压力下，体重增加了近 14 公斤。看到自己的大脑扫描图让我产生了妒羡心理，并真正开始关心它。我 60 岁的母亲怎么会有看起来比我更年轻的大脑？这让我很受刺激。我要在本书中分享的大脑勇士计划一开始是为我自己和病人设计的。25 年后我的大脑看起来更健康、更年轻了（见图 I-4，右），这在变老的过程中并不常见。一般来说，变老后大脑活动会变得越来越弱，但现在我们知道情况不一定如此。我们发现只要运用正确的方法，**大脑老化不是必然的。**

“大脑健康与行为的关系大于与年龄的关系。”

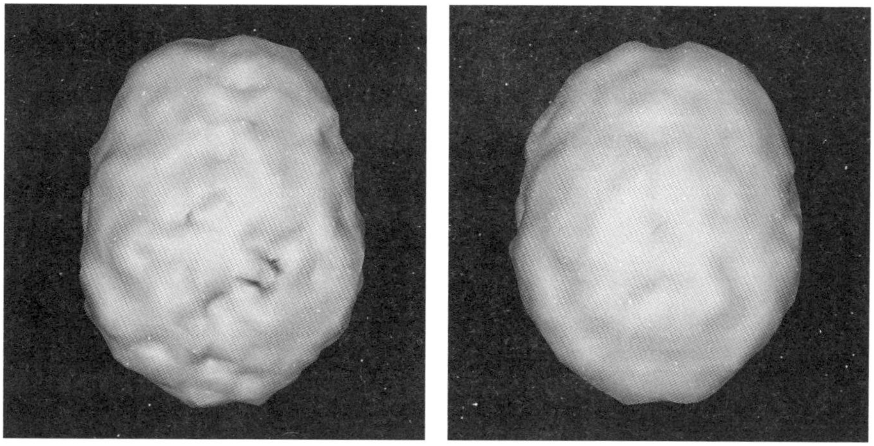

凹凸不平，中毒的样子　　　　健康多了

图Ⅰ-4　丹尼尔 37 岁时的大脑扫描图和 25 年后的大脑扫描图对比

大脑勇士 塔娜：历史不是宿命

“受害者”这个词会唤起每个人不同的情感。我排斥这个词，这仅是个人感受。了解我的人常常说我是个“犯了错就会被我踢屁股的人”。确实如此，但我是有爱心的踢屁股人。在我成长的过程中，这种能力是必需品。公平地说，我的成长环境不是美国梦式的环境，电视上的真人秀跟我家完全不沾边。我是在许多创伤和戏剧性事件中长大的女孩。我仍记得 4 岁时曾看到妈妈和奶奶倒地痛哭，因为她们发现叔叔在毒品交易中被杀害了。

我们家很穷，家里经常没人，我自己带着钥匙。我最要好的朋友们会用零食安抚我的焦虑，给我小妖精麦片、船长麦片和老虎玉米片等。长期的压力和低品质的食物损害了我的免疫系统。我经常生病，成了医院的常客。我的健康之旅走得很艰难，但我希望能帮助其他人。

7 岁时，奶奶搬来和我们一起住，因为她的糖尿病已经没法儿控制了，她根本不能照顾我，而是我协助家人照顾她。到 11 岁时，我不得不经常给奶奶注射胰岛素，因为糖尿病导致她基本失明了。我妈妈为了养家糊口需要打几份工，所以她不能留在家给奶奶注射。刚开始学注射时我很害怕，于是护士给了我一个橙子，让我练习。她告诉我，如果剂量打错了，我会害奶奶没命。

战斗的决心往往来自个人创伤性的经历。15 岁时，有一天我走路去上学，遭到了一个大块头男人的攻击。他控制住我，紧紧抓住我身体上非常私密的部位，把我推向附近小巷里的灌木丛。奇怪的是，当时我并不害怕，而这最终救了我的命。这个大块头男人想强奸我，当时，义愤和狂怒是唯一流淌在我血液里的东西，这让我有勇气和力气尖叫，撕裂他的衬衫，用膝盖猛踢他的腹股沟，然后快跑！暴力是你永远都忘不掉的感觉。震惊过后，想到任何男人都可能制服我，这让我很害怕，只因为他们块头更大、更强壮。于是，愤怒很快战胜了恐惧。大约一周后我下定决心永远都不要成为受害者，至少不要表现得像个弱者或看起来像个弱者。我在镜子上贴了张奥林匹亚健美小姐的照片，开始进行训练，让自己变得强壮灵活、肌肉发达。我的目标跟社会灌输给年轻女性的苗条形象毫无关系，我想成为勇士！

没想到的是，8 年后我又遭到了另一种形式的攻击。在毫无预警的情况下，完全不同的行凶者把我打倒了。这次是冷不防的攻击，来自我自己的细胞。20 岁刚出头的我被诊断患有甲状腺癌，我感到身体完全背叛了我。当时癌症已经转移到了淋巴结，复发了多次。在接下来的 11 年里，朋友们从大学毕业，结婚生子，而我却在接受外科手术和化疗，应对着随之而来的其他健康问题。我第二次体会到了受害者的滋味，我鄙视它。我变得非常抑郁，老实说，我向上帝祈祷让我死。我想："即使有上帝，他也一定放弃我了。"

有一段时间我病得很厉害，需同时服用 9 种药，有些药只是为了缓解其他药物的副作用。当我抱怨时，医生告诉我说这是遗传性疾病。我拒绝接受现实，他说也许我应该去拜访精神科医生。我后来并没有去精神科，虽然丹尼尔说我是精神科医生的理想型病人。

在生病期间，我与看不见的死神斗争，我意识到自己在进行生命之战。为自己的健康而战相当艰难。没有人向我解释治疗会带来怎样的身体和情绪反应。在甲状腺被摘除后，为了配合治疗而停止服用药物的两个月中，我是那么害怕，怕到死。抑郁像乌云一样笼罩着我，我看不到太阳，看不到活下去的希望。我所知道的只是我下不了床，我宁可死也不愿浪费氧气、成为家人的负担。当时我确信上帝已经放弃我了。

然而，上帝并没有放弃我。不知怎么的，一段时间后，我开始一点一点地恢复。在上帝的帮助下，我的愤怒和恐惧转化为积极的能量，给予我凤凰涅槃般的力量。我开始成为与众不同的勇士。就是在那时，我成了自身健康最好的倡导者。

在贫困中长大、长期承受压力、遭受攻击，这些与罹患癌症有什么关系？有很大的关系。长期压力破坏了我的免疫系统，使我容易生病。我必须反击，就这样我发现了大脑勇士之道，决心帮自己和他人改变大脑和身体的健康状况。我成了一名创伤/神经外科重症监护室的护士，帮助照顾医院里病情最严重的人。我还练习武术，因为它让我觉得充满力量，给予我勇士的思维模式。

我从武术上收获最多的是智慧，而不是格斗、运动或技艺。成为勇士要建立一种思维模式，而成为大脑勇士就是将这些理念应用到大脑健康模型中。任何人经过一点儿训练并保持专注都可以拥有大脑勇士的思维模式。我想成为女儿和病人们的榜样，成为力量与健康的代言人。我很快意识到武术训练和勇士的思维模式是很好的比喻，可以赋予人以力量，尤其是可以帮助那些虚弱、抑郁、患病和受过伤害的人。我的目标是教给你大脑勇士之道，使你获得健康的“黑带”。

快速通道与渐进的方式

根据我们的经验，寻求帮助的人主要分两类。有一类人就像塔娜，天生拥有勇士的思维模式。他们想全力以赴，尽快改善健康状况，所以选择快速通道。他们是那类会说“告诉我怎么做，我会完全照做”的人。他们可能经常生病或者遭遇过重大的健康危机，厌倦了生病和疲劳感。另一类人会采取渐进的方式。他们会一次只做一件事，下次再做另一件事，日积月累地培养好习惯。这种方式看起来既合理，又容易实施，更像丹尼尔这些年来的道路。

无论你选择哪条路，这个计划都会对你有帮助。我们最鼓舞人心的大脑勇士之一南希（将在第 4 章中介绍）采取的是渐进的方式，她在一年内减掉了 30 多公斤体重，彻底改变了自己的生活。丹尼尔的父亲（将在第 7 章中介绍）病得很厉害，在努力成为大脑勇士时他全力以赴，我们让他做什么，他就做什么，包括改变饮食、定期锻炼、管理压力、服用维生素和营养补充剂，所以他在较短时间里有效地改善了健康状况。哪条路最适合你，由你自己决定。

每位武术家、运动员或音乐家在刚开始学习复杂的动作时也会尴尬。大多数人会觉得身体不听使唤，但是一段时间后，这些动作会变得比较流畅，最终成为他们的第二天性。大脑和身体也需要时间来成长，建立新联结，适应新的思维模式和运作方式。

当刚开始实践大脑勇士计划时，人们常常会觉得有点难以招架，甚至有点困惑：

- 嗨，怎么不能吃糖了？
- 干什么都要节制！
- 面包和意面怎么了？什么时候才能再吃它们？
- 我喜欢炸薯条和汽水！
- 我不知道去哪儿买东西，我也不知道该买什么了？

- 我不想睡 8 个小时！
- 我不想锻炼！
- 我太忙了，压力太大，太习惯于原来的方式了。

我们告诉训练中的大脑勇士们不要担心，因为他们还处于初级阶段，这时他们会觉得要做的事情很难，自己永远也做不到。只需要一些信任、知识和成功，他们很快就会感觉好多了；再需要一些坚持不懈的精神，他们就能达到下一个阶段。很快你的味蕾会再生，大脑会产生新连接并开始生长，不久之后，一切都会变得更容易。如果你走的是快速通道，那么 30 天之内就能看到变化；如果你采取的是渐进的方式，则需要 30 ~ 90 天的时间。

接下来你会过渡到机械阶段，在这个阶段你会掌握一种健康的节奏。你会发现自己喜欢的食物、适合的运动方式。有助于大脑健康的习惯也会变得更容易坚持。你将拥有清醒的头脑，充满活力，而不是头昏脑涨。你开始给食物分类，有些食物会让你感到快乐、活力满满，另一些食物让你情绪低落、昏昏欲睡，而做出健康的选择会变得格外容易。你会更善于注意到自己的消极想法，开始质疑它们。在这个阶段你仍不得不严格遵照大脑勇士计划，因为它还没成为你的第二天性。对走快速通道的人来说，这个阶段会持续 1 ~ 3 个月；对采取渐进方式的人来说，这个阶段会持续 3 ~ 6 个月。

我们的目标是达到自发阶段，在这一阶段你的习惯和行为反应会自动向大脑勇士之道靠拢，它变成了你的第二天性。对走快速通道的人来说，这一阶段通常会在实施计划 4 ~ 6 个月的时候到来；对采取渐进方式的人来说，一般会在 6 ~ 12 个月之后。如果在遇到挑战和挫败时，比如遇到工作上的挑战，经历离婚、亲人离世时你依然能坚持下去，那大脑勇士之道将伴随你的一生。

在自发阶段，行为反应和习惯会自动向大脑勇士之道靠拢，主要表现在以下时刻：

- 你要甜点吗？是的，但我想要有利于健康的甜点。
- 餐前来点面包吗？不用了。

- 再来一杯酒？不用了。
- 你会安排锻炼计划，很少缺漏，就像你很少错过孩子的体育比赛或医生的预约一样，它们会变得很重要。
- 你不需要思考后再做出反应，因为它们已经变成了习惯，变成了自发的行为。

获得大脑健康黑带后并不意味着你更强大，也不意味着你不会害怕了。黑带意味着你永远不会放弃，你将直面恐惧，坚强不屈，总是一次又一次地站起来。

> “黑带选手就是那些永不放弃的白带选手。”

只要你能重新站起来，再次尝试，我们会允许你跌倒。这需要一个过程。最重要的是，通过成为其他痛苦挣扎者的导师，你将这些信息传递了出去。为了获得黑带，你需要成为导师，把你的技艺教给别人。通过教导别人，你能有效地强化所学到的东西。这正是在给予中获得。

根据我们的经验，最成功的大脑勇士会在一年中经历初级、机械、自发 3 个阶段。

1～3 个月：初级阶段

在初级阶段你只须遵照步骤，按我们要求的去做。这时一切感觉起来会很不自然，所以根据地图找路很重要，否则你会迷路。

- 认可健康之战，下决心做出改变（思维模式，第 1 章）。
- 评估你的大脑，了解自己的所属类型，获取一些重要健康指标数据（评估，第 2 章）。
- 清理食品柜，在厨房里存放健康食物，开始服用简单的补充剂（营养，第 3 章）。
- 培养有利于大脑健康的锻炼和睡眠习惯（训练，第 4 章）。

- 认清你自己的内在本质，反问自己为什么现在迫切需要健康起来，搞清楚你的目标（本质，第 5 章）。
- 思考谁需要你保持健康，现在和未来你对谁负有责任，寻找可以和你一起执行计划的朋友（责任，第 6 章）。
- 不要认为可以速战速决，完成 14 天大脑提升计划（常年，第 7 章）。
- 做好会犯很多错的心理准备，但不要认为犯错就代表失败。开始进入机械阶段。留心错误并从错误中学习很重要。

2～6 个月：机械阶段

在机械阶段，你的信心开始增长。你意识到自己能成功，但仍需要指导和帮助。

- 在意识到生活环境中的有害因素和了解自身疾病后，更投入地监督你自己和所爱之人成为大脑勇士。你开始关注自己因此变得更健康了，而不再抱怨需要忌口。初见成效后便能增强你的决心。现在你可以更容易忽视或否定那些来自一些不健康的朋友的质疑之声（思维模式，第 1 章）。
- 了解自己的重要健康指标数据，并努力优化它们。在抗击炎症、血糖控制、抗氧化、营养摄入等多条战线上降低易患病性。了解导致抑郁、加速衰老和阿尔茨海默病的因素，并积极采取预防措施（评估，第 2 章）。
- 找到多种你喜欢同时又对你的健康有益的食物。针对你的大脑类型服用补充剂（营养，第 3 章）。
- 扩展你的健脑活动范围，把简单的冥想、深度放松和消除自动的消极想法等囊括进来。消极想法会偷走你的幸福感。你会感到需要不断地学习新事物。你的行事准则会变得更容易实施，也更明晰（训练，第 4 章）。
- 与朋友、家人探讨过去的失误和痛苦的时刻，从痛苦中寻找意义（本质，第 5 章）。
- 与朋友、同事、所爱之人分享这些启示。你的大脑勇士部落会成为你生活中重要的一部分（责任，第 6 章）。
- 全身心投入，不是只坚持几个月，而是贯穿整个余生（常年，第 7 章）。

- 犯的错更少了。虽然仍会有糟糕的日子，但你更善于从中学习了，并且很快便能扭转局面。

6～12 个月：自发阶段

在自发阶段，习惯开始形成。你会对自己说："我会了，这并不难。"你会自发地去做有益于健康的事。

- 永远不考虑放弃，哪怕在失败的时候你还会一再重振旗鼓。你已经形成了牧羊犬式的态度，非常认同保持健康是自己的使命（思维模式，第 1 章）。
- 再次评估重要健康指标数据，了解你的健康改善情况。你会更关注长期的预防策略（评估，第 2 章）。
- 会找到一些新的食物和菜谱，就像寻宝一样。你的营养摄入量和膳食补充方案稳定下来。你对自己的食物选择感到满意，知道糟糕的饮食会夺走你的健康（营养，第 3 章）。
- 违背大脑勇士的日常习惯和行事准则会让你不舒服或气恼，做有益于健康的事比做有害的事会让你感觉更好。学习新东西令你兴奋，因为你觉得自己更专注了，头脑也更敏锐了（训练，第 4 章）。
- 乐于帮助别人。保持健康、分享大脑勇士之道成了你生活的一部分，因为你掌握了能够改变这个世界的秘密武器（本质，第 5 章）。
- 有指导他人、分享你的成功的动力（责任，第 6 章）。
- 祝贺你成为一名大脑勇士，你会感到越来越好，越来越强壮，这将持续一生（常年，第 7 章）。

大脑勇士计划适合你吗

大脑勇士计划是为真正关注自己健康的人设计的。如果你想让自己的外在看起来更好、内在感觉起来更棒，想在工作、学业和人际关系上更出色，那么这个计划就适合你。这个计划还适合正与以下问题抗争的人：

- 抑郁症
- 焦虑症
- 成瘾
- 创伤性脑损伤
- 早期痴呆
- 肥胖
- 心脏病
- 因化疗造成的认知障碍
- 注意力缺陷多动障碍
- 创伤后应激障碍
- 双相障碍
- 记忆力问题
- 阿尔茨海默病或其他类型的痴呆
- 糖尿病或前驱糖尿病
- 癌症

大脑勇士计划也适合有身体障碍孩子的父母、需要照顾老人或生病父母的儿女。它也适合想把健康而不是疾病留给后代的人，适合那些渴望拥有力量的人，还适合那些正为恢复健康而战的人。

大脑勇士计划可能并不适合每个人，它只适合想在余生中改善大脑和身体健康的人。它不适合寻找权宜之计的人，也不适合想偷懒的人，更不适合想在最后一个月放纵自己的人。它不适合那些说“凡事适度即可”的人，就像即便是“适量”的砒霜、可卡因或婚外情仍会造成大的问题一样。我们要找的人也不是那些必须达到完美的人，因为它通常会成为失败的借口。我们预料到你会犯错、会失败，就像小孩子学走路时会跌倒一样，但大脑勇士能从错误中学习，一段时间后，犯的错误会越来越少。

我们正在招募大脑勇士，招募那些严肃对待自己和所爱之人的大脑健康和身体健康的人。当你形成了大脑妒羡，对身体中最宝贵的器官有了深层的持久的爱，你就有机会成为大脑勇士。大脑勇士之道是把家人、事业、学校、社区和部落团结起来的战斗口号，最终目的是获得并保持健康。现在请加入我们吧！

The Brain Warrior's Way

01

大脑勇士的思维模式

双耳之间的战争或赢或输

如果没有目标和方向，努力和勇气就无济于事。

——约翰·肯尼迪（John F. Kennedy）

你是狼、羊，还是牧羊犬？

大卫·格罗斯曼（Dave Grossman）在《争斗：战争与和平时期致使冲突的生理与心理》（*On Combat*）中提到，如果将人分为三种类别：狼、羊和牧羊犬，那么大多数人会被归入羊这一类，他们不想有麻烦找上门，也不想惹麻烦。羊愿意维持现状，它们会不知不觉地跟着其他羊跳下悬崖。狼是少数群体，它们是掠食者，捕食羊。牧羊犬与狼类似，也属于少数派，它们具有攻击性，喜欢战斗。但是，牧羊犬的动机使它们有别于掠食者，它们会勇猛地保护羊群。

狼是强大的少数派。

- 狼以弱者为目标，利用弱者。
- 狼会寻找心不在焉的羊。当你不注意自己的健康时，就会受到掠食者的攻击。
- 狼捕食生病的羊。生病的羊比较缺乏战斗力。
- 狼会悄悄接近脱离羊群的羊。孤独、与社会隔绝和过早死相关[15]。
- 狼会避开有牧羊犬保护的羊。虽然狼通常比牧羊犬更强壮，但狼不想硬碰硬，尽量避免受伤[16]。

羊属于多数派。

- 众所周知，羊从众。它们随波逐流，大多数羊做什么，自己就跟着做什么。[17]
- 羊盲目地跟随。一只羊动起来，其他羊也会跟着，即使那是个坏主意。2005 年时在土耳其，一只羊掉下悬崖摔死了，其他 1 500 只羊也跟着跳了下去[18]。2014 年时在中国，一只领头的羊被风刮下悬崖，其余 58 只也跟着赴死[19]。
- 羊很温顺，一般没有攻击性，所以很容易被引领。
- 羊不愿相信会发生悲剧。
- 羊在生活中拒绝承认出了问题，不想正视问题。
- 羊假装一切还好，假装狼永远不会来。
- 羊拥有两种速度，即吃草的速度和惊慌逃窜的速度（群体思维）。
- 羊经常被牧羊犬惹恼，因为牧羊犬会提醒它们麻烦就快降临了。如果你的牧羊犬行为让孩子不高兴，你要想，这很正常。

牧羊犬也属于少数派。

- 牧羊犬以保护羊群为目的，它们生来就与众不同。
- 牧羊犬需要训练，这样它们才能更有效率。
- 牧羊犬严肃认真，它们的工作不是季节性的。
- 牧羊犬爱羊群，哪怕它们的爱得不到回报。
- 牧羊犬可以为保护羊而献出生命。
- 牧羊犬有一个很重要的优点，它们能够在充满敌意的环境中生存，但羊不能。当羊遭到攻击时，它们常常会屈服；而当牧羊犬遭到攻击时，它们会战斗，所以更有可能活下来。

我们认为很多读者都不属于狼的类别，但我们迫切地希望你停止羊般的行为，不要跟着其他羊跳下悬崖，盲目赴死，而希望你能表现得像只牧羊犬，有目标、严肃认真地保护自己和所爱之人。

大脑勇士 黑塞尔曼

梅杰·黑塞尔曼（Major L. Heiselman）是牧羊犬型大脑勇士的最佳实例之一。当我们认识黑塞尔曼时，她是美国救世军（The Salvation Army）最大的一个戒毒中心的负责人，这所戒毒中心位于加利福尼亚州的阿纳海姆（Anaheim）。她多年来追踪丹尼尔的工作，对大脑健康变得很感兴趣。她了解得越多，就越发意识到自己必须掌控健康，成为一个好榜样。黑塞尔曼在亚蒙诊所参加了塔娜的课程，最终减掉了25公斤体重（见下图），解决了一大堆健康问题，比如红斑痤疮和肠易激综合征。

随着健康状况的改善，黑塞尔曼的丈夫、孩子、孙辈也开始养成更好的健康习惯。黑塞尔曼和她5岁的外孙一起喝绿色饮品让我们很欣慰。随着黑塞尔曼和她的家人越来越健康，她意识到自己周围的几百名戒毒者和救世军的工作人员也非常需要大脑健康。

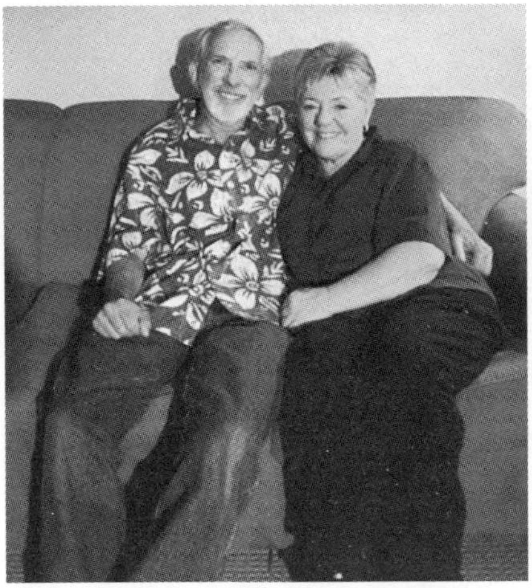
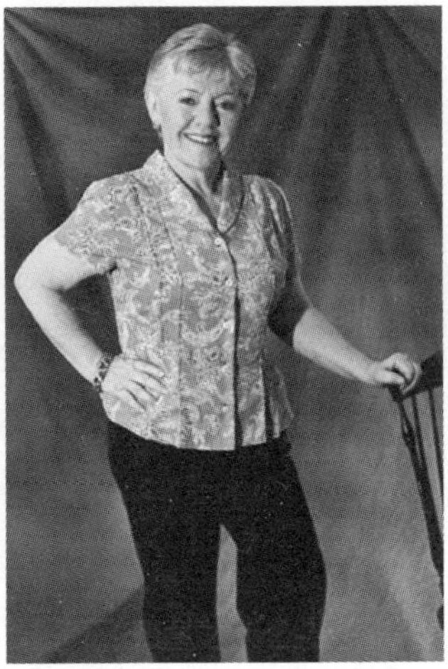

牧羊犬型大脑勇士黑塞尔曼的前后对比照

尽管黑塞尔曼的上级极力反对，但她在我们的帮助下于戒毒中心开展了大脑健康计划。当初黑塞尔曼竭力改变戒毒中心不健康文化时遭遇的阻挠和不配合让我们感到痛苦和沮丧，但在她的坚持下，效果相当惊人。很多戒毒者的情绪、判断力得到了改善，头脑也变得更加清醒。虽有少数人固态复萌，但多数人获得了成功。黑塞尔曼严肃认真，她已经成了大脑勇士。她不仅自己感觉越来越好，而且让家人和她所服务的人拥有了健康的大脑。

大脑勇士清楚自己的健康目标

大脑勇士思维模式的第一原则是了解自己的健康目标，了解自己为什么要变得健康并保持健康。如果在深入的情绪层面认识到了你的目标，你就会拒绝做羊，会用牧羊犬的态度来武装自己，认真对待自己的生活和所爱、所服务的人的生活，保护他们，为他们而战。多项研究显示，拥有坚定的目标感与降低死亡率相关[20]。

我们向来访者提出的两类最重要的问题是：

1. 你为什么必须保持健康？
2. 为什么你想拥有更强大的心理、更有效率的大脑？
    - 你现在是否感觉不那么焦虑或抑郁了？
    - 它是否使你能尽可能长时间地保持健康的心理，享受生活？
    - 它能否使你与所爱的人关系紧密？
    - 谁迫切需要你拥有健康的大脑？
    - 谁需要你做他们的牧羊犬？

> 如果你不知道为什么要变得健康，就永远不会做有益于大脑健康的事情。

请花些时间思考这两类非常重要的问题，把你的答案写下来，写得尽可能详细。如果不清楚自己为什么想变得健康，你就很难在长期面临不健康选择的情况下始终坚持正确的道路。丹尼尔和塔娜会和你分享提出这些要求的原因。

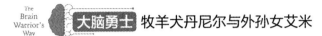

大脑勇士 牧羊犬丹尼尔与外孙女艾米

艾米是我和塔娜5岁的外孙女，她是我们保持健康的原因。当艾米只有5个月大的时候，她开始出现严重的癫痫症状。有一天她甚至发作了160次。我当时在波士顿做演讲，女儿把艾米癫痫发作的视频发给我，看起来她就像正在受到电击。后来艾米被诊断出患有非常罕见的遗传病，症状包括癫痫、心脏病和发育迟缓。神经科医生告诉我们，艾米可能永远都不能走路，3岁之前夭折的概率是30%。他想给艾米使用每剂量花费26 000美元的一种药物，而且药物的副作用很大，包括彻底摧毁她的免疫系统。

我问医生能不能尝试生酮饮食法（ketogenic diet），据说它对患有癫痫的孩子有帮助。医生嘲笑我说生酮饮食法的效果没有得到科学证实。“你在开玩笑吗？”我说，“有70多项研究显示生酮饮食法能将儿童癫痫的发作频率降低50%，有些孩子甚至完全好了。研究是在位于巴尔的摩的约翰·霍普金斯大学做的。你听说过约翰·霍普金斯大学吗？”当时我有点儿愤怒。后来塔娜告诉我，当我问医生他懂不懂怎么阅读时，我和医生的关系就变糟了。

医生说，如果我们想采用生酮饮食法，他就不做艾米的医生了。“你被解雇了，”我答道，“连知情同意都不知道，你怎么从医学院毕业的？你应该给我们提供合理的选择，让我们来决定做什么，记住了吗？”

之后我给俄勒冈健康与科学大学（OHSU）的生酮诊室打电话。他们告诉我，生酮饮食法可以成为一个治疗选择。艾米采用生酮饮食法3个月后，她的癫痫症状消失了，到3岁时她不仅会走路，而且还上了幼儿园。现在她还能奔跑。我就是艾米的牧羊犬之一。

我非常清楚自己的主要动机。我需要保持健康，尽可能长时间地为艾米战斗。如果我的大脑不健康，我就不能以最好的状态照护那些需要我的人。而如果你的大脑不健康，你就不能以最好的状态照护那些需要你的人。我不想成为孩子们的负担，我想成为家庭的领导者，只有我拥有强大的心理和健康的大脑，才有实现这一愿望的可能。在冰激凌或炸薯条的诱惑与为了艾米保持大脑健康两者发生冲突时，后者总是会获胜。

The Brain Warrior's Way 大脑勇士 塔娜的三条信念

在思考为什么要保持健康时，我有三条重要信念。

第一，因为生病和抑郁，我曾经很失败，所以我再也不想不战而败了。做大脑勇士代表了为自己的健康、权利而战，永不放弃，并最终赢得健康之战。

第二，帮助其他人成为大脑勇士，这是上帝交给我的使命。我的疗愈过程包括成为其他人的导师。我之前从未想过我能把最惨、最丢脸的人生经历转变为赋予他人力量的启示。与人分担痛苦，痛苦就会减少。每天看着大家逐渐痊愈是我最大的福气。

“与他人分担痛苦，痛苦就会减少。”

第三，我要训练一个小“牧羊犬”，这是一项严肃的工作。孩子会模仿你所做的事情，而不是按照你的要求去做。我的女儿克洛伊具有我的基因，这使她容易像我一样有个糟糕的身体。她的生活方式将决定她会开启促进健康的基因还是导致疾病的基因。我不希望她体验我在健康方面体验过的地狱般的痛苦。如果我明知故犯地以不健康的方式生活，她很可能会习得我的习惯，像我一样生病或者病得更重。我是克洛伊的牧羊犬，是她的保护者、老师和榜样。

有一次克洛伊说："妈妈，为什么你不能像纽波特海滩上的其他妈妈那样悠闲？为什么你不能带我去购物，去吃冰激凌？你总是带我和我的朋友们参加自卫课程，或是去吃健康食物的地方。我过生日时，你买的是不含糖的无麸质纸杯蛋糕。为什么你不能像正常的妈妈一样带我出去吃午餐？你总是在训练中搞得身上青一块紫一块的，你太紧张了。"

我回答："你的训练会体现在你的战斗中。如果你没有认真训练，在战斗时你就会显得软弱无力。你的生活方式会体现在你对健康危机或其他问题的应对方式上。你不能在需要战斗时才开始训练！"然后我问她是否想让我打个折扣。

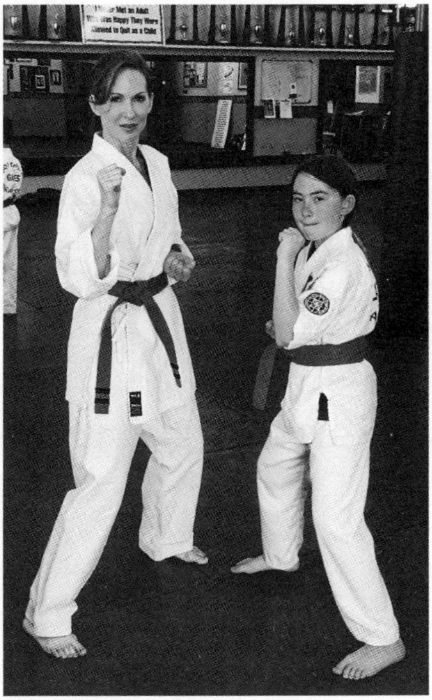

塔娜和克洛伊的合影

克洛伊转转眼珠，停顿了一下说："不想，这确实很酷。我只是有时不理解你为什么不采取容易点儿的方式。你不必做所有这一切。你可以去购物中心，和朋友们一起吃午餐的。"

我将她拥在怀里说："我的大多数朋友在生活中也是勇士，不是购物者。有迹象显示，当你自己有了需要保护的小牧羊犬时，你会比我紧张得多。"

尽管有时候克洛伊会抗拒我和丹尼尔健康的生活方式，就像大多数少年一样，但当她看到我们的努力有了回报时总会心花怒放。我们时不时会接到老师或其他家长的电话，他们会转述克洛伊是如何劝导朋友们生活健康的。他们听到克洛伊对朋友们说："你可以做出更好的选择。"克洛伊可能不想让我和丹尼尔知道她完全理解父母的做法，这没关系。重要的是她在生活中怎么做。

我和丹尼尔知道艾米和克洛伊需要我们，我们也需要她们。无论你想保持健康的原因是什么，现在是时候开始努力了。

大脑勇士认同强壮、认真和健康的价值观念

普通人和战士之间的根本区别在于，战士把每一件事都视作挑战，而普通人把每一件事都视作赐福或诅咒。

——卡洛斯·卡斯塔尼达（Carlos Castaneda）

《时间之轮》（*The Wheel of Time*）

当人们开始认可自己是大脑勇士时，他们的行为和思想会发生改变。他们会更认真地对待自己的健康，会认识到做出正确决定的重要性。他们不再抱怨必须为此放弃一些美食，不再说"凡事适度即可"，他们不再把新年佳节从他们的健康计划时间表中删掉。思维模式的改变是获取成功最重要的因

素之一。没有思维模式的改变，你的饮食量注定会忽多忽少，健康之旅永远在倒退。

“凡事适度即可”的想法会毁坏你的健康[21]，说这话的人往往都是不健康的。它是做错事的借口，会让人以为酒精是健康食品，会让人摄入过多的糖，还会让人在电视机前一坐就是几个小时。每个人对“适度”的定义不同，但它通常会支持你做有损健康的事情。

搞明白你是谁，此生想要得到什么，对指引你的行为和决定很重要。你会如何回答以下两个问题呢，把它们写下来，每天看一看吧。

1. 你希望成为什么样的人？请为自己的人生设计一条使命宣言。
    - 塔娜的是："我是集健康、力量和女性赋权于一身的绝好例证。"
    - 丹尼尔的是："我是有效的信息传递者，有效传递信息的唯一方法是身体力行。"
2. 你此生真正想得到什么？
    - 我俩都渴望健康、活力、持久的认知功能、贡献、创造力、激情、富裕和快乐。

请写出 5 ~ 8 条你想成为大脑勇士的理由，例如：

1. 我想更有活力。
2. 我想更专注。
3. 我想有更好的记忆力。
4. 我想有更好的心情。
5. 我想在现在以及未来保护我的大脑。
6. 我想成为子孙的榜样。
7. 充满激情和乐趣地完成我的使命。
8. 帮助我的免疫系统，让癌症不再复发。

请再写出成为大脑勇士后，你想避免的 5 ~ 8 个痛点，例如：

1. 我不想伤害自己的身体。

2. 我不想病得更重、情绪更低落、头脑更不敏锐。

3. 我不想损害我的大脑。

4. 我不希望我的人生缺乏效率。

5. 我不想成为子孙的坏榜样。

6. 我不想把促病基因传给后代，给他们造成消极影响。

7. 我不希望癌症复发。

8. 我要避免疾病造成的财务负担。

怎样的生活才能有乐趣呢

一些人认为健康的生活并不惬意，因为他们相信只有做有害健康的事情才会有乐趣。例如，我们设计了一门针对高中生的课程，名叫“到 25 岁时大脑茁壮”。我们在美国的 42 个州以及其他 7 个国家教授过这门课。每当我们教学生为保持大脑健康在日常生活中应该避免的事情时，总会有不客气的男生脱口而出：“这样的生活怎么可能会有乐趣？”

当我们在真人秀《名人康复所》（*Celebrity Rehab with Dr. Drew*）的一期节目中扫描著名篮球运动员丹尼斯·罗德曼（Dennis Rodman）被酒精损害的大脑时，他向丹尼尔提出了相同的问题。

因此，后来每当我们遇到这个问题时都会玩个游戏，无论对象是孩子还是成年人。我们会问：“谁的乐趣更多？是大脑功能好的人还是大脑功能不好的人？”

问题：谁能不表现得像个蠢货，因此得到姑娘的芳心呢，是拥有好大脑的人还是拥有坏大脑的人？

回答：拥有好大脑的人。

问题：谁能进入理想的大学，是拥有好大脑的孩子还是拥有坏大脑的孩子？

回答：拥有好大脑的孩子。

问题：谁能找到好工作并保住工作，是拥有好大脑的女人还是拥有坏大脑的女人？

回答：拥有好大脑的女人。

问题：谁挣的钱多，是拥有好大脑的人还是拥有坏大脑的人？

回答：拥有好大脑的人。

问题：谁是好家长，是拥有好大脑的爸爸还是拥有坏大脑的爸爸？

回答：拥有好大脑的爸爸。

无论你此生想获得什么，功能正常的大脑都会使它变得更容易，不过这要从了解你自己为什么会关心大脑，并把自己视作大脑勇士开始。

塔娜在接受搏击格斗术的黑带测试前很紧张，尽管她已经取得了跆拳道的黑带，但她对自己还是没有信心。她现在年纪比当初取得跆拳道黑带时大，而且觉得测试她搏击格斗术的人更严格，受过更好的训练。直到她的想法从"有朝一日我会成为黑带"转化为"我是黑带，我很强壮，我是勇士"后，她才不那么焦虑，表现出了很高的水平。她有了一套激励自己的话，比如"没门，不是今天"。她把"有一天我会……"改成了"现在我是……"。为了帮助你成为大脑勇士，请设计你自己的激励语或者借鉴我们的。

> **失败是一种心态。除非接受失败这一现实，否则没有人真正失败过。**

大脑勇士 凯尔

凯尔是塔娜最尊敬的人之一，他是武术七级黑带，一名退休的卧底警察。在刚开始帮助他时，他说了以下一番话："我无法放弃百事可乐和面包，这太难了。"

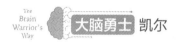

塔娜笑着说："我指导过的所有勇士都令我吃惊！每次我听到有人说这样的傻话时，我就想笑。让我们来看下……获得黑带很难，获得

七级黑带非常非常难！作为武术家，拥有成功的事业很难！做一名卧底警察极难、极危险……放弃百事可乐和面包并不难，这只是心态的问题。当你走进赛场时，你会对自己说‘这太难了，我今天放弃’吗？当你要对黑帮突击缉毒时，你会对自己说你会搞砸吗？如果不会，为什么认为放弃百事可乐就很难？你真的愿意在人生最重要的战斗中输给一罐百事可乐或一块松软的面包吗？”

凯尔看起来像个羞怯的孩子，他说：“哇！我觉得自己好傻。我从没想过，这就好像我输给了一罐苏打汽水，尽管我在服用好几种药，医生不断告诫我不要再喝苏打汽水了。如果我从这个角度来看这件事，我就能做到了。”凯尔开始执行计划，在接下来的3个月里减掉了18公斤体重，他觉得更快乐、更强壮了。

成为你自己的好家长：坚定而和蔼

我们看到人们会容忍别人家被惯坏的孩子做坏事不受惩罚，却绝不会放纵自己的孩子。在治疗过程中我们的很多病人停滞不前，反复说着相同的话：“我想要什么就得要什么，想什么时候要就得什么时候要。我不想被剥夺享乐权。”他们为了健康问题在寻求帮助，但给他们解决方法后，他们会逃避、发牢骚。他们想要神奇药丸，而不是符合逻辑的解决方法。这时，你需要成为自己的好家长。

作为一名儿童精神科医生，丹尼尔说，最好的家长是“坚定”且“和蔼”的。孩子需要明确的指导、清晰的权力界限，同时他们也需要充满爱和宽容的氛围。你也应如此。我们希望你对待自己友善、有爱，但不要放纵你的内在这个孩子，因为他总是通过乱发脾气来达到目的。不要向你自己的坏行为屈服。最近我们在指导一位体重超标的来访者。他说自己经常不得不屈服于内在欲求。他有三个青春期的儿子，其中一个存在严重的行为问题，丹尼尔对他进行过治疗。我们问，如果他总是屈服于儿子的暴脾气，他会怎么样，你认为他会变得更好还是更糟。“当然是更糟。”他说。当你向自己的暴脾气让步时，你就在制造内在的行为障碍，它会摧毁你的健康、让你过早死。请做你自己的好家长，有爱心、有效率。当你内在的孩子发牢骚，不听话，想得到会危害你健康的食物或做出糟糕的选择时，你一定不要让步。

大脑勇士关注充裕，而非匮乏

在选择饮食时，很多人会放弃原则，因为他们看到的是不能拥有的东西，而不是能得到的东西，这是一种匮乏心态。他们只看到不能吃农药残留很高的含糖快餐，然而这些东西会引发炎症，劫持他们的味蕾。在食用优质食物后，他们会发现自己的味蕾活跃起来了，食物的味道变得前所未有地好，这大约需要 10 天。大脑勇士知道想要变得健康就要把注意力集中于好的事情在增加、疾病在减少上，比如关注健康饮食能缓解糖尿病、心脏病、抑郁症和痴呆等。改变你的关注点是一个重要的转变。

在电影《城市乡巴佬》（*City Slickers*）里有一个场景，粗暴的老牛仔科里和想重新发现人生意义的城市人米奇并排骑在马背上。

科里对米奇说：“你知道人生的秘密是什么吗？”他一边说一边竖起右手的食指。

“你的手指？”米奇一脸疑惑地说。

“一件事……只有一件事，”科里用低沉的声音答道，“你坚持做这件事，其他一切都没有意义了。”

“太棒了，这件事是什么？”米奇问。

“那就是你必须搞明白的事。”科里答道。

几个场景过后，科里死了，但还没告诉米奇是什么事。米奇简直要疯了，他想知道那件事到底是什么。

变得健康从来与匮乏无关，而关系到了解你的人生重点。你宁可屈服于一时的诱惑，还是选择健康长寿？每天你都会面临很多次这样的选择。

之前我们治疗过一位名叫马克的病人，他患有注意力缺陷障碍、抑郁症，还存在体重超标问题。他难以坚持明知道对他有利的生活方式。在探讨阻碍他恢复健康的障碍时，他说了一些真心话："我不想剥夺自己的享受。那就是我的感觉。我想要什么就得要什么，想什么时候要就得什么时候要。"

"那么你最想得到什么？"我们问，"健康的身体和大脑、长寿，还是糖和酒精？"

"我当然想要健康的大脑，这就是我会在这儿的原因。"

然后我们告诉马克："这件事就是在做正确的事情时，不要再有被剥夺的感觉了。你陷入了两岁孩子的思维模式里。在做错误的事情时，你应该感到被剥夺，因为你在剥夺自己最想要的事情，即健康、活力、记忆力、控制人生的能力和实现目标的能力。"

获得健康就是做大量有利于健康的事。社会中有很多"地雷"，如果没有正确的心态，它们就会破坏你的成功。拥有充裕心态是获得和保持健康的关键。

大脑勇士是精确、诚实、谨慎乐观的思考者

你们必晓得真理，真理必叫你们得以自由。

——《约翰福音》第 8 章第 32 节

健康管理专家从来不会告诉你"积极思维害了很多人"，然而对减重来说，最危险的心态莫过于体重否认和过低的焦虑了。

体重否认会妨碍人们对自己面临的健康问题痛下杀手。目前有 50% 的美国人患有糖尿病或前驱糖尿病，67% 的人肥胖或超重，但我们没有其他的解决办法。我们希望你认识到自己大脑和身体真实的健康状况。如果你的身体

将出现问题或者已经出问题了，我们希望你现在就着手解决。这就是我们为何要在第 2 章告诉你了解自己的重要健康指标数据有多么重要，比如，你要了解自己的体重指数、炎症标记物。当克服了体重否认的心态，你会更严肃认真地对待自己的健康，更愿意以大脑勇士的方式生活。

就焦虑而言，适度的焦虑对健康和成功来说是必要的。焦虑水平太低会导致低估风险，懒散地对待健康，做出糟糕的决定。想象一下对于不够警惕的战士，当敌人就在附近时会发生什么？他们会早早地被打败、被杀掉，甚至整个部落都会遭此厄运。这同样适用于你的健康。我们写这本书的原因之一是，我们希望你严肃认真地对待你的健康，了解“大规模杀伤性武器”、“间谍”及它们的目的，尽可能地保护你自己和所爱之人。

你的思考方式对你的感受和做出的决定有巨大的影响。你对自己说的谎言是促成疾病和过早死的重要因素之一。以下是我们听到的一些最常见、最具破坏性的谎言。

“我不想剥夺自己的享受。”不吃不健康的食物难道会夺走你最宝贵的健康吗？更有价值的是什么，是活力、健美的身材、健康，还是炸薯条、苏打汽水、蛋糕、饼干以及其他过去几十年里你吃的类似东西？

“我没办法吃有营养的食物，因为我总出差。”这句谎言让我们觉得好笑，因为我们也经常出差。你只需要一点预先的考虑和计划就可以吃得健康。

大脑勇士 詹森

来到诊室后，前海军战士詹森被告知，为了治疗达到最佳效果，他需要纳入我们制订的营养计划。詹森以前受过脑损伤，患有注意力缺陷障碍，难以集中注意力，体重还超标。他向塔娜抱怨说，他没办法变得健康，因为他一年有 200 多天在出差。这确实有困难。塔娜以她惯常的关爱方式提出质疑，她问：“你是婴儿还是海军？我认为海军应该不屈不挠。”接着塔娜告诉他，他做不到的唯一原因是他不够重视。

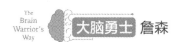

然后塔娜提供了一些出差时可以采取的方法。几个月后，詹森给她写了以下这封信。

塔娜：

我喜欢你教给我的方法。我一年平均大约200天在路上，每个地方停留的时间很少会超过3天。就像你当时说过的，一切在于准备。现在我会确保我住的每个酒店房间里都有一台冰箱，我的行程安排会考虑从租车点抵达杂货店的时间。

我的注意力改善了很多，但更值得注意的是，我能控制自己对食物的冲动了，头脑更加清晰了。自从参加1999年的海军陆战队新兵训练营以来，我第一次能每晚睡7.5～8个小时了。就像其他各个方面一样，我非常有目的地规划自己的睡眠。我还在锻炼。我在哪儿停留时，就会去当地的健身房。我把在各种各样健身房里度过的时光看成为喝苏打汽水缴的税。重点是无论我在什么地方，再也没有不锻炼的借口了，再也没有吃不健康食物的借口了。

自从感恩节以来，我用大约6周的时间减掉了15公斤体重，整个过程几乎可以说又简单又有趣！对节假日来说，这不算糟……生活的各个方面都在变得更好。我从来没有对什么事情这么感激过……我找回了20多岁时拥有的体质，我太爱它了。

老实说，出差时比在家时更容易执行计划，因为我已经形成了一套策略。

更多理解带来的平和感是无法言传的。怎么感谢你都不够。

谢谢！

詹森·施图贝尔

请找到以下这类借口，否定它们。它们只会对你不利，是妨碍你拥有美妙人生的绊脚石。

"我的家人体重都超标，这是遗传。"这是最严重的谎言之一。基因对健康的影响只占 20% 到 30%，大多数健康问题源自糟糕的决定。丹尼尔的基因测试显示他很可能是个胖子，但他不是，因为他不做糟糕的决定，不让这种可能变成现实。

"我没钱买健康。"生病比获得健康的花费更昂贵。哈佛大学公共卫生学院的调查数据显示，吃健康食物每天需要多花 1.5 美元[22]。一段时间后，健康的大脑和身体创造的价值会远远超出你为此多付的那点钱。

"我没时间锻炼。"如果锻炼，你的头脑会变得更敏锐，这样你工作起来其实会节省时间。

"现在是复活节、纪念日、国庆节、劳动节、感恩节、圣诞节、星期一、星期二、星期三、星期四、星期五、星期六或星期日。"你总是有伤害自己的借口。当你不再相信这些愚蠢的念头时，你的决定就对了，你也会越来越健康。

以下还有更多导致失败的谎言：

"我会从明天开始。"这样的明天永远不会来临。你最好从今天就开始。

"公司只提供糟糕的食物。"你可以带午饭去上班。

"我的记忆力不太好，但在我这个年龄算正常。"我和塔娜听到 35 岁、45 岁、55 岁、65 岁和更老的人说过这句谎言。真相是，大多数记忆力问题的诱因不在于你的年龄，而在于你的坏习惯。

最近我和塔娜录了一段对托德的访谈，托德是一名 53 岁的企业高管，他说自己的记忆力很糟糕。"我相信这是年龄问题,我只是老了，"托德说，"我经常忘记把钥匙放哪儿了，有时会在冰箱里找到它们，在鸡蛋旁边。"

我说："这当然不正常。人们会说这种小谎来为自己的记忆力问题和坏习惯辩护。否认会妨碍你获得必要的帮助。给我们讲讲你的饮食和锻炼方式吧。"

当托德听到“锻炼”两个字时，他来了兴致：“我每周锻炼5次。我长跑，保持着很好的体形。”我和塔娜问：“那你的饮食呢？”“每天早上我在上班的路上喝健怡可乐，吃果酱馅饼。其他时候也差不多。”

塔娜一边的眉毛挑了起来，这说明她在想：“当真？”给汽车加有毒的燃料无疑会降低它的性能，给身体加有毒的燃料无疑会伤害大脑，无论你做多少锻炼都无济于事。

“如果你有一匹价值数百万美元的赛马，你会给它喂垃圾食品吗？”我和塔娜问。

“当然不会。”他答。

“你比赛马宝贵多了。是时候对自己多一些爱和尊重了。”我和塔娜鼓励他。

三个月后，托德告诉我和塔娜他的记忆力显著改善了。他还说每次吃饭的时候都会想起我们。那正是我们希望的。

我们希望你永远对自己说实话。没有根据的积极想法会像消极的、仇恨的、绝望的或无助的想法一样，具有破坏性。

大脑勇士了解大众宣传武器和心理战的原理

一旦成为大脑勇士，认识到周围环境中存在危险，你便会注意到勾引你大脑的广告。请分析以下广告语有什么共同点，要知道，它们都深刻地盘踞在你的脑海中：

我就喜欢。
好吃到舔手指。
如你所愿。
畅爽开怀。
你理应休息一天。

噢，我真希望自己是一根奥斯卡·迈耶熏香肠……
它们太棒了！
傻兔子，Trix 是给孩子们的。
它们超级好吃。
冠军的早餐。
只溶在口，不溶在手。
打赌你不会只吃一个。

所有这些口号的目标受众都是你的孩子。这些食物，连同朗朗上口的广告语，都是通过瞄准孩子们大脑的餍足点来赢得小消费者的“胃份额”。等一等，这变得很有趣了，虽然也很恼人。

20 世纪 70 年代，数学家霍华德·莫斯科维茨（Howard Moskowitz）发现，经过完美搭配的糖、盐、脂肪可以给大脑带来最大的快感。他杜撰出了“餍足点”（bliss point）这个词。到几十年后，现在我们知道触发餍足点不仅能增强感觉体验，比如对食物的味道和质地的体验，还能激活大脑中比较深的区域，即伏隔核。伏隔核与动机、快感相关。一些药物，比如可卡因、冰毒、尼古丁和吗啡也会激活这部分脑区。换言之，食品设计师的任务就是做出会牢牢吸引你大脑的食物，就像成瘾性药物。“打赌你不会只吃一个”可不是说着玩玩的。

莫斯科维茨成了食品工程领域的摇滚明星，当他发现了人类大脑的餍足点后，很多大型食品加工商对他求贤若渴。他成了食品业的游戏规则改变者，开始了一场争夺“胃份额”的战争，这类似于争夺市场份额。食品公司控制的胃份额越多，他们在杂货店里占据的地盘就越大。你猜一猜哪个货架的市场价值最大？靠下 1/3 处的货架，因为那里放着你的孩子能伸手够得到的食物。当孩子抓住花花绿绿的甜食包装袋时，他们会纠缠不休、尖叫、在地上打滚，并紧紧抓着那些食物，直到你不得不答应。这并不完全是他们的错，他们的餍足点被触发了。从食品公司的角度来看，设计包装是一种长期投资。

当被问及自己在越来越普遍的儿童肥胖和疾病上发挥的作用时，莫斯科维茨说："这不存在道德问题。我只是尽力从事科学研究。我需要生存，关心道德对我来说是奢侈。"在某种程度上他是对的。他只是大型食品公司背后的智囊，即使不是他，也会有其他人做这件事。成瘾性食物的利润太丰厚了，像健康这种小事怎么能挡它的财路。

方便午餐盒是卡夫食品公司的发明，目的是销售更多的香肠。这也是一种能触发餍足点的产品。据说，这是市场上对儿童健康最不利的午餐产品，但其一年的销售额接近 10 亿美元。菲利普·莫里斯公司（Philip Morris）曾是卡夫食品公司的控股公司，它的时任首席执行官杰弗里·拜伯（Geoffrey Bible）曾说，方便午餐盒最有营养的部分是餐巾纸。他清楚地表明，公司对此没有做出改变的计划。拜伯说："嗯，那就是消费者想要的，我们没有用枪指着他们的脑袋逼他们吃。那就是他们想要的食物。如果我们提供的不够，他们就会买得少，竞争者就会抢占我们的市场。"这段话出自 2013 年《纽约时报》上的一篇文章。

这篇文章还引用了奥斯卡·迈耶公司（Oscar Mayer）时任副总裁鲍勃·德雷恩（Bob Drane）的话："我们的边缘脑喜欢糖、脂肪、盐……所以要设计能提供这些东西的产品。或许可以添加低成本的原料，以增加利润。然后设计超大份包装，这样能卖得更多，用广告和促销来锁定'重度消费者'。这里面有太多的罪行。"

菲利普·莫里斯公司不是唯一这样做的公司。寻找新型的、创新的方法来瞄准餍足点的竞争还在继续。以下是几个他们发现的武器：

- **隐没热量密度：**很快消融的食物，比如冰激凌会让大脑认为它的热量比较少，因此你会吃得更多。
- **感官过饱：**研究者发现，如果不把独特的、压倒性的味道放入食品中，就能使大脑感觉不到饱腹感。这就是为什么用健康香料做的饭会让你很快感到饱了的原因。
- **完美的松脆度：**食物完美的破碎点是在 1.8 千克的压力下断开。
- **质地：**去除膳食纤维能够让食物更容易滑进喉咙，也能增加愉悦感。没有膳食纤维的食物还意味着你可以吃得更快，在快餐店里待的时间会更短，这样他们每天就可以接待更多的顾客。

- **香味：**香味能够提升食物的味道。人类只有 5 种主要的味觉，包括甜、酸、苦、咸和鲜。其他细微的差别是靠嗅觉感知的。这就是为什么肉桂卷专卖店会将烤炉放在店面外，每隔 30 分钟就烤制一些新鲜的肉桂卷。在那 30 分钟期间他们常常会炒一些糖和肉桂香料，制造出顾客们无法抗拒的诱人香味。

然而，社会和企业却指责说，是你缺乏自控力、对食物分量控制不足或锻炼不足才导致体重超标或生病。我们想不通的是，既然食品科学家几十年来利用复杂的神经科学知识算计你的大脑，你怎么还能做到自控。

这些食品公司在觊觎我们的孩子，我们要反击！如果有人能贿赂我们的孩子或给他们洗脑，那这些人只能是我们。这就是我和塔娜设计了大脑勇士计划的原因。我们和女儿、孙辈玩游戏，传授给他们健康饮食的观念。如果有人因为吃东西而送给孩子们玩具，那这些人应该是我们，也一定是因为他们吃了有营养的食物。我们设计了寻找游戏、请客、趣味餐等，以此来激发他们对营养搭配和大脑健康的兴趣。让你的孩子和孙辈现在就加入大脑勇士计划吧！

大脑勇士能意识到潜藏在医院、诊所、学校、企业和教堂里的问题

不仅媒体会不断对你进行不健康信息的轰炸，而且当你用大脑勇士的思维去观察时，会发现周围到处都是不健康的选择。当你意识到所有潜在的地雷时，你会更加小心提防，做出更好的选择。知行合一，知得更好，便会行得更妙。

以创新技术闻名的克利夫兰医学中心（Cleveland Clinic）拥有世界上平均面积最繁忙的麦当劳店，这种明显的矛盾是否令你吃惊？大约 8 年前，塔

娜预约了一位新的内分泌科医生，颇具讽刺意味的是，来看病的人肆意地吃着让他们更不健康的食物。简直令人难以置信！在过去 10 年里，丹尼尔和塔娜工作的重点是探索身体健康与情绪健康的联系，我们意识到，很多医院、诊所、学校、企业和教堂本可以更好地帮助它们所服务的人。

2010 年 8 月一个周日的早晨，丹尼尔和塔娜去附近的教堂做礼拜。丹尼尔告诉塔娜，他会去占座位，而塔娜要把克洛伊送到儿童教堂再过来。当丹尼尔走向教堂时，他看到门前的摊位上有成百上千个用于慈善义卖的甜甜圈，尽管从 3 岁起他就一直能在教堂里看见甜甜圈，但这仍然让他恼火。接下来他又经过了培根和香肠摊，他更加恼火。在走进教堂前，他又看到了正在烤着的几百个热狗，那是为会众准备的，他感到脖子里升起一股热浪。当他坐下来时，听到牧师在谈论前一天晚上他们举行的冰激凌节。

塔娜来到教堂时，丹尼尔非常沮丧。塔娜看到丹尼尔在手机上敲字，这是她非常讨厌的事，她用妻子特有的眼光狠狠地看了丹尼尔一眼，说道："你为什么在教堂里玩手机？你不知道这样会下地狱吗？"丹尼尔让她看他敲的字：

> 去教堂……甜甜圈……培根……香肠……热狗……冰激凌。这些人不知道自己的行为会让教众快些去天堂！拯救他们，然后杀了他们。不应该是这样的。

一旦我们有了健康意识，会发现自己的社会，包括学校、教堂、诊室，无论初衷多么好，都在用低品质食物伤害大家。我们本可以有更好的饮食方式，为了改善周围环境对于食物的选择，我们必须更努力。在做礼拜时，丹尼尔祈祷上帝让大家改变宗教场所的食物。无论是什么宗教场合，都不应该成为诱发疾病的地方。

两周后，华理克牧师（Rick Warren）给丹尼尔打来电话。华理克牧师是美国最大的教会之一马鞍峰教会（Saddleback Church）的高级牧师，他也是《标杆人生》（*The Purpose-Driven Life*）的作者，这本书在全球销售了 3 500 万册。华理克告诉丹尼尔："上个星期日我给大约 800 人施洗礼。进行到一半时我意识到每个人都很胖。我自己也很胖，给会众树立了一个糟糕的榜样。你可以帮助我们吗？”

丹尼尔还清楚地记得自己的祈祷，所以他说：“从您打来电话那一刻起，我就决定为您效劳了。”我们和华理克、马克·海曼（Mark Hyman）一起制订了一个计划，即通过教会让人们变得健康的5步计划。第一周便有15 000人报名参加。第一年里他们减掉了总计113吨的体重。目前世界上有数千所教堂在实施这项计划。

培养健康意识是获得健康的第一步，这非常重要。当你有了健康意识后，会很快注意到自己陷入了一场战争，成为大脑勇士能帮助你赢得这场战争。

每当来到马鞍峰传道会上，我们都会听到大家讲述利用《大脑勇士》这本书列出的原则如何改变了自己的生活。他们说：

> 我减掉了10公斤、15公斤、20公斤、40公斤、70公斤。
>
> 我的健康指数改善了很多！胆固醇原来是202，现在是164。血压原来是142/92，现在是125/75。体重指数原来是35.7，现在是26.1。
>
> 我不再头疼了，太神奇了。我以前几乎每天都要服用止痛药，现在已经两周多不吃药了。
>
> 我的衣服变宽松了，开始能穿上以前的衣服了。
>
> 我的头发开始变黑了……谁敢相信呢？
>
> 我的情绪变得更稳定、更积极了。
>
> 我的哮喘好多了。
>
> 控制糖、面粉、盐和精加工食品后，我很少极度渴望它们，而且对营养丰富的食物的需求量也少了。
>
> 我刚结束化疗。每个人都吃惊我怎么会这么有活力，我的头发怎么这么快就长了出来。我在和一个比我年轻10岁，而且没有患癌症的人交往。他是计划外的收获。
>
> 我的气色看起来非常棒。皮肤变得很光滑，改善的程度很明显。

之前夜晚常发作的头疼有98%的时间已经消失了。早晨醒来时我觉得头脑清醒，不再昏昏沉沉。

早晨我不再感到身体、关节、肌肉疼痛。

我停了治高血压的药物……正在努力甩掉治疗Ⅱ型糖尿病的药物和降低胆固醇的药。

我有糖尿病，现在我的血糖比注射胰岛素后还正常。我不再注射胰岛素了。

我的关节炎不再那么疼了。

在教堂里说这样的话有点不合适，但不得不说我的性生活大大改善了。

我和塔娜听到过很多人讲述因为拥有了大脑勇士的思维模式而人生发生改变的故事。他们不仅鼓舞着身边的人，而且鼓舞着我们继续为这项事业努力。安琪的故事就非常打动我们，她给我们写了一封信讲述自己。

The Brain Warrior's Way 大脑勇士 安琪

我的故事要从我很小的时候讲起。除了祖母给我做饭时，我大多数时候都会看着电视吃饭。到8岁时我变得很“胖”，被送到了减肥中心，那时我只有8岁啊。我妈妈很在意我的外貌。我已经感受到食物成瘾的麻烦了，我觉得自己有什么不对劲。我会藏在厨房的柜子里无节制地大吃。我的体形很糟糕，还好我的体重还算正常，因为我很爱运动。我一直努力赢得妈妈的赞许，但她总是用指责的眼神看着我。所以我会买很多垃圾食品，藏起来，偷偷地大吃大喝。那种羞愧和痛苦让人无法忍受。

直到发现大脑勇士计划，我才成功摆脱了食物成瘾。认识到我吃的食物才是问题所在，而不是我自己有问题，这真是莫大的解脱。感觉就像天堂向我敞开了大门！

我很年轻就结婚生子了。我根本不知道应该怎么照顾家人，我们吃了近 10 年的垃圾食品。我尝试过各种饮食法、减肥药和我能找到的一切快速解决办法，但一次又一次地失败了。我们买过低脂垃圾食物，结果我的体重达到了 102 公斤，我的身高可只有 152 厘米。

我的婚姻并不幸福，怎么可能幸福呢？当我的丈夫通过控制食量开始减肥时，我变得更加不快乐。他试着帮助我，这只能令我愤怒，就像瘾君子在捍卫成瘾似的。但是我也很担心，为什么我就不能不吃那么多呢？

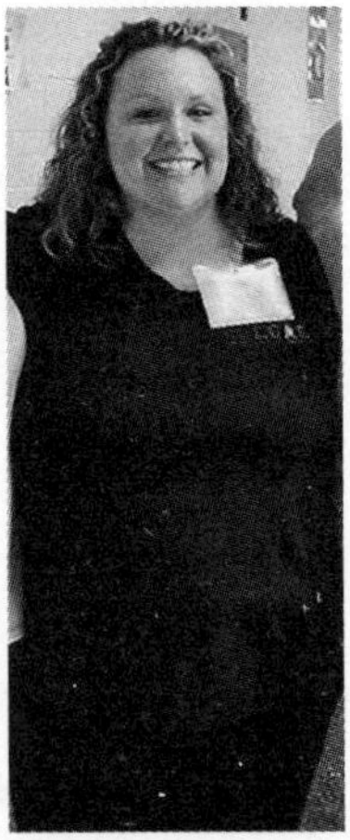
成为大脑勇士之前

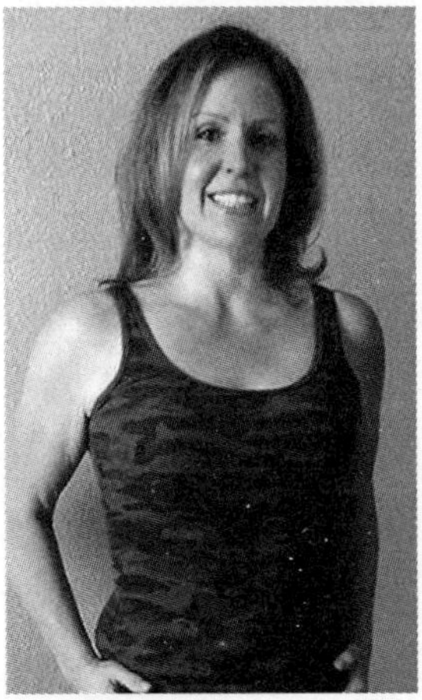
成为大脑勇士之后

2014 年 5 月，当一位同事给我介绍了大脑勇士计划，去亚蒙诊所见到塔娜后，一切都改变了。我心里想，这只不过意味着另一个失败而已，但无论如何可以试试。我开始阅读这个计划方案，看到了希望，真正的希望！只用了几天我就读完了。我的焦虑和抑郁难道是不健康饮食的结果？以前我尝试过无谷蛋白的饮食法，但从来没有控制住我对垃圾食品的渴望。

这个计划与众不同！丹尼尔和塔娜承诺两周发生改变，天哪，真的是这样！在最初两周里我减掉了 5 公斤，整个计划下来总共减了 47 公斤。现在我的体重是 55 公斤！我的衣服尺码从 18/20 变成了 3/4。

我喜欢吃健康食品，喜欢锻炼。我不再想念垃圾食品，无论走到哪里，我都可以找到健康的食物，要么我就自己带食物。从中我学会了太多的东西。

我很自信，周围人都注意到了。很多人赞美我的外貌。我不再回避社交活动，不再觉得人们好像在取笑我。大脑勇士计划鼓励我控制自己的健康，现在我拥有了自己的计划。我将所学运用到日常生活中，现在我还鼓励别人减肥。如果我可以执行这个计划，别人也可以！

我不会说这是昨日重现，因为现在的我比以往任何时候的我都要好！那曾是充满痛苦和疾病的情绪之旅，现在我得到了解脱。我的人生发生了惊人的改变。每天我都充满了感恩和信心。

在践行计划之前我有：

偏头痛、红斑痤疮、皮肤干燥、头晕、胃病、脑雾①、卵巢囊肿、影响正常生活的焦虑和抑郁

在践行计划之后我的改变是：

14 个月里减掉了 47 公斤体重	能够控制情绪
对家人很有帮助	体格壮，不生病
消化问题和囊肿消失	容忍度提升了
有了更多赋权	专注力明显改善
前所未有的自信	能够战胜焦虑和抑郁
头脑清醒，偏头痛消失了	学会做饭了

一旦我知道该做些什么，不再渴望垃圾食品后，在假期里坚持计划也并不困难了。我会做几个菜，带着去参加聚会。家人觉得很好奇，对我也很支持。如果我可以做到，那么任何人都可以做到。大脑勇士计划在很多方面帮助了我。塔娜的故事激励了我，这个计划帮助我获

① 脑雾：一般指大脑难以形成清晰思维和记忆的现象。——编者注

得了对人生的掌控。我永远心存感恩。我会把《大脑勇士》这本书作为礼物送给朋友，希望他们也能像我一样。

大脑勇士之道：思维模式 The Brain Warrior's Way

请在符合你特质的项目前打勾，在没打钩的特质上继续努力。那些没打钩的特质是你需要改进的方面：

☐ 具有牧羊犬心态。

☐ 确定并聚焦于你的健康目标。

☐ 认同强壮、认真和健康的价值观念。

☐ 关注充裕，而非匮乏。

☐ 我知道什么最重要。

☐ 成为一个精确、诚实、谨慎乐观的思考者。

☐ 了解大众宣传武器和心理战的原理。

☐ 意识到潜藏在医院、诊所、学校、企业和教堂里的问题。

The Brain Warrior's Way

02

大脑勇士的评估

为赢得大脑之战做好准备

不战而屈人之兵，善之善者也。

——孙子

1921年，美国心理学家刘易斯·特曼（Lewis Terman）对1 548名两岁的儿童进行了一项纵向研究。特曼死后，其他研究者又继续追踪了这些个体长达80年，寻找与成功、健康、长寿相关的特质[23]。霍华德·弗里德曼（Howard Friedman）和莱斯利·马丁（Leslie Martin）在《人格决定寿命》（*The Longevity Project*）中公布了这项研究的最新结果。结果非常令人吃惊：快乐、压力较小、不需要辛苦地劳作或无忧无虑都与长寿没多大关系。因为无忧无虑、傻开心的人会因意外事故和可预防的疾病而早逝。长寿的秘密在于活得小心谨慎，在生活的各个方面都有预先的考虑、践行计划并坚持不懈。**小心谨慎是长寿的首要预测因子。**

弗里德曼和马丁发现了小心谨慎的人易于健康、长寿的几点要素。首先，他们不怎么抽烟，不会无节制地喝酒，不会滥用药物或从事高风险活动。他们更有可能服用维生素、系安全带、遵照医嘱。弗里德曼还提出，小心谨慎的人更有可能选择比较健康的环境，建立比较健康的人际关系。就人际关系来说，研究发现，被爱对于健康的重要性不及在生活中和很多人交往，关心并帮助其他人。事实证明，给予胜过索取。

这项研究强调，照顾好大脑的前1/3很重要，因为这里容纳着掌管所有决策活动的前额叶。拥有更大更强的前额叶有助于你健康长寿，它与谨慎、预先考虑、判断、计划、组织、控制冲动、共情、从错误中学习有关。顺便提一下，这就是不主张让孩子用头顶足球的重要原因之一，另外，在允许男孩们玩冲撞式橄榄球之前一定要三思，因为敲击头部往往会造成大脑损伤，哪怕没有造成脑震荡也如此。

这项研究的其他主要发现还包括：

- 努力工作和取得成就能够预测长寿。这两个因素通常是大脑功能良好的标志。如果你被称为工作狂，但你热爱自己的工作，而且拥有健康的习惯，那么请继续保持。
- 对自己的成就感到非常失望的人比较短寿。
- 在事业上不被信赖，不成功会大大提高早死率。这通常是大脑功能不良的标志。
- 如果用酗酒、抑郁、焦虑或小题大作来应对亲人去世，也预示着短寿。因为这会进一步加重大脑功能不良。相反，经过失去亲人后的悲痛和调适阶段后，获得复原力并能蒸蒸日上的人平均寿命会长 5 年。
- 乐观、无忧无虑的态度会使人低估风险，懒散地对待健康会造成短寿。因为缺乏计划是与前额叶功能不良有关的行为。具有这些特点的人常常会死于意外事故或可避免的疾病。一些媒体错误地解读了这项研究，认为悲观主义者比乐观主义者长寿。事实并非如此。努力工作且认真对待健康的乐观主义者寿命比普通人长。不负责任的乐观主义者从来不担心，很少做计划或考虑对未来的影响，他们并不长寿。
- 审慎的计划、坚忍不拔与长寿相关。这通常也与大脑功能良好相关。
- 如果谨慎、坚持不懈的成功者同时拥有稳定的家庭和社会支持，他们会比较长寿。这都标志着他们拥有良好的大脑功能。
- 有锻炼习惯、有鼓励锻炼的社交网的人们会比较长寿。
- 适当的担忧意味着你在意未来，这对保持健康很重要。

根据一项针对天主教修女和牧师进行的为期 12 年的研究，认真尽责、有始有终的人患阿尔茨海默病的风险比较低。研究发现，非常自律的人患阿尔茨海默病的概率比同龄人低 89%[24]。

大脑勇士会认识到认真谨慎的重要性。他们会从 5 个方面评估自己的大脑和身体：

1. 大脑勇士评估自己的健康策略。
2. 大脑勇士经常评估自己的大脑。
3. 大脑勇士会评估并优化自己的重要健康指标数据。
4. 大脑勇士会评估健康之战，并在多条战线上有策略地战斗。
5. 大脑勇士评估恰当的预防策略。

大脑勇士拥有清晰的健康策略

大脑勇士会评估并制订可以在任何地方执行的策略。这些年来我们将它总结为 3 个非常简单的步骤：

- 大脑妒羡。
- 避免做任何对大脑有害的事情。
- 养成有利于大脑健康的习惯。

大脑妒羡

弗洛伊德错了。阴茎嫉妒并不是大多数健康问题的原因。健康始于大脑妒羡，当你深切地关心大脑的健康时就会产生大脑妒羡。可大多数人很少想到自己的大脑，因为你看不见自己的大脑。你会看见自己脸上的皱纹、肚子上的赘肉，当你对它们不满意时，会做点儿什么，但大脑不一样。大多数人从来没见过大脑，所以也从来不考虑如何照护它。

The Brain Warrior's Way 大脑勇士 杰夫

杰夫是一家快速发展的大型销售公司的首席执行官。杰夫第一次来见我们时，从外表上看他非常健康。他坚持锻炼，希望保持身体健康，但他从来没有考虑过自己的大脑。每当看着镜子里的自己，他看到的是自己很棒的体形。但 SPECT 扫描显示，他的大脑看起来像一个老人的大脑，因为有其他一些不良的习惯损伤了杰夫的大脑。看到问题的证据后，他立即变成了大脑勇士，对自己的大脑健康问题重视起来。他减少了饮酒，增加了针对大脑的补充剂，开始大脑锻炼。4 个月后的 SPECT 扫描显示，他的大脑健康多了，他变得更有活力、头脑更敏锐。在一次美国全国性大会上，他告诉观众，第一次扫描结果彻底改变了他对大脑的看法，他开始关心大脑。第二次扫描结果的改善激励他继续追求卓越的大脑。

避免做任何对大脑有害的事情

任何值得尊敬的武术大师在开始教新徒弟时，都会告诉他们打赢的最好办法就是一开始避免打斗。如果你知道某种情况会使你容易受到伤害，那么请尽量远离它。走进酒吧的酗酒者是在自找麻烦，开车经过毒品贩子家的瘾君子很可能禁不住诱惑，与饮食不健康的朋友在一起很可能也会使你吃得不健康。

我们经常告诉训练中的大脑勇士，应该只做一次决定，而不是做 30 次决定。如果在杂货店你决定不买冰激凌，就不必在家里打开冰箱时做 30 次不吃冰激凌的决定。如果在餐馆里你决定让侍者把餐桌上的面包撤掉，就不必在一顿饭期间做 30 次不吃它的决定。

找到你脆弱的方面，设法避免它们。例如，如果在经过某家快餐店时，你禁不住诱惑，那就有意识地走另外一条路回家，避免被诱惑。

下面列出了很多会伤害你的大脑和身体的事情。我们在本书第 1 章和其他章节也列出了一些须注意的事项。

- 糟糕的决定
- 不运动
- 与大脑损伤、脑震荡相关的危险运动
- 过量饮酒

- 可卡因、冰毒、吸入剂和其他药物滥用
- 吸食大麻
- 一些合法的药物，比如苯二氮、催眠药、止痛药等也对大脑有害
- 过量的咖啡因（每天超过 100 毫克）
- 抽烟或吃含尼古丁的糖
- 低血糖（会损害前额叶皮层功能）
- 高血糖（会损害器官）
- 糖尿病
- 高血压
- 心脏病
- 肾脏或肝脏疾病
- 冠状动脉搭桥手术
- 化疗
- 全身麻醉（针对个别群体）
- 慢性炎症
- 长期压力
- 失眠
- 呼吸暂停综合征
- 标准美国饮食
- 糖
- 果汁（含糖量很高）
- 过多含 Ω-6 脂肪酸的食品
- 过少含 Ω-3 脂肪酸的食品
- 人造食品添加剂、色素、防腐剂
- 农药
- 空气污染
- 水污染
- 环境毒素，比如霉菌和一氧化碳
- 肥胖
- 感染，比如莱姆病①和艾滋病
- 肠道炎症
- 接触重金属或有毒化学物质
- 缺氧
- 维生素缺乏和激素缺乏
- 胆固醇过高或过低
- 电子产品成瘾
- 消极思维
- 不健康的同辈群体
- 不了解大脑健康知识
- 未积极治疗的焦虑症、抑郁症、注意力缺陷障碍、创伤后应激障碍

养成有利于大脑健康的习惯

知道该做什么和不该做什么对成功至关重要。下面列出了很多对大脑和身体健康有益的事情，在本书其他章节我们会继续补充。

- 需要身体协调和复杂动作的健康运动，比如舞蹈、乒乓球、网球、没有头部接触的武术、高尔夫球、太极、气功、瑜伽等

① 莱姆病（lyme disease）是一种以蜱为媒介的感染性疾病，以野外工作者、林业工人感染率较高。——编者注

- 保护你的大脑
- 适度担忧
- 每天都有激发你兴趣的事情
- 干净的空气
- 基本补充剂
- 社会支持
- 每天睡 7 ~ 8 个小时
- 了解大脑的健康状况
- 有针对性的补充剂
- 保持健康的体重
- 大脑勇士的营养摄入计划
    - 抗炎食物
    - 低升糖指数、高膳食纤维的碳水化合物
    - 不间断补充蛋白质
    - 健康脂肪
    - 色彩丰富的食物
    - 有治愈作用的香料调味剂
- 定期锻炼
- 明智的决定
- 学习新技能
- 适量喝水
- 管理压力的技巧
- 谨慎的乐观思维
- 神经反馈疗法
- 冥想
- 光疗法
- 爱
- 健康的同辈群体
- 激情和目标

克洛伊的游戏

我们一直在生活中向孩子和孙辈灌输大脑健康的观念。从最小的女儿克洛伊两岁起，我们就和她玩“克洛伊的游戏”。后来这个游戏被传播到了世界各地，尽管在别人家它可能叫“阿曼达的游戏”或“贾斯汀的游戏”。这个游戏基于一个非常简单的问题：“这对我的大脑有利还是有害？”

例如，我们说：“牛油果。”克洛伊会一边做手势一边说：“举双手赞成，上帝的黄油！”

我们说：“巧克力饼干。”她会说：“反对，太多糖。”（除非是她妈妈做的有益于大脑健康的饼干。）

我们说："橄榄球。"她会说："非常反对，大脑很柔软，不应该把它套在头盔里和别人猛撞。"

我们说："蓝莓。"她会把手背在身后问："是有机的吗？蓝莓上的农药比其他水果上的多，但有机蓝莓很好。上帝的糖果。"

丹尼尔说："和急躁的妈妈顶嘴。"她会说："非常反对，这会造成太大压力。"

为了成为大脑勇士，你必须爱你的大脑，明白应该避免什么，避免伤害你的大脑，还要知道怎么做才能保持大脑健康。

大脑勇士经常评估自己的大脑

所有人都需要经常对大脑进行健康评估。然而，人们日常中很少这样做。丹尼尔刚 50 岁时，医生建议他做结肠镜检查。丹尼尔问为什么不检查大脑："身体的另一端难道不是更重要吗？"从结肠镜检查到乳房 X 射线检查、心脏负荷试验、宫颈涂片检查等，大多数器官都可以得到预防性筛查和基线测试，除了最重要的大脑，它可是生命的运营官。

在亚蒙诊所我们用 SPECT 对大脑进行扫描，用定量脑电图对大脑进行筛查、评估，帮助我们诊断病人。这些工具变革了我们看待和对待病人的方式，为我们提供了各方面的信息。它们可以提供大脑的生物学数据，要知道，我们做决定和生活都离不开大脑。

一幅图胜过千言万语，而一张地图胜过千万张图画。地图会告诉你自己在哪儿，告诉你怎么抵达目的地。没有准确的地图你会迷路，需要花费宝贵的时间获得帮助。我们把 SPECT 和定量脑电图看成指引人们拥有更好的大脑、更好的生活的地图。以下是我们从大脑成像中获得的一些重要发现。

轻微的创伤性大脑损伤是诱发精神疾病的主要原因，很多心理健康专业人员忽视了这一点，因为他们很少检查病人的大脑。大脑损伤是引发药物滥用、酗酒、抑郁、焦虑、注意力缺陷多动障碍、自杀和无家可归的主要原因。

在阿尔茨海默病和其他类型的痴呆显现出症状的若干年前，通过 SPECT 扫描就能发现病症。SPECT 是显示问题的先导指标，意味着在病人出现生病迹象之前的很多年，它就可以显示出疾病的发展过程。结构性的研究则是滞后性指标，比如 CT 和磁共振成像只能在病程较晚时显现出问题，此时再干预会不太有效。

大脑成像研究，比如用 SPECT 或定量脑电图进行的研究，可以立即减少病人的耻辱感，因为这有助于他们把自己的问题看成医学问题，而不是道德问题。这减少了与心理健康问题相关的羞耻和内疚感。这些成像研究会使家人更支持病人，他们会同情并原谅病人。

大脑成像研究彻底改变了大家对心理健康的讨论。坦率地说，没有人愿意看精神科医生。当塔娜发现丹尼尔是一位精神科医生时，差点取消了和他的第一次约会。没人想被贴上有缺陷或不正常的标签，但每个人都希望自己的大脑更健康。如果心理健康就是大脑健康，那会怎样？ SPECT 扫描一次又一次告诉我们，心理健康就是大脑健康。

你的大脑并不是一成不变的，通过本书列出的大脑勇士计划，你可以改善它的功能。我们在成千上万名病人身上证实了这一点。这使我们更加热爱工作。事实证明，我们能够帮助大脑受损的士兵、职业橄榄球运动员、冰球运动员、警察和消防员康复，我们还帮助很多患有其他疾病的人恢复了健康。

了解你的大脑类型

在亚蒙诊所我们领悟到的另一个重要经验是，每个人的大脑各不相同，即使每个人健康的大脑也都不一样。1991 年，我们最早进行大脑成像研究时，目的是找到与焦虑症、抑郁症、成瘾、双相障碍、强迫症、自闭症、注意力缺陷障碍、注意力缺陷多动障碍对应的典型大脑。但是我们很快发现，任何疾病都不存在典型的大脑。它们多种多样，需要独特的治疗方法。这是可以理解的，因为抑郁症的形式就不止一种，所有抑郁症患者都不尽相同。有些抑郁症患者不愿与人交往，有些患者很愤怒，有些患者会变得焦虑或有强迫症。采取一刀切的方法只会导致失败。以症状为导向的治疗往往是无效的，甚至是有害的。

大脑扫描有助于我们了解焦虑、抑郁、注意力缺陷障碍、肥胖症或成瘾的类型，这样我们可以更有针对性地进行治疗。大脑类型不同这一观点使我们在治疗的效果上取得了惊人的突破，它开启了我们理解这些疾病的新世界，为成千上万名来看病的人和数百万读过我们书的人带来了新希望。丹尼尔在其他书里提出过 7 种注意力缺陷障碍、7 种焦虑症、7 种抑郁症、6 种成瘾和 5 种暴食症。了解这些疾病类型对获得适当的帮助至关重要，因为每一种病症的亚类型都需要不同的治疗方案。

以下是一些常见大脑类型的总结。

大脑类型 1：平衡型

具有这种类型大脑的人拥有健康的大脑，他们的情绪稳定，始终如一、积极向上。因此他们的特征是：

- 专注
- 积极
- 灵活
- 放松

大脑类型 2：自发型

具有这种类型大脑的人具有以下特征：

- 冲动
- 多动，不安
- 冒险
- 容易分心
- 有创造力，有创造性思维
- 只有在他们非常感兴趣的时候才会专注

对具有自发型大脑的人其SPECT扫描通常会显示大脑前部，也就是前额叶皮层的活动性较弱。前额叶皮层就像大脑的刹车。它会阻止我们说出对自己不利的话，阻止我们做出对自己不利的行为，但它也会妨碍创造性思维。前额叶皮层在我们头脑中小声低语着，它帮助我们决定是吃香蕉，还是香蕉圣代。自发型大脑与大脑中较低的多巴胺水平有关，这会导致人比较躁动不安、爱冒险，只有非常感兴趣的事情才能让他们专心致志。

我们的研究团队发现，具有自发型大脑的人前额叶皮层的活动性较弱，当他们集中注意力时，就需要刺激因素或一些激动人心的事情。想一想消防员和赛车手你就明白了。抽烟的人和大量喝咖啡的人也属于这个类型，他们是在用这些物质激发大脑。

优化自发型大脑的最佳方法是提高多巴胺水平，增强前额叶皮层功能。高蛋白质、低碳水化合物的饮食，体育锻炼和某些令人兴奋的补充剂，比如绿茶、红景天和人参，对他们会有帮助。任何让大脑平静的补充剂和药物，比如5-羟基色氨酸（5-HTP）和选择性5-羟色胺再摄取抑制剂（SSRIs），会让他们变得更糟。这些物质会让本来已经活动性较弱的前额叶皮层变得更不活跃，这相当于拆掉了刹车。例如，我们治疗过很多服用了这些具有镇静作用的药物的患者，他们做出很多后来感到懊悔的事情，比如变得非常好色或债台高筑。这些药物使他们前额叶的活动性变得更弱，削弱了他们的判断力。

大脑类型3：固执型

具有这种类型大脑的人具有以下特点：

- 固执
- 爱钻牛角尖
- 不屈不挠，意志坚定
- 对受到的伤害念念不忘
- 有固定的喜好
- 可以审视自己和别人的问题

具有固执型大脑的人通常是领导者，他们不接受否定的回答。他们固执、顽强。此外，他们容易担忧、容易失眠、好争辩、记仇。固执型大脑通常与大脑前部，即被称为前扣带回的脑区活动增强有关。前扣带回就像车的变速杆，它有助于人们转换想法和行为。头脑的灵活性和顺其自然的态度与它有关。前扣带回过度活跃通常是由 5-羟色胺水平低造成的，此时人们很难转移注意力，这会让他们变得固执，即使这样做对他们来说并不是个好主意。咖啡因和减肥药会使这种类型的大脑变得更固执，因为这类大脑不需要更多的刺激。具有这种类型大脑的人晚上需要喝杯酒来平复他们的担忧。

平衡固执型大脑的最佳策略是，用自然的方法提升 5-羟色胺水平，因为这样能让大脑平静下来。体育锻炼能够像某些补充剂一样有效提升 5-羟色胺水平，这类药物包括 5-羟基色氨酸和藏红花。高升糖指数的碳水化合物能够很快转化为糖，增加 5-羟色胺，这就是为什么很多人会对面包、意大利面、甜品这类简单的碳水化合物上瘾的原因。这些是“心情食物”，经常被人们用来医治自己的情绪问题。请不要再使用这些敷衍了事的补救方法了，因为它们会造成长期的健康问题。

大脑类型 4：敏感型

具有这种类型大脑的人具有以下特征：

- 敏感
- 感受深切
- 富有同理心
- 容易有情绪问题
- 悲观
- 容易产生自动的消极想法

对敏感型大脑进行 SPECT 扫描显示，它们的边缘系统，即大脑的情绪中枢活动性比较强，这使得具有这类大脑的人比较敏感，富有同理心，感受比较深，但也容易出现情绪问题。他们比较悲观，有较多的消极想法。

锻炼、Ω-3 脂肪酸和其他一些补充剂，比如 S-腺苷蛋氨酸和维生素对这类大脑会有帮助。如果某人的大脑既是敏感型的，也是固执型的，那么提升 5-羟色胺水平的补充剂或药物对情绪最有帮助，能很好地减少忧虑。

大脑类型 5：谨慎型

具有这类大脑的人具有以下特征：

- 喜欢凡事有所准备
- 谨慎小心
- 有上进心
- 保守
- 脑子不停地转
- 躁动不安

对具有谨慎型大脑的人进行 SPECT 扫描发现，他们大脑的焦虑中心，比如基底神经节、脑岛或杏仁核比较活跃。在这种类型的大脑中，神经递质 γ- 氨基丁酸的水平比较低。具有这种类型大脑的人会比较焦虑，这使得他们更加谨慎、保守，但另一方面，他们做事会比较有准备。

可以用药物和催眠来安抚他们，服用维生素 B_6、镁和 γ- 氨基丁酸也会有帮助。

一个人有不止一种大脑类型也是很常见的，如果把所有组合算上，大脑类型会增加到 16 种，比如自发型 - 固执型 - 敏感型或敏感型 - 谨慎型。很多年前我们意识到，不是每个人都能来我们诊所接受扫描，所以丹尼尔基于数千张扫描图设计了一份问卷，帮助人们预测扫描结果。问卷当然不如实际查看大脑图像准确，但也有帮助，全球很多医生和心理健康专业人员使用过这份问卷。在亚蒙诊所的网站 amenclinics.com 上，你可以用大脑健康评估问卷来免费测试你的大脑类型，还可以看到针对每种类型的不同建议。

大脑健康测试

除了问卷和大脑成像技术，我们还用尖端的在线神经心理学测试来检测病人和来访者的大脑功能，它能检测广泛的认知功能和情绪。完成测试大约需要 35 分钟，对大脑在 14 个方面的功能情况提供客观的评估，每一项的分数为 1 ~ 10 分。检测还能形成大脑的整体健康评估。

1. 运动协调性
2. 加工信息的速度

8. 压力
9. 焦虑

3. 注意力
4. 灵活性
5. 自控力
6. 记忆力
7. 执行控制功能（判断力）
10. 情绪
11. 读懂面部表情的能力
12. 情绪复原力
13. 社交能力
14. 积极或消极偏见

测试能够提供清晰的基线信息，这样我们就可以有针对性地推荐练习方式和大脑游戏，增强你比较薄弱的方面。用基线测试了解大脑健康状况是保持大脑长期健康的关键。我们希望你每隔几个月重复测试一次，看你是否取得了理想的进步。你可以在 mybrainfitlife.com 网站上注册，然后进行测试。

最新研究显示，在认知测试中，如果在记忆力和思维方面得分较低，则可以提前 18 年预测到被试日后可能患阿尔茨海默病[25]。你有多在意你的大脑健康？知道自己没问题，或者假设你有问题，但知道你能对此采取一些预防措施，会让你感觉有多好？所有人都需要基线测试和定期检查，以尽早发现问题，这样治疗的效果会更好。

大脑勇士会评估并优化自己的重要健康指标数据

企业管理的重要原则是“你无法改变你不能测量的东西”，这也适用于健康。以下是你需要知道的一些重要健康指标数据。请不断优化它们，而不只是保持正常。谁想只达到正常水平呢？要知道在 85 岁以上的老人中有 50% 罹患阿尔茨海默病，这就是正常。我们不想成为这种“正常”的一部分，你也不应该。

体重指数

体重指数是衡量体重与身高相比是否健康的标准。理想的体重指数是 18.5～25，指数为 25～30 便是超重，30 以上为肥胖，超过 40 代表病态肥胖。在亚蒙诊所的网站上进行大脑健康评估时，它会算出你的体重指数。了解这个数字很重要，因为超重或肥胖与脑容量较小、大脑活动性较弱相关。而且，肥胖增加了患阿尔茨海默病[26]和抑郁症[27]的风险。大约有 2/3 的美国人体重超标，这是美国历史上对大脑最大的损耗因素。控制体重非常重要，了解你的体重指数，不要欺骗自己[28]。根据我们的经验，当你能够控制体重时，便能逆转对大脑的损害。你可以遵照本书提供的方法，使自己的体重指数达到最优水平。

The Brain Warrior's Way 大脑勇士 马克和黛比

马克和黛比是夫妻。马克是教牧心理学家兼成瘾药物领域的世界级专家，有一天他和丹尼尔在同一个会议上发言后吃午餐时，似乎完全不在意自己点了什么，但他已经超重了（见下面左图），而且他还患有糖尿病。这让丹尼尔很担忧，尤其是看到马克在餐桌上给自己注射胰岛素的时候。

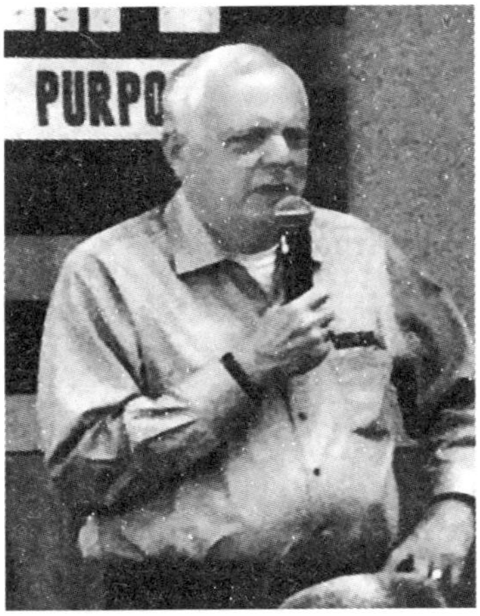

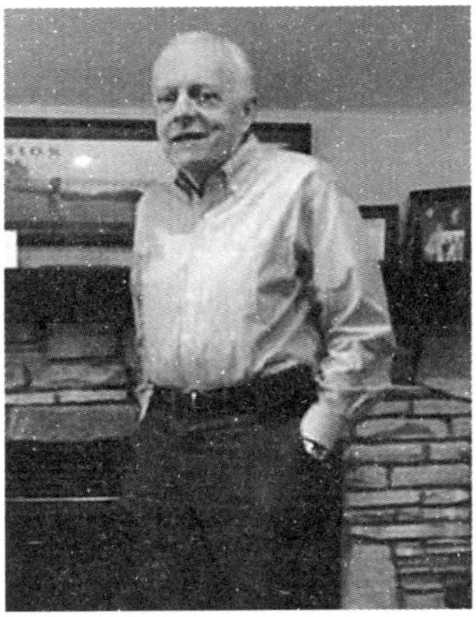

丹尼尔没有用大惊小怪的口气，只是淡淡地问了马克的身高。

“182 厘米。”马克说。

“你多重？”丹尼尔接着问。

“110 公斤。”他答道。

丹尼尔用手机上的计算器算出了马克的体重指数是 33。你已经属于肥胖了，而且不是胖了一点点。我很担心你。”丹尼尔温和地说。

“你可真扫兴。”马克说，声音里带着一点焦虑。

“如果你不让自己变得健康，不控制体重，你的身高就会变低，这更令人扫兴，”丹尼尔说，这次他的语调很严肃，“要正视真相，真相会使你获得自由。”

“肥胖”这个词引起了马克的注意。在接下来的一个月里他减掉了 4.5 公斤。两年后他减掉了 24 公斤，他的专注力、记忆力、活力和性能力都得到了改善。此外，他的胰岛素注射量减少了一半。他的妻子黛比对自己和马克的健康无比热心，他们一起成了大脑勇士，互相支持使他们在 60 多岁时拥有了比 30 年前更好的生活质量。

马克和黛比讲了一些他们一起做的事情，是这些事情促使他们取得了成功：

- 庆祝他们实现了减重的目标。
- 研究菜谱，礼貌而明确地询问侍者菜品的原料。
- 列出那些他们最喜欢且知道那里提供的食物“安全”的餐馆。
- 购买搅拌机和食物加工机，自己做果昔。
- 在周边杂货店里搜寻新鲜、健康的食物。
- 自结婚以来，第一次一起做饭。
- 研究菜谱，寻找灵感。
- 留心食物和睡眠对他们情绪和精力的影响。
- 一起购买新衣服。

我们问马克做一名大脑勇士是否很难。他大笑着说：“过生病、头昏脑涨、疲劳、性欲低的生活更难。我永远不想回到过去。做大脑勇士不难。谢谢你关心我，跟我说了那番不好开口的话。”

腰围与身高的比值

衡量体重是否健康的另一个重要数据是腰围与身高的比值，就是用腰围除以体重得到的数字。例如，某人腰围 81 厘米，身高 177 厘米，81 除以 177 等于 45.7%。一般来说，腰围尺寸为身高的一半以下是健康的。必须用软尺测腰围，不要靠猜测或根据裤子的尺码来算，不同厂商的裤子尺码相差很多。根据我们的经验，90% 的人会低估自己的腰围。你一定要测量出自己准确的腰围。

有些研究者认为这个数字比体重指数更准确，因为腹部发胖比其他部位发胖更危险。腰围粗是腹部堆积脂肪造成的，腹部脂肪的新陈代谢很活跃就会产生各种对健康有害的激素，导致糖尿病、高血压、高胆固醇和高血脂等问题。

血压

正常的血压对大脑健康很重要。高血压，甚至稍偏高的血压也与大脑整体功能变差相关[29]，那意味着你会做出更多糟糕的决定。根据美国疾病控制和防御中心的统计数据，1/3 的美国人，即有 7 000 万美国人患有高血压，还有 1/3 的人处于高血压前期[30]。高血压是美国第二大可预防的致死疾病，它还与心脏病、脑卒中有关。表 2-1 是你需要知道的一些重要健康指标数据。

表 2-1　与血压有关的重要健康指标数据

最优	高血压前期
收缩压 90 ~ 120 mmHg	收缩压 120 ~ 139 mmHg
舒张压 60 ~ 80 mmHg	舒张压 80 ~ 89 mmHg
高血压	**低血压**
收缩压≥ 140 mmHg	收缩压≤ 90 mmHg
舒张压≥ 90 mmHg	舒张压≤ 60 mmHg

请测量你的血压或让医生定期给你量血压。如果你的血压不正常，一定要认真对待。有助于降低血压的方法包括：

- 减肥。
- 每天锻炼。
- 减少糖和钠的摄入。
- 吃富含 Ω-3 脂肪酸的食物。
- 练习深呼吸和冥想。
- 吃富含钾的食物，比如绿叶蔬菜、西兰花、猪肉、罗非鱼、小青南瓜、甘薯、藜麦、牛油果、野生蘑菇、红色柿子椒、香蕉、奇异果、白豆。
- 不喝含咖啡因的饮料。
- 每晚至少睡 7 个小时。
- 改善体内维生素 D 水平。
- 在必要的时候冥想。

重要的实验室检查

实验室检查会提供另一套重要的健康指标数据，向医生提出做这些检查的要求。如果你的数据不正常，请咨询医生，在医生的帮助下改善健康。以下是你应该知道的重要的实验室检查项目。

全血细胞计数

全血细胞计数可以反映血液的健康状况，包括红细胞、白细胞计数。红细胞较少的人会容易焦虑、疲劳，出现明显的记忆力问题。红细胞偏多说明你喝了太多酒。白细胞较多说明你的体内存在炎症。可以让医生提供治疗建议。

代谢功能检查，包括空腹血糖检查和血脂检测

空腹血糖检查测量的是你的新陈代谢和血糖水平，血脂检测检查的是你

的肝脏和肾脏是否健康、患糖尿病的风险、胆固醇和甘油三酸脂的水平。

了解你的空腹血糖数据尤其重要。

- 正常值为 70 ~ 100 mg/dL①。
- 最优值是 70 ~ 89 mg/dL。
- 前驱糖尿病的数值是 100 ~ 125 mg/dL。
- 糖尿病的数值是≥ 126 mg/dL。

为什么空腹血糖偏高不好？高血糖会造成全身血管问题，包括大脑中的血管。一段时间后，血管会变脆，容易破裂。高血糖不仅会导致糖尿病，而且会诱发心脏病、脑卒中、视觉损伤，让伤口难愈合、皱纹增加，引起认知问题。糖尿病会使罹患阿尔茨海默病的风险翻倍。根据凯撒医疗集团（Kaiser Permanente）的一项大型研究，血糖比 85 mg/dL 每高一毫克，病人在未来 10 年患糖尿病的风险就会增加 6%。例如，血糖值为 86 mg/dL 意味着风险为 6%，87 mg/dL 意味着风险为 12%，以此类推。如果血糖超过了 90 mg/dL，那么患者的血管已经遭到了损害，很可能会损害肾脏和眼睛。在下一章节我们将探讨如何降低血糖。

胆固醇和甘油三酸酯对健康水平同样很重要，尤其是因为大脑 60% 的固体重量由脂肪构成。胆固醇太高或太低对大脑都不好。根据美国心脏协会（AHA）的统计数据，正常的胆固醇水平如下：

- 总胆固醇水平正常应该为 135 ~ 200 mg/dL。注意，总胆固醇低于 160 mg/dL 与抑郁症、自杀、杀人、其他各种原因导致的死亡相关，所以我们认为最佳的胆固醇水平为 160 ~ 200 mg/dL。
- 高密度脂蛋白应该≥ 60 mg/dL。
- 低密度脂蛋白应该≥ 100 mg/dL。
- 甘油三酸酯应该＜ 100 mg/dL。

① 血糖值的旧制单位是毫克 / 分升（mg/dL），新制单位是毫摩尔 / 升（mmol/L），1mg/dL ÷ 18=1mmol/L。——编者注

了解低密度脂蛋白的颗粒大小很重要，你可以让医生给你做这项检查，因为大颗粒的毒性会较小。如果你的胆固醇不正常，我们建议你读一读乔尼 · 鲍登（Jonny Bowden）和斯蒂芬 · 西奈特（Stephen Sinatra）合著的《胆固醇真面目》（*The Great Cholesterol Myth*）。你也可以考虑用以下方法来优化胆固醇水平：

- 去掉饮食中添加的糖和精致的碳水化合物。
- 吃富含可溶性膳食纤维的食物。
- 多吃蔬菜。
- 吃富含 Ω-3 脂肪酸的食物。
- 经常锻炼。
- 戒烟。
- 如果超重，请减肥。
- 咨询医生，看你是否需要服用烟酸、植物甾醇或其他降低胆固醇的补充剂或药物。

糖化血红蛋白

检查糖化血红蛋白能告诉你之前 2 ~ 3 个月身体的平均血糖水平，它常被用来诊断糖尿病和前驱糖尿病。它的正常水平是 4% ~ 5.6%，最佳水平是低于 5.3%，而 5.7% ~ 6.4% 则说明患有前驱糖尿病，更高的数值说明患有糖尿病。降低糖化血红蛋白的方法包括：

- 采用本书第 3 章中提供的营养建议，尤其不要吃糖和精致的碳水化合物，每餐增加蛋白质和健康的脂肪。
- 如果超重，请减肥。
- 经常锻炼。
- 服用补充剂，比如补充铬元素、α- 硫辛酸和肉桂香料。
- 咨询医生，看你是否需要其他治疗。

维生素 D

肥胖[31]、抑郁症[32]、认知受损[33]、心脏病[34]、免疫力降低[35]、癌症[36]、精神疾病[37]、其他各种原因导致的死亡[38]都与体内维生素 D 水平偏低有关。血液检查可以了解 25-羟维生素 D 的水平。正常水平为 30 ~ 100 ng/dL，最佳水平为 50 ~ 80 ng/dL。如果维生素水平偏低，可以多晒太阳，但要注意防晒，还可以服用维生素 D 补充剂，3 个月后再次检查。2/3 的美国人维生素 D 水平偏低，与超重、肥胖的人口比例相同。一项研究发现，当人体维生素 D 水平偏低时，瘦素就会失效，瘦素的作用是让你停止吃东西。维生素 D 缺乏症显著增加的原因是，外出时更多的人会涂防晒霜，并且现代人主要从事室内工作，在电视机或电脑前度过的时间变多了。

甲状腺检查

不正常的甲状腺激素水平是导致焦虑、抑郁、健忘、体重问题和嗜睡的常见原因。甲状腺激素水平偏低会降低大脑的活动性，你的思维、判断力和自我控制能力会因此受损。甲状腺功能低下会造成你无法有效地管理体重。甲状腺过度活跃会造成焦虑、失眠和烦躁不安。以下是需要你定期检查的甲状腺指标：

- 促甲状腺激素，正常水平为 0.4 ~ 3.0 国际单位每升（IU/L）。
- 游离 T_3，请向体检单位咨询正常值范围。
- 游离 T_4，请向体检单位咨询正常值范围。
- 甲状腺抗体，包括甲状腺过氧化物酶和甲状腺球蛋白抗体，请向体检单位咨询正常值范围。

没有单一的症状或检测结果能够准确地诊断甲状腺功能低下。你需要汇总症状和血液检查结果，然后咨询医生。甲状腺功能低下的症状包括疲劳、抑郁、头脑不清醒、皮肤干燥、掉毛发，尤其是靠近眉毛外侧的头发脱落。症状还包括当别人不觉得冷时你感觉冷、便秘、声音嘶哑、体重增加。

C-反应蛋白

C-反应蛋白是炎症的标志。"炎症"这个词源自拉丁语的"火",它与很多慢性病有关,包括抑郁症、痴呆和疼痛综合征[39]。当C-反应蛋白偏高时,就好像身体里有焖烧的火在破坏你的器官。健康状况下,C-反应蛋白的数值范围为0～1 mg/dL。

脂肪细胞会产生促炎的化学物质,因此监控体重和腹部肥胖至关重要。导致C-反应蛋白升高的最常见原因是代谢综合征或胰岛素抵抗。第二常见的原因是对食物过敏,比如对谷蛋白过敏。C-反应蛋白偏高还说明体内存在炎症。降低C-反应蛋白的方法包括:

- 戒烟。
- 吃抗炎的食物。
- 经常锻炼。
- 每天保证7～8个小时的睡眠。
- 减小腰围,女性的目标是小于89 cm,男性的目标是小于102 cm。
- 减少压力。
- 吃富含Ω-3脂肪酸的食物。

高半胱氨酸

通过血液检查可以了解高半胱氨酸的水平,动脉硬化与高半胱氨酸水平升高有关。检查结果超过10 μmol/L时,还会增加人体患心脏病、脑卒中、血栓和阿尔茨海默病的风险。高半胱氨酸是叶酸缺乏的敏感指标。以下是降低高半胱氨酸水平的方法:

- 在饮食中增加叶酸丰富的食物,比如水果、绿叶蔬菜、豆类和小扁豆。
- 如果超重,请减肥。
- 避免过量饮酒。
- 戒烟。
- 减少压力。

- 吃富含 Ω-3 脂肪酸的食物。
- 摄取足量的维生素 B_6（25 mg）、维生素 B_{12}（500 μg）和叶酸（400 ~ 800 μg①）。

铁蛋白

检查血液中的铁蛋白，测量身体中铁元素的含量。铁蛋白水平偏高与炎症、胰岛素抵抗有关，水平偏低与贫血、不宁腿、注意力缺陷障碍、缺乏积极性、精力不足有关，理想的健康水平是 15 ~ 100 ng/mL。女性因为月经中失血，所以铁蛋白水平一般比男性低。有些人认为这就是为什么女性比男性长寿的原因之一。如果你的铁蛋白水平偏低，可以考虑补铁。如果偏高，献血有助于降低体内铁蛋白的水平。

游离的血清睾酮和总血清睾酮

无论男性还是女性，睾酮水平偏低都会造成精力不足、心血管疾病、肥胖、性欲低下、抑郁、阿尔茨海默病。血液检查可以测出睾酮水平。

以下是成年男性的正常值：

- 总睾酮值应该是 280 ~ 800 ng/dL，最理想的水平为 500 ~ 800 ng/dL。
- 游离睾酮值应该在 7.2 ~ 24 pg/mL，最理想的水平为 12 ~ 24 pg/mL。

以下是成年女性的正常值：

- 总睾酮值应该在 6 ~ 82 ng/dL，最理想的水平为 40 ~ 82 ng/dL。
- 游离睾酮值应该在 0 ~ 2.2 ph/mL，最理想的水平为 1 ~ 2.2 pg/mL。

以下是改善睾酮水平的自然疗法：

- 杜绝糖和精加工的碳水化合物。

---

① 常见的分子生物学质量计量单位有毫克（mg）、微克（μg）、纳克（ng）、皮克（pg），采用千进制，即 1 mg=1 000 μg；体积计量单位有升（L）、分升（dL）、厘升（cL）、毫升（mL），采用十进制，即 1 dL=100 mL。——编者注

- 锻炼，包括举重。
- 检查脱氢表雄酮的水平，如果偏低，服用脱氢表雄酮补充剂。
- 向医生咨询激素替代疗法。

女性的雌激素和黄体酮

根据情况不同，雌激素和黄体酮水平的检查有时可通过血液检查，有时通过唾液检查。未绝经的女性一般在月经周期的第 21 天检查，绝经后的女性任何时候都可以检查。雌激素的作用包括阴道润滑、激发性欲，它对记忆力也有帮助。黄体酮能够使情绪平稳，提高睡眠质量，还具有类似利尿剂的作用。

了解并改善这些重要健康指标数据对大脑健康很重要。如果其中任何一项数据不正常，大脑的功能都会受影响。你也可以在医生的帮助下使这些数据达到最佳水平。

大脑勇士会评估健康之战，并在多条战线上有策略地战斗

你的大脑会生病、老化，这就是为什么我们要评估和优化它。检查炎症、血流、肠道健康、血糖水平等并有针对性地进行改善，这会对你的健康产生根本性的影响。一些大型研究发现，单一机制的干预，比如服用银杏叶片或维生素 E 补充剂等，并不能够延缓认知障碍。但当我们在多条战线上把大脑健康策略进行巧妙的组合时，效果就会显著改善。

例如，我们通常以多机制的方式来使用以下营养补充剂：

- 用 Ω-3 脂肪酸消除全身炎症。
- 用银杏叶片改善脑部血流。
- 用益生菌改善肠道健康。
- 用 α-硫辛酸平稳血糖水平，避免神经细胞受损。

- 补充维生素 B、维生素 C 和维生素 D。
- 用石杉碱甲和胆碱提升乙酰胆碱水平，在大脑中，乙酰胆碱是与学习和记忆有关的重要氨基酸之一。
- 用磷脂酰丝氨酸改善神经细胞膜的流动性。
- 用 N-乙酰基半胱氨酸抗氧化、排毒。

这些正是我们对现役的和已退役的美国国家橄榄球联盟球员进行大规模大脑成像与康复研究时采取的做法。我们发现，80% 的球员健康有了显著改善。

The Brain Warrior's Way

大脑勇士 戴维斯

2007 年 7 月，安东尼·戴维斯（Anthony Davis）来找我们看病。他是大学橄榄球名人堂成员，担任南加州大学橄榄球队的跑锋，做了 8 年的职业橄榄球运动员。他担心自己的记忆力和认知会出现问题，他在其他退役的橄榄球联盟球员身上也看到了类似问题。大脑扫描图像清楚地显示他的前额叶皮层和左侧颞叶受损。我们采取了多机制的补充剂方案，比如同时针对炎症、血流、血糖、抗氧化和补充营养剂等予以干预。5 个月后安东尼·戴维斯说，他的记忆力、活力、专注力和判断力改善了，他的大脑变得更健康了。

安东尼·戴维斯告诉其他现役的和退役的橄榄球球员，他们的大脑是有可能康复的。2009 年 1 月，他邀请丹尼尔去美国国家橄榄球联盟退役球员协会洛杉矶分会做演讲。会场上球员们的抑郁和痴呆程度让丹尼尔惊骇：一位球员 6 次提出了相同的问题。国家橄榄球联盟似乎在否认球员大脑损伤的问题，此时需要有一个独立的团体介入并调查研究这些问题。亚蒙诊所的研究团队决定从帮助退役球员协会洛杉矶分会开始。在接下来的一年里，我们招募了 100 多名现役和退役的国家橄榄球联盟球员。结果很清楚：打职业橄榄球与长期的脑损伤有关。

发现这一结果后，我们想要弄清楚，我们能否改善受损的大脑。答案是肯定的，这真令人激动。在一项已公开发表的研究中，我们证明了 80% 的球员大脑健康情况有明显的改善，尤其是他们的前额叶和颞叶的血流增加了，记忆力、情绪、睡眠、积极性都有所改善[40]。我们对他们采用的是和安东尼·戴维斯一样的补充剂方案。其中一名球员，即洛杉矶公羊队的退役球员兼演员弗里德·杜莱尔（Fred Dryer）写道："通过这个方案，我找回了之前已经渐渐消逝的那部分自我。"

接下来让我们深入探讨上文提到的三个机制：血流、炎症和肠道健康。

血流

血流对生命非常重要。血液给细胞送去营养物质，带走毒素。最新研究显示，脑细胞衰老得并不像我们认为的那么快。衰老的只是为神经元提供养料的血管[41]。如果想保持大脑健康，关键在于保护血管。由于大脑使用的血液量占全身血液的 20%，所以我们会说："对心脏有益的对大脑也有益，对心脏有害的对大脑也有害。" 2007 年，当丹尼尔写作《恋爱中的大脑》（*The Brain in Love*）时，他意识到自己遗漏了很重要的一部分。恰当的说法应该是："对心脏有益的对大脑也有益，对大脑有益的对生殖器官也有益。对心脏有害的对大脑也有害，对大脑有害的对生殖器官也有害。一切都在血流中。" 现代社会的男性存在勃起功能障碍的人数激增，同时大脑存在问题的人也增加了很多。根据马萨诸塞州男性衰老研究的数据，40 岁的男性中有 40% 存在勃起功能障碍，这也意味着 40 岁的男性中有 40% 存在大脑功能障碍。随着年龄的增长，这个比率会增长到让人吃惊的程度。这项研究还显示，70 岁的男性中有 70% 存在勃起功能障碍，这意味着 70% 的 70 岁男性很可能也存在大脑功能障碍[42]。

在这种背景中，男性似乎应该"嫉妒血流"（阴茎嫉妒的一种新说法）。加强血管健康对保持大脑健康至关重要。为此我们需要采取 3 个策略：

1. 培养血流嫉妒，你必须关心自己的血管。
2. 避免伤害血管健康的事情，比如压力、咖啡因和尼古丁，后两者会抑制流向大脑和其他器官的血液。及时治疗冠状动脉疾病、心律失常、前驱糖尿病和糖尿病、高血压前期和高血压、失眠、睡眠呼吸暂停综合征，停止药物滥用和酗酒。
3. 做有助于加强血管的事情，比如管理压力，补充营养，摄取足够多的水，养成良好的睡眠习惯，服用银杏叶片、Ω-3 脂肪酸等补充剂。

炎症

就像血流不好会破坏大脑功能一样，慢性炎症也是如此。炎症是身体应对损伤或损害的方式。这是重要的生物学反应，你的身体必须能在适当的时候实现适当的平衡。你绝对不会想彻底消除身体发炎的能力，因为如果这样，你就无法痊愈。当你受伤或感染了，免疫系统的很多功能，包括先天的和后天获得的免疫功能就会开始发挥作用，产生急性炎症反应。此时身体会发生一系列的事件：血管扩张，流向感染部位的血液增加，促炎免疫细胞和蛋白质火速赶往感染部位。邻近的组织开始肿胀、发红发热，免疫系统让这个部位发炎，试图消灭病菌、清除毒素，为疗愈过程开路。

然而，受伤和感染不是引发炎症的唯一原因。环境毒素、激素失衡、情绪压力、肥胖、高血糖以及某些种类的促炎食物都会引起炎症。这种炎症尽管不严重，但是也有害，因为它是慢性炎症，也就是说，它不是只在受伤或感染时发生，而是一直在发炎。

一段时间后，慢性炎症会破坏你的身体，诱发各种疾病，包括心脏病、关节炎、肠胃失调、阿尔茨海默病、高血压，甚至癌症。

标准美国饮食充满了促炎食物，包括糖、高升糖食物、低膳食纤维的碳水化合物、反式脂肪和过量的 Ω-6 脂肪酸。为了减少发炎，请关注自己的营养摄入，尤其是鱼、坚果、西兰花和牛油果中的 Ω-3 脂肪酸。绿茶、可可粉、姜黄、迷迭香、大蒜等也有助于消炎。要照顾好肠胃，避免牙周疾病也很重要。

> 用牙线清洁牙齿是一种大脑锻炼！

治疗肠胃病，改善大脑健康

肠胃常常被称为第二大脑。肠道中布满了神经组织，可直接向大脑传递信息。这就是为什么当我们兴奋时，会觉得胃里紧张；当感到心烦意乱时，会想拉肚子。焦虑、抑郁、压力和悲痛通常不只是情绪上的痛苦，也会引起肠胃不适。

对大脑健康来说，肠胃是相当重要的器官。据估计胃及肠道里大约有100万亿个微生物，是人体细胞数量的10倍。有益菌和有害菌的健康比率大约是85：15。如果这个平衡被打破，就会出现各种身体疾病和心理问题。保持其比率的平衡对心理健康非常重要[43]。

最新的研究数据显示，有益的肠胃微生物，比如大肠杆菌其实能阻止有害微生物的入侵，还能帮助我们承受压力。如果缺乏有益的微生物，无论是不健康的饮食导致酵母菌过度生长，还是因为过量使用抗生素杀死了益生菌，都会使我们更有可能感到抑郁、焦虑和压力重重。

抗生素过量的罪魁祸首不是医生开的药，而是你吃的食物。在传统的畜牧养殖业中，抗生素泛滥，这有可能破坏体内有益微生物和有害微生物的平衡。据估计，美国70%的抗生素被用于家畜，这就是为什么只要条件允许，我们就应该吃无激素、无抗生素的肉类。

注意力缺陷障碍、自闭症、抑郁症、精神分裂症都与肠道菌群不平衡有关，肠道菌群不平衡会增加肠道的通透性。肠道是身体的内部世界与外部世界之间的一道屏障。如果肠道的通透性太高，这通常被称为"肠漏症"，全身就会产生炎症和疾病。改善肠胃健康对大脑健康非常重要。以下是一些导致健康的肠道细菌减少的因素：

- 药物使用：抗生素、口服避孕药、质子泵抑制剂、类固醇药物、非类固醇的抗炎药物。
- 摄取糖分。
- 人造甜味剂。
- 水中的杀菌剂。
- 食物中的残留农药。
- 酒精。
- 压力，包括生理的、情绪的和环境的。
- 辐射。
- 高强度的锻炼，比如马拉松。

告诉你这些意味着什么呢？是要你遵循第 3 章中的健康饮食指南，尤其是要把饮食中的单糖类食物去掉，因为它们会增加有害的肠道菌群。要吃低升糖指数、高膳食纤维的碳水化合物，它们能够增加有益的肠道菌群。你还可以考虑摄取益生菌，帮助有益的肠道菌群取得领先优势。请谨慎对待抗生素，如果以前你不得不大量服用抗生素药物，那么益生菌和健康的饮食对你的大脑健康更加重要。

大脑勇士始终采取预防策略

任何战士都知道避免战斗或麻烦像赢得战斗一样重要。大脑健康也是如此。最新研究显示，你可以通过大脑勇士计划将患阿尔茨海默病和其他类型痴呆的风险降低 60% 或更多，同样的方法还有助于改善情绪、注意力和记忆力。

痴呆

痴呆是指因脑细胞受损导致渐进的思维和记忆问题。痴呆是一组临床综合征，阿尔茨海默病只是其中一类，此外还有酒精中毒性痴呆、帕金森氏病、额 - 颞叶痴呆、血管性痴呆等。

痴呆的分类 The Brain Warrior's Way

- 阿尔茨海默病
- 血管性痴呆
- 额 - 颞叶痴呆
- 路易体痴呆伴随帕金森氏病
- 酒精中毒性痴呆
- 感染引起的痴呆
- 中毒引起的痴呆
- 脑损伤性痴呆
- 抑郁引起的认知改变

莱斯丽第一次来找我们的时候54岁，她很担心自己患阿尔茨海默病的母亲，须小心看护她，避免她走失。后来，莱斯丽变得抑郁不已，长期压力导致她出现睡眠和记忆问题。莱斯丽最早提出的问题之一是："怎么做才能降低我患阿尔茨海默病的风险？我不希望我的孩子承受这样的压力。"我告诉莱斯丽的方法也是我将告诉你的。

抗衰老、预防阿尔茨海默病和其他类型的痴呆的最好方法是，消除所有与它们相关的风险因素。好消息是，其中大多数风险因素是可预防或可治疗的。2015年有一项对很多研究的综述显示，2/3的阿尔茨海默病病例是由9大可缓解的风险因素造成的[44]，它们是：

1. 肥胖
2. 受教育程度低
3. 抑郁
4. 高血压
5. 颈动脉变窄
6. 意志薄弱
7. 抽烟
8. 高半胱氨酸水平偏高
9. Ⅱ型糖尿病

接下来我们会告诉你，为了避免痴呆和过早衰老必须解决哪些风险因素。如果你家有患抑郁症或痴呆的家族史，你需要尽早开始预防。现在开始吧！

肥胖、糖尿病、高血压和心脏病

肥胖、糖尿病、高血压和心脏病都会增加患抑郁症和痴呆的风险。你必须认真对待你的身体健康，因为它直接影响你的大脑健康。不久之后，这些疾病会使流向大脑的血液减少，因此你的专注力、精力、记忆力和做出良好决策的能力就会降低[45]。俄罗斯的科学家研究了24名患有代谢综合征的病人，包括肥胖症、高血压和高血糖患者。研究显示，所有代谢综合征患者各个脑区中的血流比健康人的少。与控制组相比，病人的注意力和记忆力分数分别低了25%和22%。经过6个月的降血压治疗，病人大脑中的血流增加了，注意力和视觉记忆力得到了改善[46]。英国纽卡斯尔大学（Newcastle University）的研究显示，控制体重能够逆转Ⅱ型糖尿病[47]。

需要避免的肥胖因子

The Brain Warrior's Way

- 双酚A（BPA）
- 精加工食品
- 高果糖的玉米糖浆
- 农药残留
- 聚四氟乙稀不粘涂层材料

雌激素、睾酮和甲状腺功能偏低

雌激素、睾酮和甲状腺功能偏低会增加你患痴呆和抑郁症的风险。生物学的设计似乎是，为了节约地球资源，在把孩子养大后，我们就应该离开人世。这就是为什么 50 多岁时我们的激素水平会大大降低。不知道你的感觉如何，反正我们不喜欢这种改变。这时美好的人生刚开始，我们很享受随年龄增长而获得的智慧，我们需要让大脑和身体保持健康，充满活力。此外，含饴弄孙是莫大的乐趣。你需要了解自己的激素水平，努力改善它们，就像我们在前文不断提到的那样。

抽烟、滥用药物和饮酒过量

抽烟、滥用药物和饮酒过量会增加患痴呆的风险，如果你存在这些问题，请立即戒掉。我们通常会在办公室摆放兰花，因为它们很美。我们常常也问病人，如果兰花因为接触土壤中的毒素而受损，我们应该怎么让它恢复健康？首先，我们必须去除毒素，给它提供尽可能高品质的营养物质。你的大脑也一样。最近美国社会上关于大麻和酒精的新闻让我们感到不安，它们是不健康的。然而，从 2001 年到 2013 年大麻的使用量翻了一番[48]。

毫无疑问，大麻的某些部分有助于增加食欲、缓解疼痛，对青光眼和癫痫发作也有帮助。塔娜的继父死于胰腺癌，我们庆幸有药用大麻帮他缓解疼痛。然而就像丹尼尔所说，大麻会减少很多人大脑中的血流，产生中毒反应[49]。我们还看到大麻与协调障碍、学习障碍、缺乏积极性、记忆力问题有关。我们贴出下面这张有关大麻的海报后，引发了大量媒体讨论，论点双方各执一词（见图 2-1）。我们只能说，我们的诊室对大麻进行了 26 年的研究，对数千名大麻使用者进行过大脑扫描。总之，大麻没有让大脑看起来更健康。它比酒精或其他合法药物，比如阿普唑仑片更糟糕吗？不。大麻通常不会让人变得暴力，但酒精会。我们应该把抽大麻的人关进监狱吗？我们认为把他们和罪犯关在一起不是什么好主意，那里吃不好、睡不好，还会长期承受压力。我们的建议是多对他们进行教育，帮助他们爱上大脑，更好地照顾大脑，远离伤害大脑的物质。

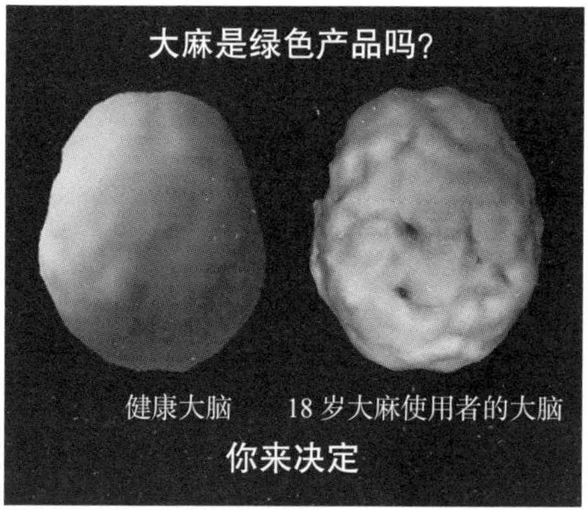

图 2-1 健康大脑与大麻使用者大脑的对比图

另一张引起大量关注的海报是“酒精不是健康食品”（见图 2-2）。制酒行业不断向人们灌输一种观念，那就是，为了身体健康，每天应该喝两杯酒。然而大脑成像研究的证据显示事实正相反。哪怕每天喝一杯啤酒或葡萄酒也会损害大脑，出现中毒的迹象。酒精中的碳水化合物没有任何营养价值。酒精的独特性在于每克酒精含有 7 000 卡路里的热量，而其他碳水化合物每克含有 4 000 卡路里的热量。饮酒与脂肪肝、周围神经病变（手、脚、腿有疼痛和麻刺感）、神经元受损，尤其是小脑中的神经元受损有关，而小脑会参与身体协调、思维协调、情绪管理等。酒精还会影响维生素 B_1 的吸收，这使喝酒的人更容易出现严重的认知问题。

酒精会降低前额叶皮层的活动性[50]，而它是大脑中最具有人类特点、最善于思考的部分。酒精还会破坏睡眠。2015 年的一项研究发现，具有 HTR2B Q20* 基因的人在喝酒后更有可能变得非常好斗、行为鲁莽、跟人打架，他们大约占总人口的 2.2%[51]。即使那些认为自己很有教养的人在喝酒之后也会变成混蛋。另外一项研究发现，近 25% 的被调查者说，与清醒时相比，喝酒会让他们变得不太可亲、不太负责任、理解力降低[52]。酒精会使你倾向于摄取大量的糖，它会刺激你的食欲，延长你吃饭的时间，即使你已经饱了，还会吃个不停。酒精会对人体胰腺中的循环系统产生巨大的影响，增加胰岛素的分泌，而这会降低血糖水平，促使你做出更糟糕的决定。

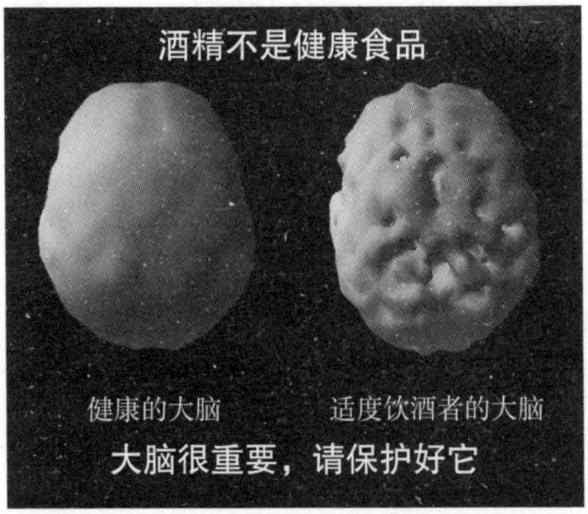

图 2-2 饮酒对大脑的影响

2015 年，著名期刊《柳叶刀》发表了一篇研究评论，这项研究涉及 11.5 万名被试。研究发现，酒精能够降低心脏病发作的风险，但会增加患癌症和身体损伤的风险。大量饮酒与各种原因造成的死亡相关[53]。酒精还是一种已知的致癌物质，有 5.8% 的癌症死亡病例与酒精有关[54]。

加拿大安大略省多伦多市成瘾与心理健康中心的社会与流行病学研究部主任尤尔根·雷姆（Jürgen Rehm）写道："简单地说，酒精能够诱发某些癌症的说法已经得到了证实，对此已无须多言。酒精是一种致癌物已经有了明确的证据。"雷姆所说的某些癌症包括口腔癌、咽癌、喉癌、食道癌、乳腺癌、结肠癌、直肠癌、胆囊癌和肝癌[55]。你可以用其他方法降低心脏病发作的风险，而不用冒着患癌症的风险去饮酒。

酒精越少越好，没有最棒。不喝酒并不会让你不像个男人或缺乏女人味。不喝酒也不会显得你不够成熟、不够有趣。好消息是如果停止饮酒，你的身体会很快痊愈[56]。

呼吸暂停综合征

还有一个重要的风险因子是呼吸暂停综合征，症状是晚上鼾声如雷、呼吸暂停、白天长期疲劳。呼吸暂停综合征对你的健康很不利，还会打扰你的配偶。未得到及时治疗的呼吸暂停综合征会使你患痴呆和抑郁症的风险增加两倍，减肥会变得很困难。从 SPECT 大脑扫描图像上看（见图 2-3），呼吸暂停综合征看起来就像早期的阿尔茨海默病。了解你是否患有呼吸暂停综合征并接受治疗对保持大脑健康非常重要。很多人检查出了呼吸暂停综合征，但从来不按要求接受治疗，因为他们不喜欢坚持戴气道正压通气面罩。由于大脑对氧气很敏感，所以未经治疗的呼吸暂停综合征实际上在杀死脑细胞。如果你很难习惯气道正压通气面罩，就应该根据需要经常找医生，咨询其他治疗方法。气道正压通气面罩有若干种类，请找一种适合你的。

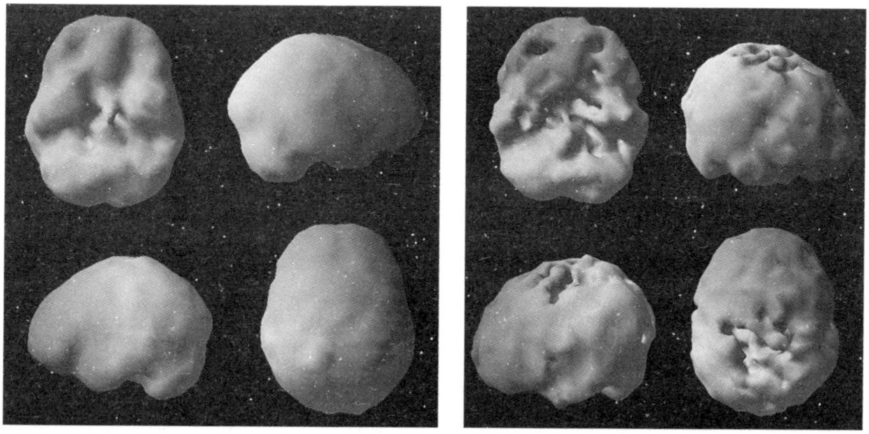

健康的大脑　　呼吸暂停综合征患者的大脑

图 2-3　健康大脑与呼吸暂停综合征患者的大脑对比图

失眠

失眠也会伤害你的大脑。一个有趣的研究显示，在睡觉时大脑会清洁自己。大脑有特殊的废物管理系统，有助于去除白天产生的毒素，包括被认为造成阿尔茨海默病的斑块。在白天，大脑忙着管理你的生活，清洁系统很大程度上是关闭的。如果没有健康的睡眠，“清洁员”就没有足够的时间来完成它们的工作，垃圾越积越多，导致脑雾和记忆力问题。如果一个月没人打扫你家，你家会是什么模样？那就是长期失眠给大脑带来的影响的模样。

一项研究显示：

- 晚上睡 7 小时的士兵打靶时的准确率高达 98%。
- 保持 6 小时睡眠的士兵准确率降低到 50%。
- 有 5 小时睡眠的士兵准确率仅 28%。
- 而只有 4 小时睡眠的士兵准确率仅 15%。

睡眠不足时大脑中的血流会减少，你更有可能做出糟糕的决定。注意每天晚上保证拥有 7 ~ 8 个小时的睡眠时间。在第 4 章中我们会列出更多帮助你睡好觉的方法。

压力过大

压力过大是另外一种导致抑郁症和痴呆的风险因素。以下是一些常见因素：

- 照顾患有心理疾病的爱人或患有痴呆的父母。
- 患有严重的疾病，比如癌症。
- 失去爱人，无论是爱人离开人世还是离婚。

当你体内的应激激素水平过高时，你不仅睡不好觉，而且免疫系统会遭到损害，大脑中的记忆中枢会缩小。压力无处不在，所以经常进行压力管理练习对每个人都是有益的。锻炼和冥想对减压有帮助，我们最喜欢的方法是医学催眠，丹尼尔多年来对病人常采用这种方法。

研究显示，医学催眠能让你恢复平静，同时帮助你集中注意力。医学催眠和第 4 章中介绍的杀死“蚂蚁”疗法结合使用时，有助于戒除成瘾、治疗抑郁症。它还有助于睡眠[57]。你可以在第 4 章中读到更多减压的方法。

未得到治疗的抑郁症、创伤后应激障碍、注意力缺陷障碍

未得到治疗的抑郁症会使女性患阿尔茨海默病的风险翻一番，使男性患阿尔茨海默病的风险翻两番。有些科学家认为人生后期发生的抑郁症其实就是阿尔茨海默病的早期征兆。未得到治疗的创伤后应激障碍有可能使人快速

衰老，增加患阿尔茨海默病的风险。

未得到治疗的注意力缺陷障碍或注意力缺陷多动障碍会增加患抑郁症和痴呆的风险。研究显示，注意力缺陷障碍与前额叶皮层活动性偏低有关，正如前文提到的，前额叶皮层就像大脑的刹车，阻止你说出冲动的话或做出冲动的事。当前额叶皮层的活动性偏低时，人们会很容易分心，难以控制自己，所以很难始终如一地做出正确的决定，即使他们非常希望如此。此外，注意力缺陷障碍还与痴呆的其他很多风险因素有关，包括药物滥用、酒精滥用、抽烟、创伤性脑损伤[58]、过大的压力、抑郁症、肥胖症。如果你的生活邋遢、混乱，注意力持续时间短，那么请去找医生进行评估和治疗。这会拯救你的大脑。治疗注意力缺陷障碍永远都不嫌迟。我们最喜欢的病人之一来找丹尼尔的时候已经 94 岁了，她觉得自己无法集中注意力，一份报纸怎么也读不完。一个月后她开始恢复，她笑着告诉丹尼尔，她第一次读完了一本书。

患有抑郁症或注意力缺陷障碍并不意味着你必须吃药。我们并不反对药物，但你应该知道营养、锻炼、Ω-3 脂肪酸以及其他补充剂也很重要。如果你患有抑郁症，你应该学会消除自动的消极想法，以上措施被证明对治疗这些疾病很有帮助。

缺乏锻炼

如果每周锻炼不足两次，那么你患痴呆的风险会增加。通过一周锻炼两次以上，你可以消除这种风险。体育锻炼是保持青春的基础，它对保持大脑的活力和年轻很重要。如果你想一次性解决阿尔茨海默病、抑郁症、肥胖和快速衰老等问题，那就每天锻炼。锻炼是最有效的抗衰老方式之一，而且它能够直接对抗抑郁症、焦虑症、心脏病、糖尿病，甚至癌症。但是注意不要过量运动。在第 4 章中我们会介绍更多大脑勇士的锻炼方法。

不学习新东西，沉迷于电子产品

不学习新东西或沉迷于电子邮件、短信或电子游戏会增加你患痴呆和抑郁症的风险。惠普公司赞助的一项研究发现，沉迷于电子产品的人在一年里智商降低了 10 分。这甚至比抽大麻更有害，抽大麻也会降低智商。通过限制电子产品的使用，增加脑力锻炼，你可以降低这些风险。第 4 章会介绍更多关于学习新事物的内容。

标准美国饮食

如果不想患抑郁症和痴呆，你必须吃对食物。标准美国饮食的特点是高糖、农药残留多和精加工，这样的食物会增加你患痴呆和抑郁症的风险。在第 3 章中我们会提供详细的营养守则，它们能给予大脑和身体以力量，降低衰老速度和患抑郁症、痴呆的风险。

年龄的增长

年龄增长是痴呆最显著的风险因素。随着年龄的增长，我们犯错的空间越来越小。今年丹尼尔 62 岁，他阅脑无数，知道他需要为大脑健康而战。随着年龄的增长，大脑萎缩是“正常的”，但不是最好的，也不是必然的。我们不想成为那样的老人，你也不应该认为那就是你的命。

如果你存在上述任何风险因素，现在是时候认真对待它们了。逆转这些问题，尽可能长时间地保持大脑的活力和敏锐度。你一定不想成为家人的负担。

The Brain Warrior's Way 大脑勇士 莱斯丽

莱斯丽的母亲患有阿尔茨海默病，莱斯丽不想像她母亲那样，于是成了大脑勇士。第一次大脑扫描显示她的大脑整体活动性偏低，她很容易患上阿尔茨海默病（见图 2-4）。扫描没有让她变得沮丧，而是激励了她，她完全按照我们的要求去做，包括采取大脑勇士的饮食法、定期锻炼、改善睡眠、服用补充剂和冥想等。她还让她的孩子们加入进来，成了孩子们的健康榜样，教他们爱自己的大脑。你的大脑并非一成不变，你可以改善它。

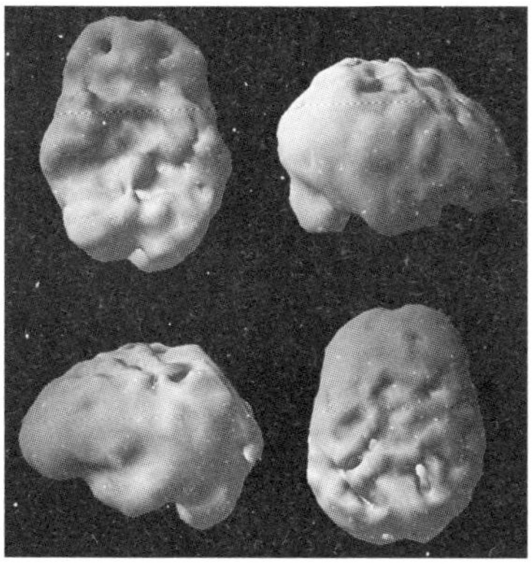

莱斯丽之前脆弱的大脑

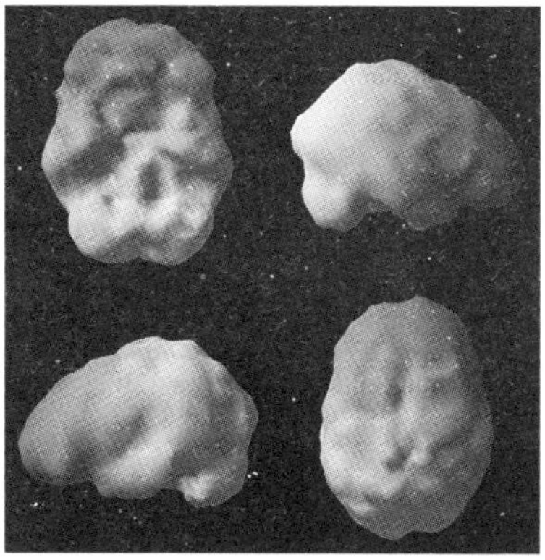

后来更加健康的大脑

图 2-4 莱斯丽的大脑扫描对比图

大脑勇士之道：评估 The Brain Warrior's Way

请在你接下来一个月计划进行的评估项目上打钩。

□ 拥有清晰的健康策略。

- 大脑妒羡
- 避免任何对大脑有害的事情
- 养成有利于大脑健康的习惯

□ 评估你的大脑。

- 了解你的大脑类型（可以在 amenclinics.com 网站上测试）
- 接受大脑健康测试

□ 评估并优化重要健康指标数据，不要只达到正常水平就停止了。

- 体重指数
- 维生素 D
- 腰围与身高的比值
- 甲状腺检查
- 全血细胞计数
- C-反应蛋白

- 代谢功能检查
- 高半胱氨酸
- 空腹血糖
- 铁蛋白
- 胆固醇
- 睾酮
- 糖化血红蛋白
- 女性的雌激素和黄体酮

☐ 评估健康之战，并在多条战线上有策略地战斗。

- 血流
- 抗氧化剂
- 炎症
- 排毒
- 肠胃健康
- 神经细胞膜的流动性
- 血糖水平
- 补充营养物质和氨基酸

☐ 评估自己的现状，采取预防策略。

预防阿尔茨海默病和快速衰老的最佳方法是预防所有与之相关的因素，比如：

- 肥胖、糖尿病、高血压和心脏病
- 甲状腺功能低下，雌激素、黄体酮、睾酮水平偏低
- 抽烟，滥用药物和饮酒过量
- 呼吸暂停综合征
- 失眠
- 压力过大
- 未得到治疗的抑郁症、创伤后应激障碍和注意力缺陷障碍
- 缺乏锻炼
- 不学习新东西，沉迷于电子产品
- 标准美国饮食

The
Brain Warrior's Way

03

大脑勇士的营养

人生赢家的高能营养

每个人身体里都有一个医生，我们只须让它做好自己的工作。每个人体内的自愈力是恢复健康的最大力量。食物即药物，药物即食物。

——希波克拉底

为什么大脑勇士的营养很重要

如果饮食不健康，你就无法很好地锻炼、冥想或改善你的生活方式。食物要么成为治病的良药，要么就是毒药。优质食物是赢得大脑和身体健康之战最重要的法宝之一。无论是什么战争，你都需要一个指挥中心，指挥中心需要可靠的信息（食物），这样才能给部队（细胞和器官）下达清晰的命令。虽然双耳之间的灰色物质仅重 1.4 公斤左右，但它消化了所摄入的 20% ~ 30% 的卡路里。按比例来看，它消耗的能量比任何身体部位都多，为了发挥最佳功能，它需要“高辛烷值”的燃料。如果你给军队供给有毒、有成瘾性、精加工、有农药残留的食物，就不可能打赢这场仗。如果你这样做了，我们会认为你在帮助敌人而导致自己短寿和身体受损。如果你吃得不健康，就相当于给指挥中心提供错误的情报。反过来，你的精英部队就会失去战斗力。那是自我破坏！只要稍微有点儿深谋远虑，你就可以在现有条件下吃得比以往任何时候都健康，给身体提供优质的营养，获得并保持健康。

社会上到处都是关于吃什么才健康和怎么吃才健康的观点，这些观点各不相同。虽然健康食品行业的意图是好的，但这些信息往往自相矛盾，令人困惑。在过去 20 年里，饮食行业分成了两个派别：素食派和蛋白质派。

人们对素食和原始人饮食法的争论比争论政治或宗教问题更热烈。每个阵营都努力找到足够多的证据来支持自己的立场，但很少展示支持对方观点的证据，因为是取胜而不是促进健康成了他们的宗旨。结果就是社会提供的营养建议很混乱。如果你用意大利面、面包、土豆和糖来填饱肚子，即使素食也会很不健康。亚蒙诊所的一位医生就属于这种情况，他吃惊地发现自己的健康指标数据都在致病的范畴内。

这也适用于原始人饮食法，如果你吃了过量的蛋白质产生氧化应激的话，就会限制有利于健康的植物的摄取，即使用人造食物来替代，你也不会健康。看一看很多低碳水化合物的“健康”食品的标签，你会惊骇不已，因为它们的大多数成分是人造的。关键在于不要走极端，你的饮食应该以科学为基础，合理且富含营养。你的身体根本不在乎你的饮食哲学，它有自己的需要。我们对改变你的饮食哲学没有兴趣，无论你是坚持原始人饮食法还是素食主义者，我们都希望用文中列出的简单规则帮助你改善健康。

只吃高营养的食物

大脑勇士的饮食方案既包括来自植物的抗病营养素，也包括一部分来自植物或动物的优质蛋白质，还有能保持大脑敏锐、使肌肉和器官以最佳状态运转的健康脂肪。想象一盘子营养均衡的食物，有蔬菜、水果、坚果、种子、鱼类、肉类或植物蛋白，它们能为身体提供所需的一切营养。包含 70% 的植物、30% 的优质蛋白质和健康脂肪的饮食能够让你恢复活力（见图 3-1），改善大脑和激素功能，减低患病风险，还能附带着减肥，而且效果显著。

几个世纪以来最出色的战士们用食物代替药物，他们是为了赢而吃东西。在现代科学、试管检验或用互联网收集信息出现之前，很多战士部落就有了这样的饮食意识，着实令人吃惊。他们的知识完全基于他们的感受和表现。如果他们觉得自己很强壮，打赢了，他们就知道自己的饮食很有效；如果他们感到虚弱，打败了，就不再吃对他们的力量或大脑有害的东西。

到了现代，这种常识从餐桌上消失了。美国陆军军人及家属全面健康项目（CSF2）的前医学负责人、陆军中校丹尼尔·约翰斯顿（Daniel Johnston）

告诉我们，美国军人在午餐和晚餐时可以无限量地吃冰激凌。这太愚蠢了！

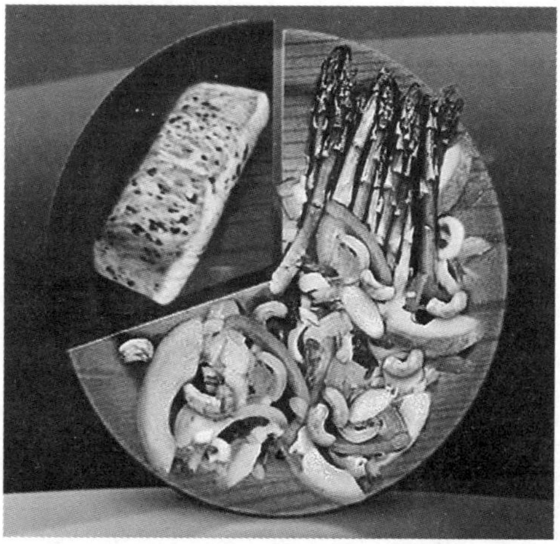

图 3-1　健康饮食比重为 7：3

古代战士为了赢而吃

斯巴达人：斯巴达人被认为是古代西方最精英的战士。从 7 岁开始，斯巴达人的生活就围绕着战士文化展开。胜利是最重要的事情，食物只是必需品，是用来增强力量的工具。斯巴达人经常练习挨饿，为战斗时得不到食物做准备。斯巴达人对健康很狂热，任何不健康的习惯都被视为弱点。他们只在一些仪式上吃面包，日常主要的饮食包括猪肉、鱼、羊、羊奶，以及用猪腿、血、盐和醋熬制的黑肉汤，甚至斯巴达人的酒也会被稀释到不会让人喝醉的程度。任何让头脑变得迟钝或削减力量的放纵都会遭到反对和厌恶。斯巴达人对取胜是很认真的。

萨尔马提亚人：据传，萨尔马提亚人是斯基泰人与神话中的亚马逊女战士的后代，她们居住在黑海附近，是受尊敬的女战士。她们吃营养丰富的海鲜、蔬菜、酸奶和野味。希波克拉底对这些凶猛的女性有这样的描写：

> 只要这些女性还是处女，就要骑马、射箭、边骑马边扔投枪，与敌人战斗……她们没有右侧乳房，因为在她们还是婴儿时，她们

的妈妈就用烧得通红的青铜工具烧灼她们的右侧乳房，防止它发育，以便将所有力量和营养都转移到右肩和右臂。

据说这些女性异常强壮、健康。如果被烧灼掉右侧乳房及之后可能发生的感染都没有让她们丧命的话，她们会被认为拥有超人的力量。虽然不确定这些强大的女性在历史上真的存在还是只是神话，但古代作品和雕像描绘了这些女战士骄傲地展示着她们没有乳房的胸膛。无论是否是史实，塔娜都采取了类似的态度和饮食方式。

忍者：忍者相信药食同源，而且它们具有相同的目的。这些精瘦的小个子战士体重不超过 63 公斤，因为他们的技艺具有杂技的特点，需要他们的动作非常快，近乎于“隐形”。如果你是素食主义者，可以借鉴这些行踪隐秘的战士的饮食方式。他们不吃肉，因为他们认为吃肉会让感觉变得迟钝。他们从鹌鹑蛋和黄豆中获取蛋白质。他们吃大量植物性的食物，不吃会增加体重、引起口臭或体味的食物。在紧急情况下，忍者会吃青蛙、蛇、虫子、土和任何没有毒的植物。在路上，忍者吃甘草、薄荷、淀粉及其他当地药草制成的饭团，这种饭团富含能量，具有药物作用。他们还吃青梅。忍者非常依赖草药，经常在食物中添加草药。

武士：武士们传统的战前餐通常由栗子、海藻和鲍鱼组成。武士相信，为了取得胜利，心理、身体和精神同样需要滋养。武士因“不屈不挠的精神”、忠于职守、征服恐惧和绝对的专注而闻名，他们恪守的道德准则被称为武士道。除了要接受残酷无情的身体训练之外，他们同样致力于教育、艺术和冥想。事实上，他们的座右铭是“笔剑合一”。人们相信他们的很多胜利可以归功于日常的冥想练习和自我催眠练习。日本会为这些令人尊敬的武士提供丰富多样的水果、蔬菜、海藻和海鲜。

蒙古人：人们认为是蒙古人发明了鞑靼牛排。蒙古战士属于最凶猛的战士之一。由于这些游牧民几乎不可能从事农业，所以蒙古战士主要靠发酵的奶制品和肉类维生。军队常常需要在恶劣的环境中行军数周，为了避免暴露行踪，他们不敢生火。所以他们的饮食中包含营养密度很高的肉干。他们还会以路上的野洋葱、浆果和蔬菜为食。他们骑母马，挤母马的奶喝。他们会吃生马肉，据说会把肉放在马鞍下面，让它与汗水混合，让肉变软。在紧急情况下，他们会切开马的动脉，喝它的血。

蒙古战士以强壮著称，他们有粗大的骨头和健康的牙齿。在必要时，他们可以行军几天不吃东西，而且体力不减。人们相信蒙古人的力量和耐力来自他们的饮食。这和他们的很多敌人形成了鲜明对比，比如女真族，女真人就主要吃蔬菜和谷物，所以比较虚弱，个头较矮，牙齿也没那么坚固。

维京人：与其他文化相比，维京人的饮食非常丰富多样，包括野味、海鲜、蔬菜、根茎植物、浆果、干果、种子、发酵面包和很多形式的发酵食物。这些夺命战士常常被敌人说成是“完美的人类”，因为他们体型高大，外貌漂亮。维京战士和贵族确实比大多数人更高、更孔武有力，而平民和奴隶其实不太健康。较低阶层的人和奴隶没有受过饮食方面的教育，饮食结构不是很多样。

阿帕奇族人：充满传奇色彩的阿帕奇族战士常常被称为“美洲的忍者”。阿帕奇族人对他们所食用的动物吃什么很在意。作为狩猎和采集者，阿帕奇族人吃坚果、浆果、蔬菜和一些清洁的肉。他们猎取鹿、兔子、骡子以及其他食草动物。他们拒绝吃鱼、“蠕动的动物”，也不吃食肉动物。虽然他们很重视饮食中的蛋白质，但如果之前动物吃了不干净的东西，他们就不会吃它，因为他们相信动物吃了什么，也等于他们吃了什么。他们强壮有力、凶猛、有谋略，能够承受艰难困苦。

罗马军团士兵：毫无疑问，罗马军团是当时最强大、最健康的军事力量，还是少数已知的主要以植物和谷物为食的古代军队之一。罗马战士以艰苦的军事训练和坚强的承受力而著名，然而他们的成功很大一部分要归功于军队的规模。繁荣的罗马经济和温和的气候环境为他们提供了各种各样的水果和蔬菜，但平民享受不到这些，平民常常死于饥饿和与人口激增有关的疾病。很多男人为了避免挨饿和悲惨的生活条件而入伍。然而，士兵们常常会染上他们所劫掠的城市的传染病。战争期间，罗马军团的优势之一是，他们会周期性地送士兵去战场，就像波浪似的，确保前线战斗力永远饱满。当前线士兵变得疲劳、失去力量时，他们会被转移到后方休息，恢复体力。

角斗士：根据要求，角斗士会吃由水果、蔬菜、豆类和谷物组成的高碳水化合物饮食。他们一般被称为“麦人”，这个独特的勇士群体需要块头很大。被挑选出来娱乐观众的角斗士可以类比为现代的职业运动员。他们常被认为是劳动者的英雄，激发了下层阶级的希望。在竞技场上，下层劳动者为角斗士喝彩，在建筑物的墙上画他们的肖像。

尽管会受到尊敬，但角斗士常被残忍地对待，寿命很短。他们强壮、肌肉发达，但需要一层额外的脂肪，这样可以保护重要的器官和动脉不被砍到，以继续战斗。砍得很深但并不致命的伤口对观众来说很有观赏性。他们接受力量和爆发力的训练，坚持在危及生命的激烈角斗中生存 10 ~ 15 分钟。他们不需要马拉松运动员的耐力，很少能活过 30 岁。重复一遍：角斗士吃高碳水化合物、低蛋白质的饮食，因为他们需要变得很壮硕、有爆发力，需要持续时间短的能量。

尽管所有古代战士的饮食都不是我们想要推荐的，尤其是斯巴达人的黑肉汤，但我们的主旨很明确：战士们为了取胜而吃。他们的饮食对他们的生存和成功很重要，你的也是。

一旦你致力于做一名大脑勇士，你很快会注意到自己更有活力、更专注，记忆力和情绪更好了，而且几周后你的肚子变小了。一些新的研究显示，健康的饮食，就像我们推荐的饮食，能够显著降低患阿尔茨海默病和抑郁症的风险[59]。此外，当你决定迈出第一步，即吃得健康时，你对不健康食物的渴望会很快减弱，会开始与健康的食物建立关系。

如果你是刚刚开始，而且不会做饭，你也不用担心。11 年前当塔娜初遇丹尼尔时也完全不会做饭，丹尼尔经常说塔娜在厨房里从演灾难片变成了美食节目。这并不是因为塔娜喜欢做饭，而是因为她喜欢服务，她想为家人服务，以保证我们健康。为大家准备健康食物是实现这个目的最重要的方法之一。相信我们，如果她能做到，而且把做饭变成了一件简单的事，那你也能。

与大多数人的想法相反，吃有利于大脑健康的食物并不会比吃不健康的食物更贵，反而会更便宜。塔娜通过亲身经历认识到生病、辍学、辞职是多么昂贵。选择不健康的生活方式会让你付出什么代价？令人兴奋的消息是，很快你会对此感觉不错，因为医疗账单会减少，你的工作效率会提高。你会给感觉超级棒定什么价呢？

大脑勇士的营养守则非常简单，目的是在你接下来的人生中引导你。这一原则中没有骗人的花招，不需要购买设计者的食物，也不需要大幅削减热量的摄取。我们知道你不可能在接下来的20年里执行需要你吃乏味食物的复杂计划。大脑勇士的食物美味，能够增强活力，有疗愈作用。

大脑勇士的营养守则

如果你想通过吃健康食物获得明智、清醒的头脑，很重要的一点是，确保你的食物富含身体可以有效消化和吸收的营养。以下是10条简单的守则。

守则1：选择优质的卡路里

对于“空热量”这样的食物，垃圾食品是一种很好的修辞法。食物要么是导致你生病的垃圾，要么是治愈大脑和身体的药物。

对于获得健康、减肥或预防疾病来说，食物的质比量更重要。比较一下500卡路里热量的肉桂卷和500卡路里的一盘三文鱼、芹菜、红柿椒、蓝莓和核桃，一类会消耗你的活力，导致炎症；另一类会给你的大脑带来充足的能量，降低快速衰老的风险。一类会让你狼吞虎咽地很快吃掉，让你的血糖激增，逗弄一下你的愉悦中枢；而你吃另一类时会慢得多，这有助于你获得饱腹感，让你感到更满足，保持血糖水平稳定。

获得健康不是简单的卡路里加减就行，有些卡路里饮食法会绑架激素、味蕾和健康。吃糖和精加工食物，哪怕量很少，也会增加你对食物的渴求，增加应激激素，引发疾病。如果吃能带给你能量、增加代谢激素的优质食物，就像大脑勇士营养守则中列出的，其实你吃得更多也没关系。

贝贝卡和莫科洛是生活在克利夫兰都会动物园中的两只雄性大猩猩（见下图）。当贝贝卡和莫科洛刚刚到中年时（相当于大猩猩的二十五六岁），它们体重超重、患有心脏病，还表现出异常行为，比如反刍、拽掉自己的毛发并吃掉。之前并没有听说野生大猩猩会有这些行为。

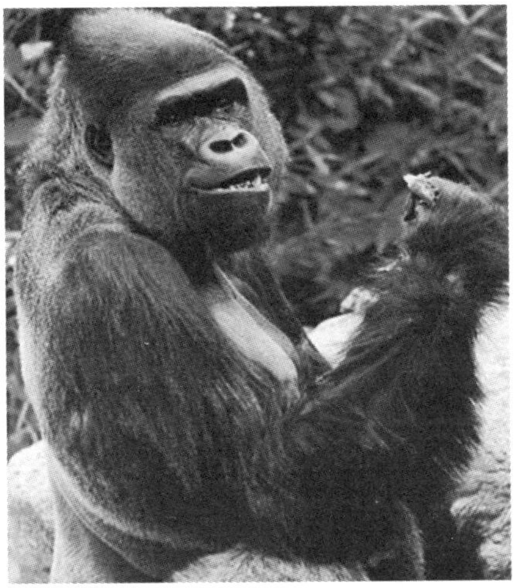

大猩猩贝贝卡

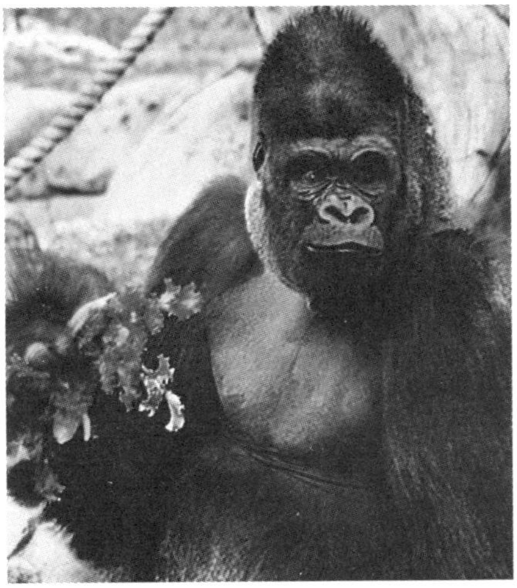

大猩猩莫科洛

野生大猩猩常死于急性疾病，比如感染，或者死于人类的非法狩猎。在撒哈拉以南的非洲热带丛林里生活的大猩猩很少患心脏病和糖尿病等慢性病。那么为什么心脏病是动物园中大猩猩的第一死因呢？这种差异让兽医困惑了很多年。

克利夫兰都会动物园的兽医很担心贝贝卡和莫科洛，决定对它们生活的各个方面进行分析。他们很快对准了大猩猩的饮食，认为那就是罪魁祸首。大多数被关起来的大猩猩的饮食类似标准美国饮食，它们很少食用野生的绿叶植物、高膳食纤维蔬菜、浆果、坚果、种子和来自昆虫的优质蛋白质。被关起来的大猩猩一般被喂食谷物、糖和淀粉制成的“营养饼干”。人的意愿可能是好的，这样做是为了确保大猩猩获得维生素、矿物质和氨基酸，但完全没有达到预期目的。这让我们想到了含有很多糖和人工色素的儿童维生素，这是另外一种“大规模杀伤性武器”。

兽医决定把“营养饼干”替换成更有益健康的饮食，包括蔬菜、水果、绿叶植物，比如蒲公英、长叶莴苣，还有青豆、菊莴苣、浆果、亚麻、竹子和苜蓿干草等。除了新的饮食，兽医还提出大猩猩需要更多运动。动物园饲养员把食物分散在大猩猩栖息地的各处，确保大猩猩不得不搜寻它们的食物，而不是把饼干送到它们跟前，让它们狼吞虎咽地吃掉。大猩猩不再是几分钟里就吞掉饼干，而是开始把一天里 75% 的时间用在搜寻食物和吃食物上，这和它们在野外搜寻食物所用的时间差不多。

尽管野生饮食的热量几乎是精加工饼干的 2 倍，但大猩猩的体重减轻了。一年后，一开始体重分别为 195 公斤和 208 公斤的大猩猩各减轻了 30 公斤。体检显示，贝贝卡的心脏功能改善了，莫科洛心脏病的发展也减缓了。令人吃惊的是，反刍这种异常行为也在它们身上消失了。研究者不确定大猩猩反刍是因为饼干让它们的胃不舒服，还是为了反复品尝饼干中的糖，如果是后者，那么它们的愉悦中枢一定是发疯了。与此同时，它们拉扯毛发的行为也很少发生了。

大猩猩的巨大改变促使我们思考一些具有类似行为的病人，比如无法自控地拽头发、反胃。我们不禁疑惑，大猩猩是得了神经症，还是中了精加工食品的毒。与大猩猩类似，随着精加工食品摄取量的增加，人类的慢性疾病和某些非自然的行为也在增加。在亚蒙诊所，我们将营养作为治疗计划的主题。那些认真对待营养问题的病人比不这么做的病人健康有了明显的改善。

一个有趣的发现是：兽医注意到贝贝卡和莫科洛在戒除高糖饼干的一周后变得有些暴躁。但是就像我们的来访者一样，它们很快会恢复，不再渴求垃圾食品而变得健康起来。一个星期的坏脾气相对于更健康的心脏和异常行为的减少来说，似乎只是小小的不方便。换言之，你是在充满关爱地管教被惯坏的、任性的内在这个孩子，就像当你的孩子想做有害的或危险的事情时你所做的那样。

> “认真看你所购买的食品的标签，认真对待营养问题。”

守则 2：大量饮水

你的大脑里 80% 是水。给大脑补充水分有助于优化大脑的功能，防止脱水。你知道吗？仅仅是补充水分就可以提升身体 19% 的力量和效能。如果你是一名运动员，记住这一点非常重要。通过补水你还可以使肌肉获得更快、更好的有氧运动能力和耐力。这意味着反过来的事实也成立，即如果脱水了，你会变得比较虚弱，耐力变差。

仅仅缺水 2% 就会影响人们在需要注意力、瞬时记忆和体能的任务中的表现[60]。缺水还可能引起脑萎缩、记忆力问题，让人注意力不集中、学习成绩差、对疼痛比较敏感[61]。缺水的孩子在学校里会出现更多问题[62]。一项研究发现，缺水的飞行员在飞行时的表现比较差，尤其是在工作记忆、空间定位和认知能力上[63]。

我们建议多喝水，如果你的体重是 72 公斤，每天应该喝 2.3 升水。如果你属于肥胖，在向医生咨询每天的饮水量时，他们会建议你应该每天饮水超过 3.5 升。一定注意不要引起体内电解质紊乱。在减肥期间，身体需要水来冲洗脂肪释放出来的毒素。补充水分还有助于防止过量饮食，很多时候当人们觉得饿的时候，其实是渴了。在吃饭或吃零食的 30 分钟前喝 500 毫升水有助于少吃，但依然会感到很饱。但是注意不要边吃饭边喝水，因为这样会稀释胃酸，不利于消化。

用白开水替代含糖饮料。仅仅戒除标准美国饮食中的含糖饮料和果汁，平均每天就能减少摄入 400 卡路里。你可以选择用更多健康食品取而代之。如果你需要减肥的话，不用其他食物替代这些热量，就相当于一年可减掉 18 公斤。

留心水的摄入，尽量限制食用会造成脱水的东西，如咖啡因、酒精和利尿剂。当运动出汗时，一定要注意补充水分。每天早上塔娜会喝500毫升温水，水里加上鲜榨柠檬汁和姜，这具有排毒和酸碱平衡的作用。

丹尼尔不喜欢喝水，所以每天早上他会喝一杯果昔，其中含有500毫升水。其他时候他还会制作“思考之饮”，其中包含茶氨酸、维生素B_6、维生素B_{12}、叶酸，还有各种有机水果，其中包括巴西莓、枸杞、山竹、诺丽果，以此保证一天的饮水量。如果丹尼尔只是带着一瓶水，他很少会去喝它，但如果把“思考之饮”倒进水里，他就会很快喝光。我们采用的另一种方法是喝一点巧克力甜菊糖甙的起泡水，它对喜欢甜食的人来说简直像天堂，而且其中不含糖或人造甜味剂。记住，做大脑勇士不是为了受苦。

“注意每天都要喝水。”

守则3：吃适量的优质蛋白质

蛋白质对细胞、组织和器官的健康和功能发挥着重要的作用。除了水，蛋白质在身体中所占比例最高。我们把蛋白质看成药物，应该至少每隔四五个小时在吃饭或吃零食时摄入一点。

蛋白质有助于保持体内新陈代谢激素的平衡，这些激素能消除饥饿感。蛋白质还能促使身体释放酪酪肽，酪酪肽能改善人体对瘦素的敏感性。瘦素会告诉大脑，你吃饱了，不要再吃了。蛋白质还能促使身体分泌胰高血糖素，它有助于稳定血糖水平，避免能量突然减少，这与胰岛素的作用正相反。吃了含有蛋白质的食物或零食后，你会在更长时间内不感到饥饿，燃烧掉的卡路里会比吃高碳水化合物、高糖食物更多。胰岛素就像自私的囤积者，它想储存脂肪，而糖和简单的碳水化合物能最快地促使它发挥作用。胰高血糖素就像慈善家，想把一切给予出去，胰高血糖素想要耗尽能量和脂肪。摄取蛋白质最容易使身体释放出胰高血糖素。

蛋白质还可以为你的身体提供氨基酸。肌肉、皮肤、头发、很多激素、神经递质和其他身体器官都需要经常补充可靠的氨基酸。人体可以产生一些自身所需的氨基酸，但还远远不够，所以身体无法制造的氨基酸只能通过食物来补充。这些氨基酸被称为人体必需氨基酸，你的饮食中一定要含有这些氨基酸，而且要经常摄取以备不时之需，因为身体无法储存这些氨基酸。植物性食物，比如坚果、种子、豆类、谷物、蔬菜只含有人体所需的20种氨基酸中的一些，而鱼、家禽和大多数肉类含有我们所需的全部氨基酸。人体必需的脂肪酸也一样，你的身体需要它们，但不能自己制造出来。

当然不是蛋白质越多就越好，这也是我们建议你少量摄取的原因。少量优质蛋白质对健康至关重要，但太多蛋白质或低品质蛋白质其实会损害你的健康。我们的身体并不能有效地一次性吸收大量蛋白质。吃太多蛋白质会造成氧化应激和炎症，并会加速衰老，引发疾病和无效的DNA修复。对有些人来说，这会增加肾脏和肝脏负担。因为这些器官负责解毒、消除蛋白质新陈代谢产生的废物，所以过量的蛋白质就会成为负担。

质比量更重要。优质的动物蛋白质比工业化饲养的动物蛋白质价格高。然而，以动物蛋白质作为饮食基础的人常常为了数量而牺牲品质。很多人不是选择最优质的肉类，而是选择精加工的、熏制或腌制的肉类，这些肉往往含有过量的盐、糖和人造添加剂。而且工业化养殖的肉类比吃草长大的肉类所含的软脂酸高30%。软脂酸是一种不健康的饱和脂肪，会引起心血管疾病。

我们对高蛋白饮食的最大担心是，如果你的饮食中挤满了蛋白质，会导致摄取植物性食物不足。这些植物性食物不仅能提供能量，还含有能预防疾病的营养物质。饮食均衡对大脑勇士的长期健康很重要，这就是我们认为植物性食物应该占70%、蛋白质应该占30%的原因。

大多数人不会走到哪儿都带着食物秤，也不能随时获得营养成分表，所以你可以用一个简单的方法判断你要吃的蛋白质分量。方法是用手掌进行测量，如果你可以和蛋白质“握手”，也就是蛋白质的分量可以被你握在手里，那就是你一餐所需要的蛋白质量。

> 像吃药一样控制每顿饭的蛋白质摄取量，这有助于保持血糖稳定。所以要确保你一整天都要做出明智的决定。

守则 4：吃有益的碳水化合物

降低胰岛素水平、保持血糖水平稳定、减少对食物的渴求、推动减肥的最快方法是，减少吃高升糖指数、低膳食纤维的碳水化合物。我们所说的有益的碳水化合物是指低升糖指数、富含膳食纤维的碳水化合物，它们不会迅速升高你的血糖水平，常见的有不含淀粉的蔬菜，以及蓝莓、梨和苹果等水果。

控制胰岛素对身心健康至关重要。胰脏中产生的胰岛素会参与身体对能量的使用和管理。在开始吃东西后不久，胰岛素水平升高。它发挥的作用就像交通警察，指挥来自碳水化合物、蛋白质和脂肪的能量进入身体组织，要么马上使用，要么储存起来。几个小时后，当胰岛素水平降下来时，被储存起来的能量再次进入血液，在两餐饭之间为大脑和身体提供能量。哈佛大学内分泌学家兼肥胖研究专家戴维·路德维根（David Ludwig）称胰岛素是“终极脂肪肥料”[64]。接受胰岛素注射的大鼠会出现低血糖症状，它们比其他大鼠吃得更多，体重增加得也更多[65]。即使限制这些大鼠的饮食量，它们依然会变得更胖。胰岛素会促使脂肪细胞数量和体积增加。那么是什么在促使胰脏分泌胰岛素？答案是能够快速消化的碳水化合物，尤其是糖、精制谷物、土豆制品、大米、很多不含谷蛋白的包装食品，以及其他能快速转化为糖的高升糖指数食品。

路德维根写道：“吃得过多并没有使脂肪细胞生长，反而是脂肪细胞被预先设定为生长才导致我们吃得过多。”

高胰岛素水平会促使脂肪细胞囤积过量的葡萄糖和脂肪。胰岛素促使热量进入脂肪细胞，却限制它们出来，所以你总是觉得饿，即使你的身体里已经储存了大量脂肪。能量被困在了脂肪细胞里，大脑却在惊呼救命。当血糖水平偏低时，应激激素会激增，所以你会想要吃得更多。有一个简单的方法可以帮你逃出这个陷阱：吃降低胰岛素水平的食物，比如吃健康的蛋白质、脂肪和有益的碳水化合物。大多数人认为肥胖是卡路里太高造成的，而实际却是健康的卡路里太少造成的。是你把自己饿胖了。

了解升糖指数和血糖负荷

了解你所吃食物的升糖指数和血糖负荷对保持健康很有必要。升糖指数是根据 50 克食物对血糖水平产生的影响来对碳水化合物进行的评分。分数范围从 0 到 100+，葡萄糖的升糖指数便为 100。低升糖指数的食物分数较低，这意味着它们不会让你的血糖突然升高，所以比较健康；高升糖指数的食物分数较高，这意味着它们会很快提升你的血糖，一般来说不太健康。总之，我和塔娜喜欢吃升糖指数低于 60 的食物。我们对升糖指数的研究得出了一些惊人的结果，比如土豆和面包的升糖指数远高于蜂蜜和蔗糖。

血糖负荷是更有价值的重要健康指标数据。升糖指数没有考虑食物量的大小，例如西瓜的升糖指数很高，为 72，但血糖负荷比较低，为 3.6，所以你要吃很多西瓜才会使血糖升高。血糖负荷则同时考虑了食物量和血糖水平。

如果你的饮食中有很多低升糖指数的食物，你的血糖水平会降低，对食物的渴求会减少，你会变得更专注。表 3-1 展示了一些常见食物的血糖负荷，其中低 = 大多数可以随便吃，中 = 少吃，高 = 不要吃。低血糖负荷的食物并不一定会对你有益，例如果糖的血糖负荷比较低，但它与高血压、肥胖症有关，原因在于它在肝脏中被加工的方式。牛奶的血糖负荷低，但奶牛在饲养时被喂了抗生素和激素。大脑勇士的食物需要符合 10 条营养守则。

表 3-1　　部分食物的血糖负荷

食物类别	血糖负荷	食物名称		
蔬菜	低	苜蓿芽	洋蓟	芦笋
		竹笋	豆芽	白菜
		西兰花	球芽甘蓝	卷心菜
		胡萝卜	菜花	芹菜
		唐莴苣	甜菜	羽衣甘蓝 / 芥末
		绿叶蔬菜	黄瓜	青豆
		甘蓝	韭菜	生菜
		蘑菇	秋葵	洋葱
		辣椒	小萝卜	荷兰豆
		菠菜	西葫芦	萝卜
		荸荠	密生西葫芦	
	中	小青南瓜	甜菜	冬南瓜
		嫩豌豆	欧洲萝卜	南瓜
		甘薯	山药	
	高	煮土豆	炸薯条	土豆
水果	低	苹果	杏	牛油果
		浆果	樱桃	葡萄
		葡萄柚	奇异果	柠檬
		酸橙	油桃	橙子
		桃子	梨	李子
		橘子	西红柿	
	中	香蕉	哈密瓜	白兰瓜
		芒果	木瓜	菠萝
		西瓜		
	高	枣	果脯	果汁和饮料
		葡萄干		
豆类	低	黄豆（炒黄豆除外）		豇豆
		鹰嘴豆	鹰嘴豆泥	扁豆
		花生	干豌豆瓣	
	中	加糖的花生酱		

续表

食物类别	血糖负荷	食物名称		
坚果	低	杏仁	巴西栗	腰果
		榛子	不加糖的坚果酱	
		山核桃	开心果	核桃
种子	低	芡欧鼠尾草籽		南瓜子
		芝麻		葵花籽
乳制品	低	奶酪	不加糖的酸奶	
	中	牛奶	加糖的酸奶	
谷物	中	苋属植物	大麦	野生稻米
		加工程度很低的面包，包括完整谷粒面包、发芽谷物面包、石磨粉面包		小麦粒
		高膳食纤维早餐麦片		糙米
		荞麦	玉米	法老小麦
		燕麦	藜麦	黑麦
	高	精加工面包，包括百吉饼、小圆面包、玉米面包、英式松饼、皮塔饼、卷饼、白面包和大多数用精制面粉和全麦制粉混合后做成的面包		
		低膳食纤维的早餐麦片		蒸粗麦粉
		饼干	薄煎饼	意大利面
		比萨	爆米花	椒盐卷饼
		年糕	馅饼	玉米卷
		玉米粉烙饼	华夫饼干	米饭
甜点、糖果	低	黑巧克力		
	中	冰激凌	牛奶巧克力	
	高	布朗尼	蛋糕	糖果
		薯片	饼干	蛋奶冻
		甜甜圈	水果软糖	西式馅饼
		冰沙		

续表

食物类别	血糖负荷	食物名称		
甜味剂	低	果糖 甜菊糖	龙舌兰蜜[①]	赤藓糖醇
	中	蜂蜜	蔗糖	
	高	葡萄糖		

资料来源：改编自《总是饿吗？》（*Always Hungry?*），经许可使用。

膳食纤维：特殊的碳水化合物

膳食纤维是一种特殊的碳水化合物。它不同于简单的碳水化合物，人类消化不了它，但它很重要，因为它在改善健康方面发挥着积极作用。然而，标准美国饮食每天摄取的膳食纤维不足 15 克，这太少了。女性每天应该摄取 25 ~ 30 克膳食纤维，男性应该摄取 30 ~ 38 克。

膳食纤维有助于改善肠道功能，降低患结肠癌的风险，有助于保持血糖平稳。富含膳食纤维的食物会让你很快就有饱腹感，而且较长时间不会感到饿，这类食物包括西兰花、浆果、洋葱、亚麻籽、坚果、青豆、菜花、芹菜和甘薯，其中要强调的是甘薯皮所含的膳食纤维比一碗燕麦还多。

从吃第一口开始，膳食纤维就开始影响消化系统。富含膳食纤维的食物一般需要更长的咀嚼时间，这会减慢你吃饭的速度，让引起饱腹感的激素有时间与大脑通信。在胃里，膳食纤维吸收水后体积会变大，这使胃排空的时间变长，所以你会很快觉得吃饱了，血糖也不会像吃很快就消化了的食物时那样迅速升高，更不会使大量的葡糖糖进入血液。在小肠里以及在进入结肠的过程中，膳食纤维可推动食物前进并产生食物纤维渣滓。这也是对肠道健康很重要的发酵过程的开始，在这个过程中，可溶性膳食纤维和不可溶性膳食纤维都很重要。快餐通常被设计得膳食纤维含量很低，这样你会吃得更快，餐厅也可以在较少的时间里为更多的人服务。

① 含有果糖的食物以及龙舌兰蜜对肝脏有害，所以建议最好别吃。

可溶性膳食纤维存在于苹果、浆果、亚麻籽等食物和一些补充剂中，它们为肠胃中的益生菌提供食物，比如益生元。当益生菌得到了充分的养料，你的消化系统就会更健康，就能把导致疾病和免疫力降低的有害细菌排挤出去。益生菌还负责合成某些维生素，比如合成维生素 K 和一些 B 族维生素，可提高人体免疫力。

不可溶性膳食纤维对发酵过程没有多少帮助，但它具有清扫作用，有助于保持肠道清洁。它还有助于可溶性膳食纤维的发酵产物被分散到结肠各处。

膳食纤维：它能为你做什么

The Brain Warrior's Way

- 降低胃饥饿素，让你吃得更少
- 有助于你很快产生饱腹感，而且较长时间不会感到饥饿
- 减缓食物的吸收速度
- 减少低密度脂蛋白
- 促进消化道蠕动
- 缓解高血压
- 降低患癌风险

建议：每天摄取 25 ~ 35 克膳食纤维

大脑勇士计划非常重视蔬菜，它能显著地增加摄入可溶性和不可溶性膳食纤维。即使如此，我们依然认为有必要在早餐的果昔或下午喝的水中添加膳食纤维补充剂，尤其是早晨最重要。如果你的胰岛素抵抗或胆固醇过高，这种饮食结构会非常有帮助。负责调节胆固醇和胰岛素反应的短链脂肪酸是在结肠中产生的，所以保持结肠健康对新陈代谢很重要。

守则 5：吃健康的脂肪

大脑 60% 左右的固体重量来自脂肪。脂肪不是敌人，好脂肪对健康至关

重要。梅奥医学中心的一项研究发现，高脂肪饮食能够降低患阿尔茨海默病的风险，而高碳水化合物饮食会使患阿尔茨海默病的风险翻两番，高蛋白饮食的人患阿尔茨海默病的风险相对来说会降低21%[66]。

美国心脏协会倡导减少标准美国饮食中的饱和脂肪时，公众听到的是应该尽可能地减少食用脂肪。然而，这会导致人们限制饮食中必要的脂肪酸，而不只是饱和脂肪。脂肪被妖魔化了，人们认为是它诱发了心脏病和很多其他健康问题。

食品广告商认为这是一个好机会，于是快速行动起来。人们开始热衷于无脂肪的食物，大吃大嚼精加工、零脂肪的碳水化合物，比如零脂肪饼干、蛋糕、百吉饼等。为什么不这样呢？既然专家说了碳水化合物不会让我们发胖，让我们胖起来的是脂肪。当然，没人会在提出这个观点前不厌其烦地进行验证，结果产生了事与愿违的效果。在对抗脂肪的战斗中，美国人沉迷于充满化学物质、零脂肪的精加工食品。虽然对脂肪的“迫害”还在继续，但和以前相比，人们吃掉了更多碳水化合物、糖和高热量食物。这引发了肥胖症流行，而且这种趋势现在依然很强盛。20世纪80年代初美国的肥胖率为12%，到了2015年这一数字增长到了36%。同时，那些试图消灭饮食中脂肪的人在不知不觉间使得自己的身体严重缺乏必需的脂肪酸。结果是，他们心脏骤停、糖尿病、高血压、癌症、抑郁症和痴呆的发病率增加了。如果没有健康的脂肪，身体就不能有效地利用维生素A、维生素D、维生素E和维生素K等脂溶性维生素。脂肪对大脑功能、细胞间的通信、重要激素的分泌，皮肤、头发、体温的健康，保持体重等都具有重要作用。

吃的脂肪越多，减掉的脂肪就越多。这听起来很矛盾，但科学研究显示事实的确如此。2000年，波士顿的研究者对两组人进行了分析，让其中一组吃低脂肪食物，其20%的热量来自脂肪，而另一组进行中等脂肪饮食，其35%的热量来自脂肪。18个月后，中等脂肪饮食的人平均减了4公斤，腰围瘦了7厘米。而低脂肪饮食的小组人员体重平均增加了3公斤，腰围增加了2.5厘米。这项研究的有趣之处在于，一半以上坚持中等脂肪饮食的人能够持续整整 18 个月。相比起来,80% 吃低脂肪食物的人觉得坚持这种饮食方式太难,半途而废了。健康的脂肪会让人有饱腹感。为了减肥而增加脂肪摄取的关键在于吃健康的脂肪。

虽然应该避免油炸类脂肪、反式脂肪和某些饱和脂肪的摄入,但减少健康脂肪的摄入却是百害而无一利,因为身体的很多重要功能需要它们参与。就像蛋白质一样,健康脂肪可刺激身体分泌出会让人产生饱腹感的酪酪肽。身体还需要健康脂肪以存储能量、构建健康的细胞、支持大脑功能、制造激素、防止氧化伤害、防止退行性神经疾病。身体吸收某些维生素、矿物质和营养物质时,也需要脂肪参与,这就是我们建议少量健康脂肪和营养补充剂搭配食用的原因。饮食中需要大量的健康脂肪,尤其是 Ω-3 脂肪酸,这样可以避免在减肥期间损失肌肉。

就像营养界很多重要的主题一样,零脂肪饮食被过于简化了,人们过于狂热了。让我们退一步来看一看不同类型的脂肪对健康有怎样的影响,它们就像碳水化合物,有好的方面,也有坏的方面。

Ω-3 脂肪酸

Ω-3 脂肪酸这一类脂肪无疑是好脂肪。它们对健康至关重要,能够给人带来活力、提升精力,所以被称为活力脂肪。大脑需要特定种类的 Ω-3 脂肪酸,比如二十二碳六烯酸(DHA,俗称脑黄金)和二十碳五烯酸(EPA)。鱼肉中富含 Ω-3 脂肪酸,平时可吃些三文鱼、金枪鱼。研究显示,老年性认知衰退、心理障碍、抑郁症、情绪波动和神经疾病,比如手脚的麻刺感都与缺乏这类脂肪酸有关。类似地,这些重要的脂肪酸对良好的免疫反应、改善心血管健康、改善皮肤状况,以及对于改善视力和伤口愈合都必不可少。Ω-3 脂肪酸对孕妇尤其重要,因为它们有助于宝宝眼睛、大脑和免疫系统的发育。

吃鱼对提升认知能力十分有益。瑞典研究者对近 5 000 名 15 岁男孩做了一项调查研究,结果发现,每周吃鱼一次以上的孩子比不吃鱼的孩子在标准智商测试中取得了更高分数。后续研究发现,一周吃鱼一次以上的孩子比吃鱼较少的孩子学习成绩更好。Ω-3 脂肪酸的其他益处包括提升注意力缺陷障碍患者的注意力、降低患精神疾病的风险。

Ω-6 脂肪酸

Ω-6 脂肪酸虽然是人体必需的脂肪酸，但过量是有害的，所以它们好坏参半。大多数植物油、油炸食物、谷物和全麦面包中都含有 Ω-6 脂肪酸。Ω-6 脂肪酸的益处之一是有助于肌肉健康，但摄取太多 Ω-6 脂肪酸会造成健康问题，因为当 Ω-6 脂肪酸和 Ω-3 脂肪酸的比值太高时，Ω-3 脂肪酸的好处会被抵销。Ω-6 脂肪酸与 Ω-3 脂肪酸最优的搭配比值应低于 4∶1。大多数吃标准美国饮食的人这一比值在其饮食中会达到惊人的 20∶1。标准美国饮食中含有大量富含 Ω-6 脂肪酸的植物油。把 20∶1 这一比值转化为健康学语言就是，你的身体里在发生炎症，这有可能使你患上心脏病、癌症、糖尿病，还会引起很多其他健康问题。研究显示，Ω-6 脂肪酸和 Ω-3 脂肪酸的适当配比有助于降低甘油三酸酯，防止高密度脂蛋白氧化后破坏动脉。平衡这个比值的最佳方法是少吃含有 Ω-6 脂肪酸的植物油，多吃含有 Ω-3 脂肪酸的鱼肉。一些植物性食物，比如亚麻籽和绿叶蔬菜都含有亚油酸。亚油酸是一种可以转化为少量 DHA 和 EPA 的 Ω-3 脂肪酸，但是这种转化率只有 5%，所以我们不应该把植物性食物作为 Ω-3 脂肪酸的可靠来源。散养的食草动物的肉中含有 4% ~ 6% 的 DHA 和 EPA，比工厂化养殖的动物肉含有较少的 Ω-6 脂肪酸和饱和脂肪。服用鱼油补充剂对此也有帮助。

不饱和脂肪

不饱和脂肪被认为是好脂肪，因为它们有利于心脏和大脑健康，对降低心肌梗死发作风险、促进凝血功能正常、平衡血糖和减少低密度脂蛋白等至关重要。人体需要两种不饱和脂肪：多元不饱和脂肪和单一不饱和脂肪。橄榄油和坚果等植物性食物中均含有这两种脂肪，两者都有助于减少低密度脂蛋白（坏胆固醇），增加高密度脂蛋白（好胆固醇）。

饱和脂肪

饱和脂肪可好可坏。虽然人们一般认为饱和脂肪是坏脂肪，但科学研究并没有明确饱和脂肪对心脏健康的整体影响，特别是因为饱和脂肪不止一种，它们对健康的影响也不尽相同。原因如下：

- 硬脂酸是长链脂肪酸，肉和巧克力中含有这种脂肪酸。尽管它是饱和脂肪酸，但科学尚未证明它会引发其他类型的饱和脂肪通常会导致的心血管问题。
- 月桂酸、癸酸和辛酸是中链脂肪酸，椰肉中含有这些脂肪酸。虽然它们属于饱和脂肪酸，但研究显示它们对健康有益，也没有其他类型饱和脂肪酸的消极作用。
- 棕榈酸也是饱和脂肪。我们认为它属于坏饱和脂肪，因为它对胆固醇和心脏都具有消极影响。当你吃高糖、高碳水化合物的食物时，肝脏中会产生这种脂肪酸。玉米中含有的棕榈酸会让家畜产生受人喜爱的“大理石纹脂肪”。
- 肉豆蔻酸存在于大多数动物脂肪、黄油和一些植物油中。有证据显示，这类脂肪酸有损心脏健康，应该少吃。

由于饱和脂肪与胆固醇升高之间存在关系，它被诟病了很多年，但是最新的研究得出了更加复杂的结论。对不同类型饱和脂肪所做的研究显示，它们对胆固醇水平和模式具有不同影响。只是消除饱和脂肪、不添加健康脂肪，并不能改善心脏健康。有些研究显示，最健康的方法是削减饮食中某些类型的饱和脂肪，增加不饱和脂肪，比如减少食用乳制品和肉类，尤其是含有棕榈酸和肉豆蔻酸的工厂化养殖肉类，增加食用鱼油、坚果和种子。

反式脂肪

反式脂肪可不是什么好脂肪。事实上，可以说它是最不好的脂肪。它会增加人体中的低密度脂蛋白、减少高密度脂蛋白、增加血液中的甘油三酸酯，它还会增加我们患动脉硬化、心脏病、糖尿病和炎症的风险。反式脂肪一无是处。很多加工食品中都含有反式脂肪，不饱和脂肪在加工过程中从液态转化为固态时会产生反式脂肪。反式脂肪的来源包括起酥油、人造黄油、油炸食品，它们也存在于烘焙食品中，比如甜甜圈、饼干和点心中就富含反式脂肪。不要对零反式脂肪食品的诞生兴奋不已，因为它们很多并不是真正不含反式脂肪。根据美国政府的规定，如果食品中反式脂肪的含量低于法定限制，那么生产商可以不在食品标签中列出反式脂肪这一项。因此一块 140 克的烘焙食品或糕点就含有 2 ~ 3 克反式脂肪。哪怕只含有少量的不健康脂肪，我们也不应该吃。下面列出了一些推荐的和不推荐的脂肪食物供你参考(见表 3-2)。

最好的油

虽然初榨橄榄油和其他一些油也很有营养，但当它们被加热到很高温度时就会氧化，从而变得对人体有害。当在烹饪中油温达到烟点时，这类油会分解，失去营养价值，从而产生毒性。塔娜在烹饪时通常使用椰子油或夏威夷果油，因为这些油的烟点比橄榄油高，温度更高时也不会分解。还要注意，很多时候做饭可以不用油，建议用蔬菜汤做基底，而不是用油。在大多数情况下，蔬菜汤也一样好用。我们推荐食用有机、未精制的冷榨油，因为热加工会使油失去各种营养价值，只剩下液态脂肪，而且是不健康的脂肪。你可以在大多数健康食品店里找到未精制的冷榨油。

表 3-2　一些含脂肪的食物例举

最优脂肪	鱼：意式小银鱼、红点鲑、鲶鱼、鲱鱼、帝王蟹、马鲛鱼、野生鲑鱼、沙丁鱼、黑鲈、鲷鱼、平鱼、鳟鱼、金枪鱼		
	海鲜：蛤蜊、蚌、牡蛎、扇贝		
	肉类：草饲牛肉、野牛肉、羊肉和有机家禽肉		
	牛油果	可可脂	椰肉
	坚果	橄榄	种子
健康的油	橄榄油	椰子油	牛油果油
	夏威夷果油	芝麻油	核桃油
次优或有害的脂肪	工业化养殖的动物的脂肪和乳制品		
	食用红花油、玉米油、大豆油		菜籽油
	加工肉类	反式脂肪	过量的 Ω-6 脂肪酸

守则 6：吃多彩的食物

作为大脑勇士，你应该吃自然生长的食物，包含各种颜色和味道的食物，比如蓝莓、石榴、香蕉西葫芦、红柿子椒。这能够增加体内的类黄酮，提升身体的抗氧化水平，有助于保持大脑年轻化。

当然，这并不是指彩虹糖、果冻豆或 M&M 豆，其中也不包括葡萄果冻、含有食用色素的芥末酱或番茄酱。如果你想用食物来提升身体和大脑健康，那么你家的食品柜里、学校里或你的盘子里不应该出现这些含有人造色素、糖含量很高的精加工食品。它们只能起到相反的作用！研究显示，人造食用色素会加重注意力缺陷障碍的症状。我们会在下文推荐一些美味的替代食物让你不会想念那些没营养的食物。

五颜六色的植物性食物显然对健康非常有益。它们能够提供大量植物性营养素、酶、维生素和保持健康必需的矿物质。这些食物也能使人在细胞层面上保持最佳健康状态。植物性食物中的混合物有助于修复 DNA 的缺陷。这很重要，因为有缺陷的 DNA 会导致癌症、慢性病和与衰老相关的健康问题。例如，西兰花和菜花等十字花科蔬菜，以及各种香草和香料中的萝卜硫素能够在 DNA 的修复过程中提供有力支持。植物性食物还有助于预防癌症，抵抗诱发阿尔茨海默病的炎症，预防心脏病、动脉疾病和肠胃疾病，有助于降低高血压，对很多其他疾病也有缓解作用。

水果和蔬菜中的大量营养物质可以促进身体中所有系统的健康（见表 3-3）。它们富含抗氧化剂，而抗氧化剂能够对抗自由基，减少自由基造成的健康问题。植物中的营养素，比如锌、硒、铁、铜、叶酸、维生素 A、维生素 C、维生素 E 和维生素 B_6 都对人体的免疫系统有益，而且有助于排毒。研究显示，彩色植物中的其他化学物质具有保护心脏的作用，可降低血压、预防低密度脂蛋白氧化，还可抵抗各种类型的癌症，它们对保护神经系统也有一定的作用，比如可隔离大脑中可能引发阿尔茨海默病的物质。

2005 年，研究者对荷兰芹、百里香、洋甘菊和红柿子椒中所含的芹黄素进行了研究，发现芹黄素能强化神经元之间的连接[67]。很多人知道蓝莓具有抗氧化作用，是有利于大脑健康的典型水果，但请看表 3-3 中各种食物吸收氧自由基的能力，显然丁香、牛至、迷迭香、百里香、肉桂、姜黄和鼠尾草具有最强的抗氧化能力。

表 3-3　　一些常见的抗氧化食物

富含抗氧化剂的食物	每 100 克吸收氧自由基的能力
丁香	290 000
牛至	175 000
迷迭香	165 000
百里香	157 000
肉桂	131 000
姜黄	125 000
鼠尾草	120 000
巴西莓	102 000
荷兰芹	73 000
可可粉	55 000
树莓	19 000
核桃	13 000
蓝莓	9 600
洋蓟	9 400
蔓越莓	9 000
菜豆	8 600
黑莓	5 900
石榴	4 400

守则 7：使用有利于大脑健康的香草和香料

说到香草和香料，你可能会想到厨房角落里蒙尘的瓶瓶罐罐，或者联想到来自遥远他乡、充满异国情调的美味食物，而不会联想到战争。

有史以来，人类便开始探索保存食物、治疗伤口和延长寿命的方法。在世界各地，人们发现了一些很有效的香草和香料，有些被有效地用作药物，用来保存食物，增强力量，甚至有些被用作催情药。这促使人们去探索更多不同的香料，甚至不惜以生命为代价。贸易线路的设计也围绕着香料的产销地展开，很多香料的价格超过了珠宝和丝绸。历史上的很多战争都是为争夺香料而发起的，其中最著名的战争之一是16世纪为争夺肉豆蔻而进行的战争，因为当时人们认为肉豆蔻能治疗瘟疫。葡萄牙人先和荷兰人打了一场仗，荷兰人后来为了这种辛辣的药用香料还和英国人打了一场。这不是第一场为争夺药用香料而兴起的战争，也不会是最后一场。

人们相信香草和香料非常有效，而且用途很广，在战争期间有时甚至被军队当作赎金，还可以用香草和香料交换奴隶。14世纪的文献显示，在德国500克肉豆蔻可以换7头壮牛。

希波克拉底罗列了500多种香草和香料的医学用途，包括预防疾病和延年益寿的方法。难怪人们愿意为这些宝贵、神奇的植物大打出手。人工化学药品通常伴随着各种可能的副作用，与之不同，香草和香料一般副作用很小，很少出现过敏反应。相对来说，香草和香料的价格便宜，不需要医疗保险公司的批准。

大约80%的发展中国家依然把天然的药草作为主要的药物来源。尽管与世界上其他国家相比，美国在医疗上投入的钱更多，但美国人在整体健康水平上排名第28位，在人均寿命上排名第24位。

如今的药物虽然是以化学方式加工出来的，但大多数源自植物。例如鸦片和很多其他止痛药源自罂粟籽，奎宁源自金鸡纳树皮，治疗癌症的长春新碱源自小长春花。常见止痛药阿司匹林的主要成分源自柳树皮、绣线菊和旋果蚊草子。

香草和香料是食物类别中的一种，它们既有营养，又有香味。我们称之为双赢食物，它们既有利于健康，又能满足你的味蕾。如果你是一名大脑勇士，你会喜欢这种双赢的。香草和香料中含有很多促进身体健康的成分，所以好像应该把它们存放在药品柜里，而不是放在调料柜里。那些被我们习以为常地用来做饭的调料可能是祖先为了缓解疼痛、获得活力、治疗疾病而冒着生命危险探索得来的。你不妨把它们拿出来，抹去灰尘，使用后健康会得到改善，食物也能变得更美味。你唯一需要参与的斗争可能就是在超市排队结账。

香草和香料具有疗愈力量 The Brain Warrior's Way

- 香草和香料中的抗氧化剂能够与自由基结合，有助于修复 DNA，预防癌症。
- 植物抗毒素是一些植物化合物，高剂量的植物抗毒素是有毒的，但低剂量反而有防癌的功效。它们就像迷你版的化疗剂。
- 多元酚是使植物性食物具有颜色、香味、苦味的化合物，它们具有强大的抗氧化性和抗炎性。
- 类胡萝卜素是抗氧化剂的来源，而且富含维生素 A。它们不仅能提升人体免疫力，还具有很强的抗癌作用。
- 香草和其他植物性食物中含有的膳食纤维，比如葡聚糖、聚糖和木酚素有助于调节激素，提高免疫力。
- 有机矿物质具有抗氧化性、抗炎性和抗菌性。
- 生物碱是含氮化合物，其些生物碱，比如咖啡因，能够影响精神状态；其他一些生物碱具有抗菌性和抗炎性。

以下是一些我和塔娜最喜欢的香草和香料，在此介绍下它们的一些益处：

- 咖喱中的姜黄含有一种能减少大脑中斑块的化学物质，一般认为是大脑中的斑块导致了阿尔茨海默病。
- 多项研究发现，藏红花提取物在治疗重度抑郁症时像抗抑郁剂一样有效。

- 科学证据显示，迷迭香、百里香和鼠尾草有助于改善记忆力。
- 研究显示，肉桂有助于改善注意力，有助于调节血糖水平。同时，它含有大量抗氧化剂，是天然的壮阳药。
- 大蒜和牛至能够改善大脑中的血流。
- 姜、辣椒、黑胡椒的辛辣味道来自姜辣素、辣椒素和胡椒碱。这些化合物能够促进新陈代谢，具有促进食欲的作用。

守则 8：保证食物尽可能干净

冰箱里存放什么食物就可能会对你的健康产生什么影响。你可以用干净、富含营养的食物来改善大脑功能，提升免疫力，改善激素、基因和血糖。在很多情况下，食物可以像药物一样有效，甚至会更有效。用多种药物治疗因吃了太多促炎食物而导致的疾病，就像在枪伤上贴块创可贴，最后只会于事无补。

尽量吃有机食品，因为商业化种植中使用的农药会在大脑和身体中累积，哪怕每种食物的农药含量都很低。同样，尽量吃散养的牲畜肉，这样的肉类不含激素和抗生素。就像阿帕奇族战士所说的，你不只是在吃东西，还吃掉了动物所吃的东西。此外还要尽量去除含有食品添加剂、防腐剂、人造色素和甜味剂的食材。因此你必须阅读食品标签。如果不知道食品里包含什么，那你就不要吃它。你会花钱买你不知道有什么潜在危险的东西吗？当然不会。现在是时候谨慎严肃地对待你吃的食物了。

标准美国饮食中含有大量化学物质、抗生素、激素和促炎食物。快餐、糖、简单碳水化合物、乳制品、反式脂肪、来自动物的饱和脂肪、过量的 Ω-6 脂肪酸，以及精加工的、经过改造的食品会诱发身体和大脑的慢性炎症。当你吃了含有化学物质的食物时，身体会把它看成一种“损伤”。炎症是身体修复自身的方式。换言之，你迫使身体为了修复损伤而长期处于紧急状态。

你可以选择干净的、有助于消除炎症的食物，比如新鲜的有机蔬菜和水果、富含 Ω-3 脂肪酸的野生鱼类、坚果、种子、一些香草和香料。你的大脑和身体其实非常需要营养丰富的疗愈性食物，大多数人吃上一周就会看到明显的改变。即使你之前一直有着不健康的生活方式，现在改变也不迟。

我们知道，大多数人负担不起什么食物都吃有机的或是非人工饲养的肉类。美国环境工作组（Environmental Working Group）每年会在 ewg.org 网站上列出一个食品清单，告诉人们哪些食物必须吃有机的，哪些食物是否有机并不重要。我们选取了一些清单供你参考（见表 3-4）。

表 3-4　有机和非有机食物例举

农药残留最多的食物		农药残留相对较少的食物	
芹菜桃	桃	洋葱	菠萝
苹果	蓝莓	冷冻过的香豌豆	卷心菜
黄瓜	柿子椒	蘑菇	茄子
樱桃	羽衣甘蓝	牛油果	芒果
葡萄	青豆	奇异果	西兰花
草莓	油桃	西瓜	哈密瓜
菠菜	土豆	芦笋	香蕉
		木瓜	葡萄柚

如前文所述，鱼是健康蛋白质、脂肪的绝佳来源，但一定要考虑到某些鱼的毒性。以下是两条基本规则，有助于你选择比较健康的鱼类。你还可以去 seafoodwatch.org 网站了解更多信息。

1. 鱼越大，其体内的汞含量越高，所以应选择比较小的鱼来吃。
2. 选择各种各样安全的鱼类食用，最好是富含 Ω-3 脂肪酸的鱼，比如阿拉斯加野生鲑鱼、沙丁鱼、凤尾鱼、鳕鱼和黑线鳕。

最大的抗生素危害并非来自医生开的抗生素，而是来自你吃的食物。工业化畜养肉类和种植的蔬菜中普遍存在的抗生素会打破体内“好细菌”和“坏细菌”的平衡。据估计，美国 70% 的抗生素被用于家畜。再说一遍，尽量吃不含抗生素、不含激素、散养的草饲肉类。

守则 9：消除潜在的过敏原或对内脏有害的食物

你知道吗，谷蛋白会使一些人心智混乱？一些科学报告显示，有人在摄入谷蛋白后会发作精神疾病或感到焦虑、抑郁[68]。当他们去除饮食中谷蛋白的来源，比如小麦、大麦、黑麦、人造肉、酱油后，他们的肠胃和大脑的功能变得更好了。

我们的很多病人就是这样，他们把饮食中的谷蛋白去掉后，体重减轻了，脑雾、烦躁易怒、湿疹、肠易激综合征也会彻底消失。其中一位病人每次吃味精后都会变得很暴力，在他吃过味精后，我们扫描了他的大脑，结果发现，他的大脑变得和具有攻击性的病人的大脑很相似。更严重的事实是，除非味精是唯一的添加剂，否则食品标签上不必把它列出来。其他原料也可能掩盖味精的味道，导致人们意识不到它的存在。肉汁清汤、大豆分离蛋白、蔬菜分离蛋白和乳清分离蛋白中通常也藏有谷蛋白。

去掉饮食中的小麦等所有含谷蛋白的食物、乳制品、玉米、大豆、加工食品、各种形式的糖及糖的替代品、食用色素、添加剂后，患有注意力缺陷多动障碍和自闭症的孩子通常会感觉更好，异常行为也有所改善。

你可以通过血液检查来了解你对食物的敏感性，但我们发现“穷人测试”非常有效，即在饮食中去除某些食物一段时间，然后再慢慢添加回来。在第 7 章中，我们会详细指导你如何去除饮食中的某些食物。那就到了大脑勇士基本训练和 14 天大脑提升计划的开始阶段。

如果你真的想获得并保持健康，很重要的做法是选择有利于健康的食物，舍弃偷走你健康的食物。大脑勇士营养守则就是在告诉你应该选择哪些食物，舍弃哪些食物，让你在余生拥有健康的大脑和身体。

守则 10：白天吃得健康，晚上 12 小时禁食

早餐吃能够平稳血糖、启动新陈代谢的食物很重要。早餐一定要包含健康的脂肪，可以避免这一天里对食物产生强烈的渴求，还有助于更好地吸收

维生素。

吃健康食物，不让血糖太低很重要，否则你对食物的强烈渴求会绑架你的决策能力，导致你更有可能做出糟糕的决定。以下是血糖过低的一些症状：

- 困倦、迷糊
- 意识模糊
- 无法集中注意力
- 记忆力受损
- 头晕
- 神经过敏
- 抑郁
- 愤怒、暴躁
- 焦虑、惊恐发作
- 心悸
- 手抖
- 忐忑不安
- 脸红、出汗
- 前额头疼
- 失眠
- 肚子疼、腹泻

如果你有上述 2 ~ 3 种症状，那么一定要少食多餐，一天吃 3 ~ 5 顿饭。我们的一位病人经常在工作中和人打架，最后被拘捕了。他的葡萄糖耐量试验显示，在摄入一份糖负荷两个小时后，他的血糖水平会显著降低。当我们让他少食多餐地摄取健康的食物后，他的暴躁行为和脾气变得好多了（见图 3-1）。

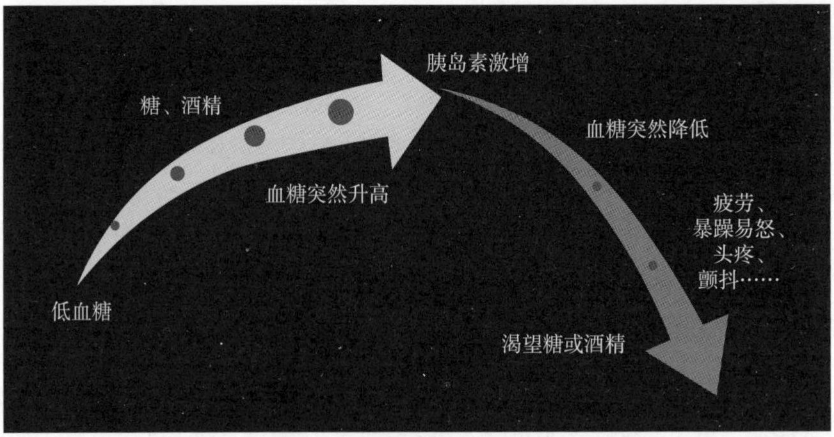

图 3-1　血糖成瘾循环示意图

在晚餐和第二天的早餐之间应该禁食至少 12 个小时，并且至少在上床睡觉前 3 小时开始禁食。有时候白天禁食也是有益的，比如每几个月禁食一天，或在这一天中大多数时候禁食。这种方法在很多方面对身体都有帮助，尤其是对记忆力。产生太多 β 淀粉样蛋白斑块的人会出现记忆力丧失的问题，大脑中的 β 淀粉样蛋白斑块有毒。清除这些斑块的重要机制是自噬，你可以把它想象成极小的吃豆人在清理垃圾。晚上禁食或者偶尔白天禁食有助于推动大脑中的某些机制，引发自噬，清理 β 淀粉样蛋白斑块和其他制造健康问题的蛋白质。

大脑勇士应该选择的食物种类

有利于大脑健康的食物

为了帮助你走上“正途”，我们列出了 100 种最有利于大脑健康的食物（见表 3-5），它们符合大脑勇士的 10 条营养守则。当人们看到不应该吃的食物时，他们通常会感叹“没什么可吃的了，我得挨饿了”，而我们可以保证，你不会挨饿。其实，有几百种健康美味的食物可以供我们选择，以下是我和塔娜最喜欢的其中 100 种健康食物。

表 3-5　　100 种有利于大脑健康的食物

饮品	1. 水	2. 苏打水，原味的或加一点甜叶菊糖的		
	3. 绿茶	4. 椰子汁		
坚果和种子	5. 生杏仁	6. 巴西栗	7. 夏威夷果	8. 生可可豆
	9. 腰果	10. 野鼠尾草籽	11. 椰肉	12. 亚麻籽
	13. 火麻仁	14. 开心果	15. 南瓜子	16. 藜麦
	17. 芝麻	18. 核桃		
豆类	19. 小扁豆	20. 鹰嘴豆	21. 甜豌豆或荷兰豆	
水果	22. 巴西莓	23. 苹果	24. 牛油果	25. 黑莓
	26. 黑醋栗	27. 蓝莓	28. 樱桃	29. 蔓越莓
	30. 黄金莓	31. 枸杞	32. 葡萄柚	33. 奇异果
	34. 柠檬	35. 酸橙	36. 桃	37. 李子
	38. 石榴	39. 树莓	40. 草莓	

续表

蔬菜	41. 洋蓟	42. 芦笋	43. 柿子椒	44. 甜菜
	45. 白菜	46. 西兰花	47. 球芽甘蓝	48. 冬南瓜
	49. 卷心菜	50. 菜花	51. 芹菜	52. 小球藻
	53. 羽衣甘蓝	54. 甘薯	55. 无头甘蓝	56. 韭菜
	57. 洋葱	58. 海藻	59. 菠菜	60. 螺旋藻
	61. 发酵蔬菜，比如腌制的卷心菜、大蒜、姜、红辣椒			
油类	62. 牛油果油	63. 椰子油	64. 夏威夷果油	65. 橄榄油
肉类	66. 鸡肉	67. 鸡蛋	68. 火鸡肉	69. 北美野牛肉
	70. 牛肉	71. 猪肉	72. 羊肉	
海鲜	73. 意式小银鱼	74. 黑鳕鱼	75. 狗鳕	76. 黑线鳕
	77. 牡蛎	78. 大比目鱼	79. 珍宝蟹	80. 虹鳟鱼
	81. 马鲛鱼（不要吃大西洋马鲛，它的汞含量较高）			82. 沙丁鱼
	83. 阿拉斯加野生鲑鱼			
香料	84. 罗勒叶	85. 肉桂	86. 丁香	87. 大蒜
	88. 牛至	89. 迷迭香	90. 藏红花	91. 鼠尾草
	92. 百里香	93. 姜黄	94. 肉豆蔻	
甜点	95. 甜菊糖	96. 赤藓糖醇	97. 天然原浆蜂蜜（少量食用）	
	98. 木糖醇			
特殊类别	99. 魔芋丝	100. 玛卡根		

注：豆类应少量食用，尽量吃不含抗生素、不含激素、散养的草饲肉类。建议不要吃人造甜味剂、三聚蔗糖等各种形式的糖。

让你更聪明、更快乐的食物

按照大脑勇士的营养守则饮食不仅能赋予你战士般的身体，还会改变你的思维方式，改善你生活的各个方面。你的饮食品质直接影响着你的生活品质，你放进嘴里的食物会对你如何看待这个世界产生巨大的影响。快餐、加工食品改变了大脑的化学性质和功能。如果你感到抑郁、缺乏动力、头昏脑涨，觉得自己无足轻重，原因可能不完全是心理上的，食物会影响大脑中 6 种以上重要的神经递质。

5-羟色胺是让你“别担心，开心点儿”的神经递质，它负责稳定情绪、调节睡眠、控制食欲和参与社交。在女性月经周期的某段时间里，5-羟色胺水平会降低，有时会显著降低，这使她们暴躁易怒、心情抑郁。如果某人陷入消极思维、无法自拔，那么这可能是5-羟色胺水平偏低的迹象。

天生5-羟色胺水平偏低的人通常非常爱吃富含碳水化合物的食物，比如面条、面包和高糖巧克力，因为碳水化合物能够提升5-羟色胺水平，暂时提升幸福感。如果你需要能提升5-羟色胺水平的碳水化合物，那你就不要吃精加工的碳水化合物，它们会引发炎症，导致血糖、胰岛素水平升高。来自甘薯、苹果或无糖黑巧克力等植物性食物的复杂碳水化合物可以帮助你提升5-羟色胺水平。5-羟基色胺酸、肌醇和藏红花这些补充剂也很有效。

12 种提升 5-羟色胺水平的食物

The Brain Warrior's Way

1. 甘薯
2. 鹰嘴豆泥
3. 苹果
4. 梨
5. 桃
6. 蓝莓
7. 香蕉
8. 橙子或橘子
9. 葡萄
10. 无花果
11. 芒果
12. 菠萝

你知道人体将近90%的5-羟色胺是在肠胃中产生的吗？如果你有消化问题、肠黏膜通透性问题，那么你就很可能存在其他与5-羟色胺失衡有关的问题。女性请注意：加拿大麦吉尔大学（McGill University）的一项研究发现，女性的5-羟色胺制造率比男性低52%，这解释了为什么患抑郁症的女性数量会是男性的两倍，为什么女性特别喜欢吃简单的碳水化合物和巧克力。而且，避孕药通常还会进一步降低5-羟色胺水平，女性患抑郁症的可能性是男性的两倍也就不足为奇了。锻炼和有益的碳水化合物能够对你的情绪、头脑和身体产生影响。

为什么餐馆在餐前提供免费的面包？为什么不提供奶酪、杏仁、牛肉或鸡肉呢？原因在于，面包会让你更饿，让你吃得更多。面包使你的血糖迅速升高，胰岛素也因此升高，然后胰岛素会推动色氨酸进入大脑，而色氨酸是5-羟色胺的前体，从而使人感到更快乐、更放松。不过，这也会妨碍大脑前额叶的功能，使你变得比较冲动。而且，侍者会在开餐时推荐酒水，这会进一步降低大脑的判断力。如果在餐前吃面包、喝酒，你更有可能点甜品，即使在进餐馆时你告诫过自己不要这么做。

多巴胺与动机、情感意义、注意力和感受快乐的能力相关。多巴胺水平高的人通常很专注，有进取心，有激情。多巴胺缺乏会引起注意力缺陷障碍，让人不专注，动力和积极性不足。

富含蛋白质的食物，比如海鲜、禽肉和瘦肉有助于提升多巴胺水平。这就是为什么去除了精制碳水化合物后，富含蛋白质的饮食成了注意力缺陷障碍患者的理想饮食。但是多巴胺水平低的人刚开始吃高蛋白、低碳水化合物的饮食时，会发现自己无法入睡，过度专注于某些想法，尤其是让人感到有压力的想法，无法释怀。这些补充剂对多巴胺水平偏低的人有益：绿茶、南非醉茄、红景天、人参和酪氨酸。

7种提升活力和专注力的食物

The Brain Warrior's Way

1. 豆类，包括青豆和小扁豆
2. 肉类，包括鱼肉、羊肉、鸡肉、火鸡肉和牛肉
3. 鸡蛋
4. 坚果
5. 种子，包括南瓜子和芝麻
6. 高蛋白蔬菜，包括西兰花和菠菜
7. 蛋白粉

乙酰胆碱对学习、记忆力和联想非常重要。缺乏乙酰胆碱会导致人的认知功能降低，难以学习新知识。为了保持头脑敏锐，你应该吃改善乙酰胆碱水平的食物，例如鸡蛋、肝脏、三文鱼和虾。有益的补充剂包括胆碱、磷脂酰胆碱、卵磷脂。

γ-氨基丁酸是一种抑制性神经递质，它具有镇定、平稳情绪的作用。它的作用和多巴胺相反，多巴胺就像油门，而 γ-氨基丁酸就像刹车。γ-氨基丁酸减少会引起焦虑、暴躁易怒和一些周期性的情绪问题，比如双相障碍。富含 γ-氨基丁酸的食物包括西兰花、坚果和小扁豆。补充剂有 γ-氨基丁酸、美国诺奥公司的 Relora 和茶氨酸。

谷氨酸盐和天冬氨酸盐是兴奋性神经递质，与记忆力、学习和痛感相关，但是过量的谷氨酸盐和天冬氨酸盐具有很强的神经毒性。标准美国饮食中的人造甜味剂阿斯巴甜、午餐肉、香肠、大豆、小麦、花生、味精和一些防腐剂等，它们都含有过量的氨基酸，会刺激神经递质。过多的谷氨酸盐和天冬氨酸盐会损害神经元，导致神经元死亡，它们与脑卒中、肌萎缩侧索硬化症、自闭症谱系障碍、智能障碍、阿尔茨海默病等疾病相关。难怪随着美国饮食营养水平的降低，神经退行性疾病和其他大脑问题开始急剧增加。

了解大脑及简单的生物化学知识，尤其是了解食物的选择原理，有助于你活得更健康。

物美价廉的食物

我们几乎每天都会听到人们说："我吃不起健康食品。"我们承认，买 1 000 卡路里的可可松饼比买 1 000 卡路里的新鲜蔬菜或草饲肉类便宜。如果你养家糊口的钱很有限，那么你很难放弃黏糊糊的牛油果酱，转而去买新鲜牛油果。要知道，那样的牛油果酱里可能连 30 克牛油果都没有。

毫无疑问，我们生活在不健康的食物文化中，"大规模杀伤性武器"无处不在。政府补贴支持生产廉价的、低品质的食品，这些食品使我们发胖、生病、抑郁。走进商店，你首先看到的是长长的货架，上面摆满了以化学方式制造的食品，旨在吸引你的注意力、改造你的味蕾，让你想吃更多的糖、坏脂肪和盐。如果你不是身怀使命的勇士，很难坚持选择吃蔬菜沙拉。

你必须武装起来，设法用有限的钱吃得更健康。这意味着要改变一点儿你的习惯和选择优先级，但我们向你保证，这样做是值得的。

以下是让大脑勇士营养计划变得简单、便宜的 30 个窍门。

1. 刚开始吃健康的大脑勇士食物时，你会因为吃健康食物而省下很多钱。你会省下购买很多昂贵的高糖咖啡、玛芬蛋糕、糕点的钱，并且不会再冲动地购买不健康食品。
2. 买一台净水器就可以获得无限量的纯净水。你可以花大约 20 美元买个水龙头过滤器，也可以花不到 200 美元买个反渗透净水器。
3. 不要买饮料，这能省一大笔钱。喝水，把一些橙子、橘子或黄瓜片泡在凉水壶里喝，这就像你是在夏威夷的豪华酒店里做水疗似的。
4. 在网上购物，比较价格。你可以用一些互联网零售商的 APP 在门店里扫描标签，查看是否能在网上以更便宜的价格购得。很多在线零售商还有包邮服务，这样你可以省了汽油钱和时间（时间也是金钱）。
5. 计划你每餐的饮食，根据计划购物。购物前列个清单，这有助于避免冲动消费。
6. 吃过东西之后再去购物。饥饿的购物者会买更多东西，因为他们的血糖水平较低，额叶中的血流较少。
7. 购买天然健康食品，就是庄稼地里长出来的，而不是农场里大规模机械化种植的；购买未经加工的海鲜、禽肉和家畜肉，这样你可以控制原料，而且它们通常不太贵。以下是一些天然健康食品的推荐：
   - 蛋白质：健康的肉、鱼、蛋；
   - 碳水化合物：蔬菜、水果和甘薯；
   - 脂肪：橄榄油、种子、坚果和牛油果。
8. 可以一次性多买些食材，够一周做饭使用。购买大批量的原材料通常更便宜，但一定不要造成浪费。例如，健康的火鸡可以做一顿大餐，还可以用来做沙拉、汤和卷饼。

9. 购买当季的蔬菜和水果，因为它们更新鲜、价格更实惠。你还可以把多余的食物冷冻起来，这样也可以省钱。蔬菜和水果富含抗氧化剂和膳食纤维。购买低升糖指数、高膳食纤维的蔬菜和水果，尤其是有机浆果、羽衣甘蓝、卷心菜、菠菜、菜花和西兰花。
10. 可以选择冷冻型蔬菜和水果。这些食物不会因为腐烂问题而被扔掉，造成浪费。冷冻过程会破坏一些维生素，但冷冻蔬菜不失为一种低廉的获取营养的方法，其营养也有助于改善大脑功能、抗衰老、抵抗疾病。
11. 要善于使用冰箱。如果你发现有些食物快变质了，设法把它冷冻起来，尽量减少浪费。
12. 用价格实惠的鸡蛋来补充蛋白质。在获得优质蛋白质的方法中，鸡蛋是我们最喜欢的方法之一。
13. 买整只鸡，不要买鸡的各个部分。这样更省钱，能节省大约 75%。
14. 烹饪食物时加些香料。如前文所述，香料对大脑有益。你不需要经常买它们，所以不会花费很多钱。你还可以大批量地购买香料，自己进行混搭，这样会更便宜。
15. 去当地农贸市场购物，在那里你可以买到当地产的食物，它们通常是有机的，价格合理且品质较高，因为没有中间商。
16. 只要有可能，购买由名牌公司生产的散装食品，其价格会比较低。
17. 有些菜品在做饭时，特意多做些，可以作为第二天的午餐。
18. 对于农药残留性较高的食物，买有机的；对于农药残留较少的，买一般的就可以了。
19. 大批量地购买生的干果，把它们分成小份。把干果冻起来也是一个很好的方法。批量购买比较便宜，冻起来能够保鲜。
20. 和朋友一起从附近不使用抗生素或激素的农场主那里购买一整头牛或半头牛、一整头猪或半头猪。刚开始买深冻冰箱和大量肉需要花不少钱，但最后你的投资会收到回报。

21. 碎火鸡肉和大袋的无激素鸡腿通常比较便宜，而且很有营养。
22. 有机冻罗非鱼是非常棒的鱼肉，大批量购买价格实惠，烹饪起来也简便。烹饪时在鱼的一侧撒些你最喜欢的调味品，用少量椰子油煎一煎，在上面挤些柠檬汁，就可以开饭了。用它做墨西哥鱼肉卷也很棒。
23. 食用高膳食纤维、低价格的豆类。豆类富含蛋白质，它应该成为经济型家庭的主要食物。为了更省钱，你应该买生的黑豆、红豆、鹰嘴豆、白豆等各种豆子，不要买罐头装的豆类。
24. 可以在报纸和网站上查找特价食品，只要它们符合上文所列的 10 条营养守则，就把它们列入购物清单。
25. 在吃饭前，当侍者问你是否需要喝些酒时，对他说不。开水通常是免费的，而且不含卡路里。
26. 不要点开胃菜，它们只会让你摄入不必要的热量。
27. 不要点餐馆里的套餐，套餐的分量通常太大。
28. 加入一个健康饮食交流社群。
29. 减少或不再外出就餐。自己做饭不仅更营养，而且更省钱。
30. 自己种植蔬菜或养殖家畜。这样做不仅饮食更营养，而且会让你的生活更有目标。

13 种实惠的超级大脑食物

1. 小扁豆
2. 羽衣甘蓝、菠菜汤
3. 西兰花
4. 红柿子椒
5. 杏仁
6. 茶
7. 橙子
8. 金枪鱼
9. 甘薯
10. 苹果
11. 鸡蛋
12. 黑豆
13. 卷心菜

大脑勇士应该摒弃的食物

根据我们的经验，有些食物不值得吃，因为会对健康产生不利影响；有些食物对身体来说显然是“大规模杀伤性武器”。我们认为有些食物你应该少吃或不吃，比如糖、人造甜味剂、谷蛋白、大豆、玉米和乳制品。这些原料在大多数食物中普遍存在，但它们会引起很多疾病，影响大脑的功能和健康。

糖：甜蜜的死亡

糖不是你的朋友。加州大学洛杉矶分校的一项研究发现，含糖饮料对细胞的危害堪比香烟，会让人体加速衰老[69]。内分泌学家罗伯特·卢斯蒂格（Robert Lustig）明确指出糖具有成瘾性，它是肥胖症、高血压、心脏病、胆固醇问题、糖尿病的主要诱因，这些问题都会造成大脑损伤[70]。卢斯蒂格说果糖对人体非常有害，就像酒精一样，它的加工过程发生在肝脏中。看一看他制作的 90 分钟视频短片《糖：苦涩的真相》（*Sugar: The Bitter Truth*），你可能再也不会喝果汁了[71]。

精制糖里有 99.4% ~ 99.7% 的纯热量，没有维生素、没有矿物质、没有脂肪或蛋白质，只有让血糖激增的碳水化合物；血糖激增后会伴随胰岛素的反应，接着血糖水平急剧降低，使我们渴望更多的糖。吃含糖食物会令人感到饥饿、疲惫，导致体重增加。精制糖完全不含酶分解所需的矿物质，它会导致人体矿物质缺乏，妨碍钙和镁发挥功能，加重炎症，增加反常的脑细胞放电频率，跟人的攻击性存在关联。吃糖和抑郁症、注意力缺陷多动障碍、过度活跃相关。吃糖会增加人体的甘油三酸脂，减少高密度脂蛋白，增加低密度脂蛋白。糖还会促进癌细胞生长。大脑成像研究显示，糖会使慢脑波增加，加州大学洛杉矶分校的研究显示，糖会影响学习和记忆能力[72]。每个美国人平均每年会吃掉大约 60 公斤糖（见下图）。

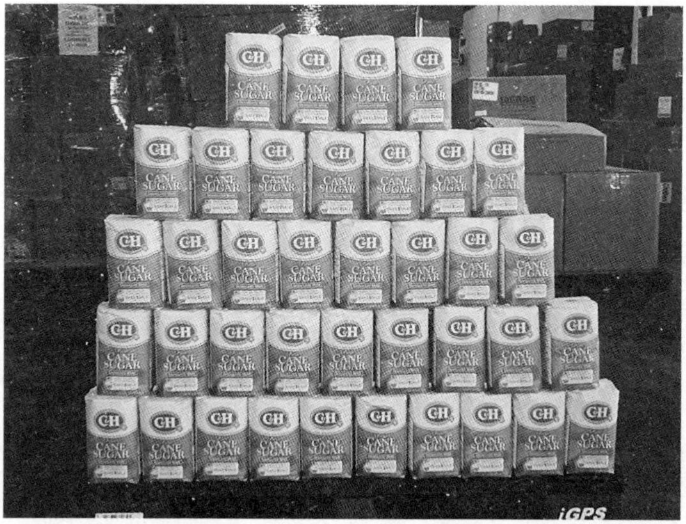

美国人每年人均糖摄入量：60 公斤

丹尼尔 50 岁生日时，三个人给他买了蛋糕。他的回应是："难道你不想让我活到 60 岁了？"我们应该感到疑惑，为什么我们在用冰激凌、糖果或蛋糕这些显然有害的东西来庆祝生日、婚礼、周年纪念日、毕业、升迁、假期，在一顿饭结束时为什么还要吃甜点？小时候，成年人告诉我们甜食可以用来安抚伤痛、庆祝成功、淹没悲伤。似乎总存在吃甜食的理由。

广告商非常善于让人们相信天然的东西一定健康。颠茄的果实和毒鹅菇是天然的，但它们会让你丧命。糖经常会被加上"有机""甘蔗""天然""未提纯"等修饰语，但这并不能改变把它吃进身体后的胰岛素反应。无论它是来自蜂巢、枫树或者其他天然渠道，糖就是糖。只要吃糖，血糖就会迅速升高，身体就会分泌胰岛素，血糖水平随之降低，你会一再渴望吃糖。当血糖水平降低时，身体会把它看成一种紧急状态，促使你渴求食物，把吃东西当作一种解决方法。糖是最快的方法。这就是为什么你在吃糖和简单碳水化合物时，会像瘾君子渴求毒品一样。

无论糖源自什么食品，都会使胰岛素水平升高，但有些糖对肝脏的毒性小于其他形式的糖。原蜜和未经加工的糖没有经过化学处理和漂白过程。未经过滤的原蜜中含有微量的矿物质和维生素，对治疗环境过敏可能有些帮助。对蜂蜜进行过滤和巴氏消毒虽可以杀菌，却也会破坏其中的营养和你本可以得到的抗菌能力。不要给一岁以下的婴儿吃蜂蜜，尤其是未经过滤的原蜜，因为其中所含的细菌会导致婴儿肉毒中毒。

纯枫糖浆也含有微量矿物质和大量的锌、锰，所以它比蔗糖稍微健康些。不过购买枫糖浆时要小心，因为其生产成本高，很多公司找到了制造这种美味糖浆的便宜方法。大多数煎饼上的糖浆跟枫树毫无关系，所以被称为“煎饼糖浆”，它们主要由果糖含量很高的玉米糖浆和人造香料混合而成，它们对健康的危害令人发指。可以选择 B 等级的枫糖浆并且少量食用，B 等级的枫糖浆含有较多的微量矿物质。

不要吃龙舌兰蜜，因为它的果糖含量很高，由于产地不同，其果糖含量一般为 80% ~ 90%。龙舌兰蜜被炒作成最适合糖尿病人的甜味剂。果糖不会像蔗糖一样引起胰岛素激增，所以它被认为是低升糖指数的甜味剂，这是事实，但它对肝脏有毒性，最终会引发代谢综合征、脂肪肝和胰岛素抵抗。应该尽量少吃或不吃龙舌兰蜜。

2015 年，加州大学洛杉矶分校的研究显示，高糖饮食会破坏创伤性脑损伤病人的康复能力[73]。对创伤性脑损伤患者、老兵、运动员、被诊断患有帕金森氏病这类疾病的患者和脑卒中患者来说，这个消息很重要。饮食是康复过程的重要组成部分，饮食既可以促进康复，也会妨碍康复。根据美国疾病控制和防御中心的数据，每年有近 200 万人患有创伤性脑损伤。加州大学洛杉矶分校的研究人员对接受 5 天走迷宫训练的大鼠进行观察，他们将大鼠随机分为两组，一组喂普通的水，另一组喂 6 周加了果糖的水，以模拟人类的高糖饮食。一周后，喝糖水的大鼠在麻醉中受到了创伤性脑损伤。6 周后，研究者测试了大鼠走迷宫的能力。喝普通水的大鼠毫无困难地走完了迷宫，而喝糖水的大鼠多花了 30% 的时间走出迷宫。

加州大学洛杉矶分校脑损伤研究中心的费尔南多·戈麦斯 - 皮尼利亚（Fernando Gomez-Pinilla）说：“甜味剂妨碍了神经元彼此通信的能力，妨碍了它们在脑损伤后重新建立连接的能力，也妨碍了记忆力和它们为大脑基本功能提供能量的能力。对任何人来说，这都是巨大的障碍，尤其是对创伤性脑损伤病人，他们常常要费力地重新学习日常惯例，重新学习如何照顾自己等。我们的发现说明，果糖会破坏大脑的可塑性，要知道，当我们学习或体验新事物时，脑细胞之间会产生新的通路。”

食物中隐藏的糖

我们先来了解下 14 种主要的糖：

1. 糖
2. 糖浆
3. 焦糖色素
4. 大麦芽
5. 玉米糖浆
6. 玉米糖
7. 高果糖玉米糖浆
8. 蜂蜜
9. 山梨糖醇
10. 果糖
11. 蔗糖
12. 麦芽糖
13. 浓缩果汁
14. 麦芽糖糊精

很多食物中隐藏着糖。如果想保护自己，你必须认真看食品的成分标签。以下食物中会隐藏糖：

- 酒精饮品
- 番茄酱（糖占了番茄酱热量的近一半）
- 大多数午餐肉
- 很多加工食品上的面包屑
- 商店里卖的大多数面包
- 很多种沙拉酱
- 汉堡包（它们通常会加糖防止汉堡缩小）
- 快餐里的烤鸡肉

20 种被最多食用的碳水化合物

The Brain Warrior's Way

哈佛大学护士健康研究中心（NHS）统计了美国人吃或喝得最多的 20 种碳水化合物，你认为这些碳水化合物健康吗？

1. 土豆
2. 白面包
3. 早餐麦片
4. 黑面包
5. 橙汁
6. 香蕉
7. 米饭
8. 比萨
9. 意大利面
10. 松饼
11. 糕点
12. 其他果汁
13. 可口可乐
14. 苹果
15. 脱脂奶
16. 煎饼
17. 蔗糖
18. 果酱
19. 炸薯条
20. 糖果

甜蜜的陷阱：人造甜味剂

从理论上来说，用人造甜味剂替代糖是符合逻辑的。几十年来，人们普遍相信人造甜味剂所含的热量比较少，所以他们可以放纵地大吃这些甜味剂，但是就像很多看起来好得令人难以置信的事情一样，事实证明人造甜味剂并非奇迹。它们不会显著降低人体摄入的热量，不会显著降低血糖水平。它们把化学物质带入你的身体，这些化学物质会对你的大脑产生消极影响。人造甜味剂的巨大发展前景变成了甜蜜的谎言。

研究显示，人造甜味剂会提升胰岛素水平，因为它们会向大脑发出信号："甜的东西来了。"所以，尽管它们没有提升血糖水平，但依然会使胰岛素水平升高。经常吃人造甜味剂会导致胰岛素长期处于较高水平，这会增加患阿尔茨海默病、心脏病、糖尿病、代谢综合征和其他疾病的风险。此外，胰岛素是促进脂肪储存的激素，这意味着胰岛素的存在会给身体发出存储脂肪的信号。

人造甜味剂也不会让你减轻体重。实际上，它们会降低你的新陈代谢能力，导致体重增加。研究发现，与被喂食加糖食物的大鼠相比，被喂食人造甜味剂食物的大鼠新陈代谢更慢、体重增加得更多，尽管吃加糖食物的大鼠其实摄取了更多热量。造成人类体重增加的一个因素是，在吃“无糖”食物时，人们认为他们可以吃掉更多食物而不用担心体重，结果他们就这样做了。

大多数人造甜味剂是通过化学过程制造出来的，需要使用化学物质，有些化学物质对人体有害，也有很多化学物质对人体的长期影响还是未知的。以下是一些加工食品中最常用的人造甜味剂。

阿斯巴甜是世界上最畅销的人造甜味剂，它被用在很多食品中，包括软饮、口香糖、无糖糖果。美国国家食品与药品管理局接到了很多有关它的投诉[74]，大家投诉它会令人头疼、记忆力丧失、抑郁、肠胃不适、慢性疼痛和暴怒。著名神经外科医生拉塞尔·布雷洛克（Russell Blaylock）曾写过大量有关阿斯巴甜具有神经毒性的文章和书籍，他认为阿斯巴甜和多种硬化症、癫痫、帕金森氏病、阿尔茨海默病、淋巴瘤、纤维肌痛、糖尿病有关。我们建议你不要吃它。

邻氨基苯甲酸、一氧化二氮、二氧化硫、氯和氨的化学反应产生了**糖精**。20 世纪 70 年代，研究显示糖精和大鼠的膀胱癌有关，但后来的研究没有提供糖精和人类癌症存在关系的证据。我们认为应该有比糖精更好的选择。

三聚蔗糖是糖的衍生物，是在制造农药的过程中被发现的。研究显示，它会增加糖化血红蛋白，提升血糖水平。有一项研究显示，三聚蔗糖会减少肠道内健康细菌的数量。

糖醇：好的、坏的、极糟糕的

糖醇是什么？它们既不是糖，也不是乙醇，它们是碳水化合物。它们的化学结构类似于一半糖、一半乙醇，但它们不会让你醉。对胰岛素抵抗和患有糖尿病的人来说，糖醇可以替代糖，但应适量使用。糖醇并不都是一样的，有些糖醇比其他糖醇更安全，副作用更少。

好的方面：很多植物和水果中天然地含有糖醇，如今被广泛用作糖的替代品。它们通常是安全的，大多数看起来、吃起来很像糖，非常适合烘焙使用。有些糖醇会使血糖水平升高，促使身体分泌胰岛素，但和糖的作用相比，糖醇不会使血糖和胰岛素水平升高得那么快、那么多。赤藓糖醇则不会使人体血糖或胰岛素水平升高。如果你患有肠易激综合征，应该小心使用糖醇。如果你患有克隆氏病或溃疡性结肠炎，注意不要食用糖醇。

坏的方面：从理论上讲，糖醇不是糖，制造商可以进行误导性宣传，把含糖醇的食物说成是无糖食品。但是糖醇依然是一种特殊的碳水化合物，碳水化合物在根本上都属于糖，如果过量食用，仍会导致胰岛素抵抗。在计算这些甜味剂所含的碳水化合物时，应将碳水化合物的总量除以 2，换言之，糖醇的碳水化合物大约是普通碳水化合物的一半。

极糟糕的方面：糖醇不容易被消化，这就是它们不会导致胰岛素水平迅速升高的原因。这既是优点，也是缺点，因为它会导致非常糟糕的副作用。糖醇在胃及肠道里停留的时间比糖长，因为糖会立即被吸收到血液中。在胃及肠道里停留时间比较长的食物就会发酵。这会使某些人胀气、胃疼、腹泻，这就是为什么糖醇对患有肠易激综合征、克隆氏病或溃疡性结肠炎的人特别有害。如果你有一个特殊的约会或者第一次去见未来的公婆或岳父、岳母时，我们建议你不要吃太多含糖醇的甜点，因为你可能会给人留下不好的印象。最常引起消化问题的两种糖醇是麦芽糖醇和木糖醇，它们也是在商业上应用最广的糖醇。赤藓糖醇对大多数人来说不会引发健康问题，因为它的消化方式与麦芽糖醇、木糖醇不同。

糖醇对人们的影响不尽相同，它们的构成也不太一样。例如，麦芽糖醇会引起很多人肠胃不适，它比其他糖醇含有更多的碳水化合物，因此提升血糖水平的作用更明显。木糖醇也含有不少热量和碳水化合物，但较少引起肠胃不适，而且能抑制龋齿的发展，所以被广泛用于无糖口香糖。

赤藓糖醇是我们最喜欢的糖醇。它是类似于糖的晶体或是粉末状糖。它不含热量，不会引起血糖或胰岛素水平迅速升高。虽然与其他大多数糖醇相比，赤藓糖醇较少引起肠胃不适，但依然应该小心使用，除非你已经了解了自己对它会有什么反应。赤藓糖醇的消化发生在小肠里，而麦芽糖醇和木糖醇在大肠中被消化。麦芽糖醇和木糖醇在肠道中停留的时间比较长，所以发酵程度更高，更容易引起肠胃不适。

甜菊糖：更好的替代品

甜菊叶是一种草，很多人认为它是天然的替代性甜味剂。我们偏爱甜菊糖，因为从目前的报道看，它的问题最少，最健康。然而，除非你把甜菊叶碾碎，用它制成你最喜欢的饮品，否则我们现在讨论的甜味剂完全不是天然的。大多数人是购买甜菊叶提取物，而不是自己种甜叶菊。将这种甜味剂从甜菊叶中人工提取出来之后，会通过水萃取过程进行干燥，再用乙醇、甲醇和结晶进行提纯。虽然这个过程从理论上讲不能算天然，但最后乙醇会被去除掉。此外，在制造甜菊糖的过程中没有混入其他化学物质。

甜菊叶提取物的甜度是糖的200～300倍，所以你只需要极少量的甜菊糖。如果用得太多，你会发现味道反而变苦了。

甜菊糖不会像糖一样影响血糖水平。有一些证据显示，它能够平稳血糖水平、提高人体对葡萄糖的耐受度、降低血压，但还需要更多研究来证实。如果你在服用降血压药或治疗糖尿病的药物，使用甜菊糖时一定要小心。有证据显示它会和这些药物相互作用，导致低血压和低血糖。

应该有限度地使用甜菊糖，因为它依然会让味蕾被甜食深深吸引。而且“甜食来了”的信息依然会被传递给大脑。

对抗谷物

几乎每次我们在演讲中谈到谷物的缺点时，都会有人举手发言，提出耶稣吃面包，所以谷物一定是得到证实的食物，然后他们会引用《圣经》。他们似乎虔诚地依恋着面包。我们非常尊重《圣经》，但 2 000 多年前耶稣吃的面包不是大规模机械化农业生产出来的。所以《圣经》时期的小麦和现在的小麦能有什么共同之处？答案是不会有很多。如今基因杂交生产的谷物和过去纯野生的谷物没有什么相似之处，这就是问题所在。人类的消化系统不适合加工现代的谷物，不适合以现代的谷物为主食。在农业出现之前，狩猎采集的祖先们只能吃到少量野生谷物。18 世纪初期的农业革命后，人们开始大量摄入谷物。然而，很多谷物会在身体中快速转化为糖。当人类开始大量吃谷物时，肥胖症、心脏病、糖尿病和癌症的发病率都增加了。

在亚蒙诊所，我们让来访者吃不含谷蛋白、不含乳制品和糖的饮食，他们的感言很有说服力。下面两段感言分别来自一位香港的病人和一位厄瓜多尔的患者的母亲。

> 自从我们上次谈话后我开始遵循这种饮食方法。不吃乳制品、不吃谷蛋白、不吃糖。我有什么感觉？很好，我很专注，比以前更专注了，而且能够控制自己的情绪。新饮食习惯对我的心理健康具有明显的积极影响。我对吃的东西确实很敏感。我的心情、思想、感受，甚至我的行为和自控能力都得到了改善。现在我有了健康饮食方面的知识，所以当看到那么多垃圾食品被制造出来时，觉得太可怕了。我们需要更多地了解什么对我们有益、什么对我们有害。感谢上帝，就像你说的，我不再渴求垃圾食品。开始新饮食一周后，我吃惊于自己居然很自律，对自己的饮食会用心选择。我觉得超市很可笑，因为在我看来，它们出售的 70% 的商品属于垃圾食品。从蛋糕、罐头食品、冰激凌到巧克力，都是垃圾。非常感谢你。

> 自从一年前到你们诊所并开始这种饮食法以来，我女儿已经减掉了 30 公斤，发生了很大改变。后续的 SPECT 扫描显示她的大脑功能改善了。去年她坚持吃不含谷蛋白、不含乳制品、不含糖的饮食。她说，这项计划拯救了她的生命。

谷蛋白是谷物里的胶水

谷蛋白的英文"gluten"在拉丁文中的意思是"胶水"。谷蛋白是小麦、大麦、黑麦等谷物中含有的黏性物质，它使面团有弹性，能够发酵，使烤好的面包劲道。大多数商业化制造出来的面包、蛋糕、饼干、麦片、意大利面和谷物制品中都含有谷蛋白。

如今，与谷蛋白相关的健康问题在增加，这些问题包括乳糜泻、1 型糖尿病、桥本氏甲状腺炎，所有这些都是自身免疫性疾病。谷蛋白还会引发类似流感的症状，引发心理障碍、皮疹、痤疮、发炎、秃顶、关节炎和食物成瘾。美国大约有 300 万人患有乳糜泻，这是一种遗传病。谷蛋白引起的免疫反应会让机体攻击和破坏小肠绒毛。小肠绒毛是小肠里类似手指状的结构，它们的作用是吸收食物中的营养。受损的小肠绒毛失去吸收营养的能力后，小肠吸收重要的维生素和矿物质的能力会降低，这会导致营养缺乏。如果婴儿和儿童出现这种情况，他们将不能茁壮成长，不能正常发育。患乳糜泻的人数在过去 50 年里翻了两番。很多专家认为，由于缺乏教育和检测方法，所以患乳糜泻的人数被严重低估了。

根据美国乳糜泻研究与治疗中心的数据，有 1 800 万美国人对谷蛋白过敏，他们认为这是一种严重的健康问题。尽管谷蛋白过敏还不是乳糜泻，但对谷蛋白过敏的人吃了含谷蛋白的食物后，会出现像乳糜泻一样的症状。谷蛋白过敏会引起 100 多种疾病症状，其中包括慢性腹泻、腹胀、气胀、恶心、腹痛、皮疹、疲劳和头昏脑涨。很多时候由于缺乏对谷蛋白过敏的意识，所以这些症状常被归于其他原因和疾病。在我们看来，没有理由能让我们吃含谷蛋白的面包、卷饼或糕点。此外，很多加工食品中含有的变性淀粉和麦芽糖糊精通常源自谷蛋白，尽管它们听起来好像比较无害、比较天然。

谷蛋白：为什么令人担心

The Brain Warrior's Way

- 有了杂交技术后，如今面包中谷蛋白的含量大约比 50 年前多了 40%。

- 以下食物中藏着谷蛋白：沙拉酱、酱油、加工食品、化妆品、大多数冷切肉、培根、香肠、带有添加剂的鸡肉和火鸡。
- 高升糖指数。
- 加重人体发炎。
- 与自身免疫问题有关。
- 加重胰岛素抵抗。
- 会导致大脑血流减少。[75]
- 与精神分裂症患者和情绪障碍患者的一个亚群体有关。[76]
- 与小脑畸形有关，也与 40% 原发性、偶发性的共济失调有关。[77]
- 与顽固性癫痫、海马萎缩有关。

无谷蛋白饮食的益处：

- 减少甚至完全消除精神分裂症患者亚群体的症状。[78]
- 改善自闭症和注意力缺陷多动障碍患者亚群体的症状。[79]

大豆引起的很多健康问题

与市场宣传的相反，大豆不是奇迹般的食物，并不能完美地替代肉和乳制品。尽管适量的大豆制品对健康具有某些好处，但总体来看，它的缺点大于优点。大豆的问题之一是它无处不在：批量生产的沙拉酱、其他含豆油的产品、很多用分离大豆蛋白制成的加工食品，以及在超市货架上摆放在薯片和其他垃圾零食旁边的大豆片。经常吃大豆会增加人体对它的敏感性。

大豆还含有对健康有害的成分，比如：

- 高浓度的植物凝血素，大豆中的凝血素比几乎其他所有含植物凝血素的食物更难通过加热来破坏。
- 大量的 Ω-6 脂肪酸，过量的 Ω-6 脂肪酸会引起系统性炎症。
- 植物雌激素，可能会造成癌症发展，使得女孩性早熟和男性阳痿。

- 大量植酸，会妨碍重要矿物质的吸收。
- 除了有机毛豆和发酵豆腐外，美国 80% 以上的大豆是转基因大豆。

小心玉米

玉米被称为“庄稼之王”，因为在美国它的产量超过其他任何作物。它价格低廉，这就是为什么几乎所有包装食品中都含有玉米衍生物。玉米油、玉米糖浆、玉米淀粉、玉米酒精、乙醇，甚至玉米谷蛋白等，它出现在了几乎所有的快餐、加工食品、农药，甚至卫生用品中。

玉米具有谷物所特有的最不健康的脂肪酸。它的 Ω-6 脂肪酸含量很高，Ω-3 脂肪酸含量很低，所以玉米是一种促炎食物。玉米还容易滋生 22 种真菌，含有大量黄曲霉菌。就像大多数谷物一样，研究显示玉米对肠黏膜有害，会增加肠道的通透性，破坏血糖平衡，因为人类无法消化其中的脂质转移蛋白。在烹饪时脂质转移蛋白不会被分解，它与玉米过敏有关，过敏症状包括皮疹、哮喘、黏膜肿胀、腹泻、呕吐。对美洲原住民和玛雅文化的考古记录显示，当他们从传统的狩猎采集生活转为以玉米为主的饮食时，开始出现营养不良、骨质疏松和贫血等症状。

对玉米的担忧 The Brain Warrior's Way

- 近 2/3 的包装食品中含有玉米。
- 85% 的玉米是转基因玉米。
- 它会使动物发胖，在肌肉中存储脂肪。
- 玉米蛋白粉是杀死其他植物的天然“除草剂”。
- 玉米会破坏小肠绒毛，导致类似乳糜泻的肠道损伤。
- 减少人体对重要维生素和营养素的吸收。
- 玉米会产生 22 种霉菌毒素，包括黄曲霉素和伏马菌素。

玉米谷蛋白常被用作除草剂，杀死某些种子和杂草。其他植物死亡后会分解，成为其他植物的养料，但玉米不会。更有甚者，随风播撒的玉米花粉会杀死黑脉金斑蝶和毛毛虫，因为毛毛虫会吃沾上玉米花粉的豚草。

我们也很担忧被广泛用于玉米的草甘膦农药，这种农药在一些欧洲国家已经被禁止。研究显示，它是对人类细胞毒性最大的物质[80]。它还与注意力缺陷多动障碍[81]、癌症、抑郁症、帕金森氏病、多种硬化症、甲状腺功能减退、肝脏疾病有关[82]。

尽管很难彻底消除玉米，但消除含玉米的加工食品和菜肴就能大大减少玉米的食用量。

农民之所以给家畜喂玉米、大豆和土豆，是因为它们能使家畜很快长胖。

几年前我们在华盛顿特区的一个会议上做演讲，演讲之后，我们带着克洛伊去芒特弗农（Mount Vernon）的乔治·华盛顿种植园参观。在四处闲逛时我们看到了一块牌子，上面写着：

> 猪肉是芒特弗农社区每个成员的食物来源。人们最常吃的是培根、火腿和猪油。人们很难把猪一直圈着，所以它们经常在树林里乱跑。玉米和土豆把它们喂得肥肥的，秋末被抓住后宰掉了。这就是为什么我们建议你少吃玉米和土豆的原因，除非你想让它们长在你的屁股上。

牛奶是给小牛喝的，不适合你

除非你在另一个星球上长大，否则你一定听说过牛奶对身体有益的说法。广告让你相信，如果不喝牛奶，你会错过一些东西。你一定在光亮的杂志上看到过不少电影明星和名人带着“牛奶胡子”对你微笑。所有广告花招都是为了说服你消费一种对身体健康弊大于利的食物。

顶尖营养学家开始承认，很多人的肠道问题已经清楚地表明，牛奶对人类来说并不是必要的食物。哺乳动物天生不适合靠喝牛奶度过婴儿期，在婴儿期他们应该喝母乳，而不是其他动物的奶。很多人难以消化乳制品。两岁之后，不足35%的人能分泌乳糖酶，它主要用来分解乳糖、消化牛奶。犹太人、意大利人、西非人、阿拉伯人、希腊人和亚洲人最不可能分泌这种酶。如果肠道中没有乳糖酶，乳糖就不能被消化，它们会在肠道中发酵，引起一系列肠胃症状，这被称为乳糖不耐受。把能够消化牛奶称为“乳糖酶持久”或许更准确，因为不能耐受乳糖其实是正常的。即使你的身体能够分解乳糖，这依然是个坏消息，因为它会转化为半乳糖和葡萄糖，它们会提升血糖水平、引发炎症。

此外，酪蛋白是大脑中的一种兴奋毒素。如果不加以控制，兴奋毒素会使大脑发炎，引起神经退行性疾病。研究还显示，酪蛋白会与咖啡、茶、浆果、蔬菜中的多元酚结合，使原本有益的营养素变得毫无益处。

那么牛奶里的钙呢？为了骨骼强健，避免骨质疏松，难道我们不需要牛奶中的钙吗？答案是肯定的，你确实需要钙，但从植物中获得的钙会让你更健康。牛奶中的钙不容易被身体吸收，并没有坚实的证据证明牛奶能使骨骼更强健，或能防止骨质疏松。对不喝牛奶的亚洲人进行的研究显示，他们能够从植物中获取身体所需的所有钙。不喝牛奶的亚洲人骨质疏松的发病率远低于喝牛奶上瘾的美国人。绿叶蔬菜、锻炼和增加蛋白质的摄入是获得身体所需钙的更有效方式。通过这些方式获取钙还有助于减肥，降低患心血管疾病的风险，而喝牛奶没有这些作用。要知道，乳制品与痤疮、前列腺癌、帕金森氏病、关节痛的发生率升高有关。

以下是应限制牛奶摄入量的更多原因：

- 把牛奶在短时间内加热到高温以杀菌的巴氏消毒法同样会杀死大多数酶，而这些酶是牛奶稍微值得一喝的理由。虽然为了防止食物中毒，进行巴氏消毒是必要的，但从营养角度来看，它使牛奶变得没有价值了。有机牛奶甚至比传统方式生产的牛奶更糟，因为它需要经过超高温灭菌，这会杀死更多酶。

- 均化会分解牛奶中的脂肪，这样它就不会在常温下再分解了。均化也会分解牛奶中的血纤维蛋白溶酶原，这会增加人体动脉硬化的风险。
- 为了增加产奶量，饲养者会给牛使用重组牛生长激素。牛奶中残留的这种激素会刺激肝脏分泌胰岛素生长因子 1（IGF-1）。牛奶已经含有相当数量的胰岛素生长因子 1 了，添加这些激素会导致身体分泌更多胰岛素生长因子 1。过多的胰岛素生长因子 1 与乳腺癌和前列腺癌的肿瘤促进因子有关。一些研究显示，前列腺癌与食用乳制品有关。哈佛大学的医生健康研究中心对 2 万多名男性医生追踪发现，他们每天吃两份以上的乳制品时患前列腺癌的风险比很少吃乳制品或不吃乳制品的男性高 34%[83]。
- 怀孕母牛的雌激素会增加患激素敏感性癌症的风险，比如罹患前列腺癌、睾丸癌和乳腺癌[84]。人们认为是它造成了儿童的性早熟。
- 对奶牛使用重组牛生长激素会使它们更容易发炎，尤其是乳腺炎。饲养者会用抗生素治疗牛的炎症，因此抗生素会进入你喝的牛奶里。过量使用抗生素还会引起抗药性细菌的生长。很多国家对使用了重组牛生长激素的奶源有明令禁止。
- 一些研究显示，喝奶和帕金森氏病有关联，这可能是因为牛奶里残留的农药。[85]

原味酸奶和液体黄油

由于上述原因，大多数乳制品不受我们青睐，但原味酸奶和液体黄油可以在大脑勇士的饮食中占一席之地。我们说的可不是含糖的风味酸奶，而是能够给你补充蛋白质和益生菌的原味酸奶。你可以在原味酸奶里加些冻浆果和一点甜菊糖，这会让酸奶的味道非常棒。

液体黄油或酥油是有益的，因为它含有短链脂肪酸。研究显示，短链脂肪酸有助于肠胃康复。在液体黄油中，酪蛋白和乳清被去掉了，所以不太会引起过敏。

羊奶是很好的替代品 The Brain Warrior's Way

- 羊奶比牛奶含有更多钙和镁。
- 羊奶比牛奶含有更多蛋白质。
- 大约 93% 对牛奶过敏的婴儿可以喝羊奶。
- 羊奶是自然均化的。
- 羊奶很容易消化。
- 人们一般不会给羊使用激素和抗生素。
- 羊奶中依然含有乳糖。

如果对奶酪上瘾怎么办

如果你总是想着吃奶酪，那你就对它上瘾了。最新研究显示，对乳制品上瘾是真实存在的事[86]。这项研究探索了为什么某些食品比其他食品更容易让人上瘾。大约有 500 人完成了耶鲁食物成瘾量表，由此，研究者确定了成瘾性食物，设计了衡量某人是否食物成瘾的标准。比萨是最容易让人上瘾的食物，这可能并不令人吃惊。除了因为比萨是美国儿童、大学生和成年人的基本食物之外，我们喜欢比萨还有科学方面的原因，这跟奶酪有关。研究发现，某些食物的成瘾性源自它们的加工方式，加工程度越高、越油腻的食物和饮食成瘾的关系越大。奶酪碰巧特别容易让人上瘾，因为酪蛋白和胃酸结合会形成酪啡肽，它对大脑有类似少量鸦片或海洛因的作用。打赌你不会只吃一片比萨就作罢。丹尼尔以前常去父母家过圣诞节，他妈妈做的比萨好吃极了。尽管他总是发誓吃不超过两块，但常常会吃 8 块。意志力难敌酪啡肽。现在他会吃完健康餐之后再去父母家，只吃一块比萨。

谷蛋白和奶酪的成瘾性 The Brain Warrior's Way

- 谷蛋白和酪蛋白遇到胃里的胃蛋白酶和盐酸时，会分解成外啡肽，外啡肽能够穿过血脑屏障。

- 它们与内啡肽受体结合，会引起轻微的快感。
- 环丙甲羟二羟吗啡酮能够阻碍这种效应，它能够阻碍吗啡和海洛因在大脑中发挥作用。
- 很多人停止吃谷蛋白或乳制品后会出现戒断症状。
- 暴饮暴食者服用环丙甲羟二羟吗啡酮后食量会减少，尤其是减少吃小麦制品。

现在你对应该选择和应该摒弃的食物有了更多了解，所以关于吃什么，你可以做出更好的决定。我们常说："懂得越多，做得越好。"在第 7 章中我们会把这些信息汇总在一起，制订出 14 天大脑提升计划。

适合每个人的三种基本补充剂

如果不控制饮食、积极锻炼、改变观念、重塑伙伴群体和周围环境，那么服用补充剂只不过是浪费金钱。为了让它有效，你需要接纳整个计划。我们看到，当补充剂和大脑勇士计划结合使用时，它们会产生巨大的影响。

使用天然补充剂来改善大脑功能有利有弊。一开始，它们通常会很有效。它们的副作用明显比大多数处方药少，而且更便宜。此外，你不必告诉保险公司你在服用这些补充剂，而服用处方药会影响你的可保险性。我们知道很多人因为服用了某些药物而被拒保，或者被要求支付更高的寿险、健康险、伤残险或长期护理保险的保险费。如果有药物的天然替代品，值得考虑服用。

不过，天然补充剂也有它们自己的问题。例如，尽管补充剂比药物便宜，但由于它们通常不在医疗保险范围内，所以自费的部分更多。另外，很多人不清楚天然补充剂也会有副作用，需要小心使用。天然的并不意味着无害，砒霜和氰化物都是天然的，但这不意味着它们对你有益。例如，我们最喜欢的天然抗抑郁剂之一圣约翰草会引起光过敏，还会降低一些药物的药效，比如避孕药。

我们对天然补充剂的主要担忧之一是其品质缺乏控制。其中的差异很多，你必须找到自己信赖的品牌。一定要从遵守药品生产质量管理规范的生产商那里购买。另一个陷阱是，很多人会根据保健品商店店员的建议来购买，而这些店员可能不是最懂行的。虽然存在这样或那样的问题，但天然补充剂的益处仍然值得你考虑服用，尤其是如果你获得了基于研究的、考虑周到的信息。我们每天都会服用一定量的补充剂，我们认为补充剂对我们的生活影响很大。

很多医生说，如果你饮食均衡，就不需要服用补充剂。我们很欣赏马克·海曼（Mark Hyman）博士在《海曼博士让你 6 周吃出好心情》（*The UltraMind Solution*）中的观点："如果吃富含矿物质和营养素、未被污染的土壤里生长出来的、野生新鲜的、有机的、当地非转基因食物，而不是远道运输来、在吃之前已经储存了好几个月的食物，并且在户外工作和生活，呼吸着未受污染的清新空气，喝着干净的水，每晚睡 9 个小时，每天运动，完全没有长期应激源，不接触环境毒素。"那么你可能不需要服用补充剂[87]。然而人们生活在节奏很快的社会中，匆忙地选择食物，有时候顾不上吃饭，会吃糖含量很高的零食，购买加工食品，吃经过化学处理的食物，在这些情况下复合维生素和多种矿物质补充剂对大多数人会有帮助。

研究显示，服用补充剂对改善情绪、睡眠和记忆具有益处。在购买补充剂时，我们强烈建议你先咨询熟悉营养补充剂的医疗从业者，确定哪种补充剂、什么剂量对你最有效。我们的网站（brainmdhealth.com）上有很多科学文献的链接，它们涉及与大脑健康有关的补充剂，作为消费者，你可以充分了解相应的风险和益处。请记住，补充剂会对身体产生强有力的效用，将它们和处方药结合使用时一定要小心。

我们一般会向所有病人推荐这三种补充剂，因为它们对优化大脑功能非常重要：复合维生素、Ω-3 脂肪酸和维生素 D。

复合维生素

根据最新的研究，超过 50% 的美国人每天吃不够 5 份蔬菜和水果，而为了获得所需营养，每个人每天至少应吃这么多的蔬菜和水果。我们给所有来访者的建议是每天服用优质的复合维生素和矿物质。在《美国医学会杂志》（*Journal of the American Medical Association*）的一篇论文中，研究者建议每个人每天都服用维生素，因为这有助于预防慢性疾病。另外，存在体重管理问题的人往往吃得不健康，他们缺乏维生素和营养。研究还提出，服用复合维生素的人的 DNA 看起来更年轻。

英国诺桑比亚大学（Northumbria University）在 2010 年针对 215 名男性实施的一项研究[88]，检验了复合维生素对 30 ~ 55 岁男性的影响。这是一项双盲实验，设置了服用安慰剂的控制组，研究者评估了被试的心智表现，让他们评估自己整体的心理健康、压力和情绪状况。在开始阶段，复合维生素组和安慰剂组之间没有明显的差别。一个多月后对被试再次进行测试时，复合维生素组报告称他们的情绪改善了、头脑更好用了，复合维生素使他们变得更快乐、更聪明。不仅如此，复合维生素组还报告说，他们感到更有活力了，压力也有所减轻，完成脑力任务后不会觉得大脑很累。

在诺桑比亚大学另一项设置了安慰剂组的研究中[89]，研究者测试了复合维生素对 81 名 8 ~ 14 岁健康儿童的影响。他们发现，在三项注意力任务中，服用复合维生素的儿童在其中两项上表现得更好。研究者得出结论，复合维生素有可能改善健康儿童的大脑功能。

Ω-3 脂肪酸

这些年来我们一直在讲鱼油补充剂中 Ω-3 脂肪酸的益处。我和塔娜每天都服用 Ω-3 脂肪酸，也建议来访者这样做。当看到大量的科学证据时，你很容易理解其中的原因。研究发现，Ω-3 脂肪酸对大脑和身体健康很重要。

例如，根据哈佛大学公共卫生学院的研究，Ω-3 脂肪酸水平偏低是导致死亡的首要可预防原因之一，它与心脏病、脑卒中、抑郁症、自杀行为、注意力缺陷障碍、痴呆、肥胖症有关。还有科学证据显示，Ω-3 脂肪酸水平偏低在物质滥用中也发挥着作用。

除非经常吃鱼或服用鱼油补充剂，否则大多数人的 Ω-3 脂肪酸水平偏低。我们之所以对此有所了解，是因为在亚蒙诊所我们会检查病人的血液，测量血液中的 Ω-3 脂肪酸水平。在为来访者提供这项检查之前，我们会先对员工、家人和我们自己进行检查。当丹尼尔的检查结果出来时他很开心，因为 Ω-3 脂肪酸的数值超过 7 就很好，而他的数值接近 11。但几乎我们所有的员工和家人的结果都不太好，这使他们更容易出现身体和情绪问题。纠正方法很简单，他们只需要更多地吃鱼或服用鱼油补充剂。

增加 Ω-3 脂肪酸的摄入是改善智力、情绪和体重的最佳方法之一。被研究得最多的两种 Ω-3 脂肪酸是二十二碳六烯酸（DHA）和二十碳五烯酸（EPA）。大脑的大部分灰质是由 DHA 构成的。大脑中的脂肪构成了细胞膜，在细胞功能上发挥着至关重要的作用。神经元同样富含 Ω-3 脂肪酸。EPA 能够改善血流，从而在整体上改善大脑功能。

研究发现，增加 Ω-3 脂肪酸的摄入能够减少人的食欲，还能够减少体脂。《英国营养学杂志》（*British Journal of Nutrition*）发表了一项在 2009 年实施的有趣研究[90]。澳大利亚的研究者分析了 124 位成年人的血液样本，其中 21 人体重健康、40 人超重、63 人肥胖，还计算了他们的体重指数、测量了他们的腰围和臀围。他们发现，与体重健康的个体相比，肥胖个体的 DHA 和 EPA 的水平明显偏低。DHA 和 EPA 的水平较高的人更有可能拥有健康的体重指数和健康的腰围和臀围。

2007 年，南澳大学（University of South Australia）的研究提供了更多有关鱼油有助于减肥的证据[91]。他们的研究团队发现，被试服用鱼油配合适度锻炼，比如每周健走 3 次，每次 45 分钟，能够在仅仅 12 周后体脂显著减少。但是如果只服用鱼油而不锻炼，或者只锻炼但不服用鱼油，并不会使体脂减少。

关于鱼油和减肥最有趣的研究之一是 2007 年发表在《国际肥胖学期刊》（*International Journal of Obesity*）上的论文[92]。在这项研究中，冰岛的研究者探究了海鲜和鱼油对减肥的作用。被试是 324 位体重指数为 27.5 ~ 32.5 的超重的年轻人，他们被分为 4 组，每组都吃 1 600 卡路里热量的相同饮食，除了只添加以下一项。

- 控制组（葵花籽油胶囊，不吃海鲜或鱼油）。
- 脂肪少的鱼实验组（每周吃三次鱼，每次吃 150 克鳕鱼）。
- 脂肪多的鱼实验组（每周吃三次鱼，每次吃 150 克三文鱼）。
- 鱼油实验组（DHA/EPA 胶囊，不吃海鲜）。

4 周后，每组平均体重减少量如下。

- 控制组：3.5 公斤。
- 脂肪少的鱼实验组：4.3 公斤。
- 脂肪多的鱼实验组：4.5 公斤。
- 鱼油实验组：5 公斤。

研究者的结论是：在营养均衡、限制热量的饮食中添加鱼或鱼油有助于减轻体重。最近几年的研究还显示，富含 Ω-3 脂肪酸的饮食有助于情绪平衡和保持积极的心态，可能是因为 DHA 是大脑突触的主要组成部分吧。越来越多的科学证据显示，鱼油能够缓解抑郁症症状。一项涉及 3 317 名男性和女性、持续 20 年的研究发现，摄入 DHA 和 EPA 最多的人最不可能出现抑郁症症状。

有大量科学证据指出了吃富含 Ω-3 脂肪酸的鱼和认知功能改善之间存在关系。丹麦的研究团队比较了 5 386 位健康老人的饮食，他们发现饮食中吃鱼越多的人，越能长期保持记忆力不衰退，降低患痴呆的风险。加拿大圭尔夫大学（University of Guelph）的康克尔（J. A. Conquer）及其同事研究了痴呆早期阶段和较晚阶段患者血液中脂肪酸的含量，他们发现，与健康者相比，这些痴呆患者血液中的脂肪酸水平较低。2010 年，加州大学洛杉矶分校的研究者分析了现有的有关 DHA 和鱼油的科学文献，并得出结论，补充 DHA 能够减缓阿尔茨海默病的进展，预防与年龄有关的痴呆。

Ω-3 脂肪酸对各个年龄段的人的认知能力和认知行为都有益处。在 2010 年，匹兹堡大学的科学家报告称，DHA 水平较高的中年人在各种测试中表现得更好，包括他们的非言语推理能力、思维灵活性、工作记忆和词汇量[93]。瑞典研究者对近 5 000 名 15 岁的男孩进行调查发现，每周吃鱼超过一次的孩子在标准智力测试中的得分高于不吃鱼的孩子[94]。追踪研究发现，与较少吃鱼的孩子相比，每周吃鱼一次以上的孩子在学校里成绩更好[95]。2015 年的一项安慰剂对照研究显示，8 ~ 16 岁的孩子如果每天摄取 1 克 Ω-3 脂肪酸，他们的认知行为会得到显著改善[96]。

Ω-3 脂肪酸的其他益处包括改善注意力缺陷障碍患者的注意力、减轻压力、降低患精神疾病的风险。当我们让退役橄榄球运动员服用鱼油补充剂后，很多人能够减少服用止痛药，或者彻底停掉止痛药。

因此，我们给大多数成年人的建议是，每天服用 1 ~ 2 克用以平衡 DHA 和 EPA 的优质鱼油。

维生素 D

维生素 D 也被称为“阳光维生素”，它广为人知的作用是构建骨骼和提升免疫力。同时，它对大脑健康、情绪、记忆力和体重也很重要。虽然被归入维生素类，但它其实是一种对健康至关重要的甾体激素。抑郁症、自闭症、精神疾病、阿尔茨海默病、多种硬化症、心脏病、糖尿病、癌症、肥胖症都与维生素 D 水平偏低有关。然而，维生素 D 缺乏变得越来越普遍，部分原因是我们在室内待的时间更长了，更多地使用防晒霜。虽然防晒霜对保护皮肤、以免皮肤受伤是必要的，但它会妨碍身体利用阳光合成维生素 D。

如果维生素 D 不足，你会总觉得饿，不管你吃了多少。这是因为维生素 D 缺乏会影响瘦素的效率，瘦素是让你的大脑知道自己吃饱了的激素。研究还显示，体脂增加与维生素 D 缺乏有关。2009 年在加拿大有一项研究发现，与维生素 D 缺乏的女性相比，维生素 D 水平正常的女性明显体重更轻、体脂更少[97]。似乎多余的脂肪抑制了维生素 D 的吸收。有证据显示，为了达到相同的维生素 D 水平，较胖的人需要比较瘦的人摄入更大剂量的维生素 D。

关于维生素 D 的最有趣研究之一来自斯坦福医疗中心（Stanford Health Care）的研究者。研究者详细记录了开错维生素 D 的处方对病人的影响，即本来应该开每周补充 50 000 个国际单位的维生素 D，错开成了每天补充 50 000 个国际单位。6 个月后，病人的维生素 D 水平从特别低的 7 上升到了 100，这是正常范围的最高限值。

我们觉得特别有趣的地方是病人对高剂量维生素 D 的副作用的抱怨：食欲减退、体重明显减轻。当然，我们不提倡摄入超过需求量的维生素 D，因为这会造成中毒，但这说明最理想的维生素 D 水平会影响个体控制食欲和减轻体重。这位病人的故事说明了在治疗前后分别检查维生素 D 的水平为什么如此重要，只有这样你才知道自己服用的剂量对不对。

维生素 D 对大脑功能很重要，它的受体存在于整个大脑中。维生素 D 在很多基本认知功能上发挥着重要的作用，包括学习和记忆功能。这些只是维生素 D 影响大脑工作状况的部分方面[98]。

科学界逐渐意识到了维生素 D 对优化大脑功能的重要性。过去几年的一些研究显示，缺乏维生素 D 与老年人的大脑认知功能受损相关，一些研究还提出，理想的维生素 D 水平有助于保护大脑的认知功能。《阿尔茨海默病杂志》（*Journal of Alzheimer's Disease*）上发表的一项研究显示，维生素 D 能够刺激免疫系统，除去大脑中的 β 淀粉样蛋白[99]。β 淀粉样蛋白是一种异常蛋白质，是造成阿尔茨海默病的主要原因。维生素 D 会激活特定脑区中神经元上的受体，这些脑区对调节行为很重要。维生素 D 可通过抗氧化、抗炎症来保护大脑。

2009 年，位于波士顿的塔夫茨大学（Tufts University）的团队检查了

1 000 多名 65 岁以上老人的维生素 D 水平，及其对这些老人大脑认知功能的影响。只有 35% 的被试达到了最理想的维生素 D 水平，其他人则表现为维生素 D 不足或缺乏。最理想的维生素 D 水平应不低于 50 nmol/L，这些个体在执行功能的测试中表现得更好，比如在测试推理、灵活性和知觉的复杂性时。相对于维生素 D 水平不理想的个体来说，他们在注意力和加工速度的测试中也获得了更高分数[100]。

体内的维生素 D 水平越低，你越有可能感到情绪低落，而不是感到快乐。维生素 D 水平偏低长期以来与较高的抑郁症发病率相关。近年来，研究者一直在探索补充维生素 D 是否能改善情绪。

有一项研究试图回答这个问题，它对 441 名超重或肥胖的、具有类似抑郁程度的成年人进行了为期一年的追踪研究。其中一组被试服用安慰剂，一组服用一个剂量即每周 20 000 个国际单位的维生素 D，剩余一组则是每周 40 000 个国际单位。一年结束时，服用维生素 D 的两组被试的症状明显减少，而服用安慰剂的被试表示没有改善[101]。其他研究团队也得出了类似的结论。

社会上普遍推荐的维生素 D 剂量是每天 400 个国际单位，但大多数专家认为这远低于大多数个体的生理需要，因此建议每天补充 2 000 个国际单位的维生素 D。我们认为，检查一下你的身体需要补充多少维生素 D 非常重要，尤其是在你超重或肥胖的情况下，因为此时你的身体无法更有效地吸收维生素 D。

我们还建议你服用益生菌和第 2 章中介绍的其他多机制补充法，以及其他针对你的大脑类型有益的补充剂。

The Brain Warrior's Way 大脑勇士 安吉拉的妈妈

“我女儿出生后经常呕吐，还会大发脾气、大声尖叫。医生告诉我她对牛奶过敏，胃酸反流，医生给她开了药。这是一场没完没了的战斗。

两岁时她特别情绪化，情绪波动剧烈，还会突然大发脾气。这种情况一直持续着。有天晚上我的妈妈睡不着，看了你们在美国公共电视台上的节目，她让我也去看看。后来我买了两本书和一盘录像带。在2013年女儿7岁时，我们在你们位于弗吉尼亚州的诊所接受了大脑评估和扫描。吃了没有谷蛋白和乳制品的饮食，并补充了益生菌和几种补充剂后，女儿像变了个人似的。以前的她总是很暴躁，在学校里麻烦不断，无法正常上课，现在她成了一个健康的9岁女孩，可以去学校正常上课了。感谢你们让我的女儿重新露出欢颜。”

大脑勇士之道：营养 The Brain Warrior's Way

大脑勇士的10条营养守则

1. 选择优质的卡路里
2. 大量饮水，水中不要添加含大量热量的冲剂
3. 吃适量的优质蛋白质
4. 吃有益的碳水化合物（低升糖指数，富含膳食纤维）
5. 吃健康的脂肪
6. 吃多彩的食物（可不是彩虹糖）
7. 使用有利于大脑健康的香草和香料
8. 保证食物尽可能干净：有机、无激素、无抗生素、散养的草饲肉类
9. 如果你存在身心健康方面的问题，请消除潜在的过敏原或对内脏有害的食物，比如味精、谷蛋白、玉米、大豆和乳制品
10. 白天时吃得健康，晚上12小时禁食

应该选择的食物

- 100种最有利于大脑健康的食物

应该摒弃的食物

- 糖

- 谷物
- 谷蛋白
- 大豆
- 玉米
- 牛奶

补充剂可助你成功

- 每天服用三种补充剂：复合维生素、Ω-脂肪酸、维生素 D
- 多机制补充法
- 针对你的大脑类型有益的补充剂

The Brain Warrior's Way

04

训练大脑勇士

为取得最终成功需要养成的日常习惯和行事准则

训练时艰苦，战斗时就会轻松。

战士不会等到战斗时才开始训练。他们每天都会训练！

大脑勇士 南希

南希是我们位于英国剑桥的亚蒙诊所的患者。三年前，80 岁的她在二手书店花 50 美分买了一本《幸福脑》[①]，用她自己的话说就是："这本书被放了一两年，当我拿起来读它时，便欲罢不能了。这是我读过的最给予人启发、最惊人的作品。当时我身体肥胖，有抑郁倾向，长期情绪低落，没有动力，没有生机，还患有关节炎。我开始考虑对自己来说，哪些事情是容易改变的。我日常会一点点增加你们在书里建议做的事情。"

首先，她开始喝更多的水。通过阅读《幸福脑》，她知道大脑 80% 的成分是水，补充水分对发挥大脑功能很重要。几天后她注意到自己比较有精力了。

接下来，她开始服用有利于大脑健康的补充剂，包括复合维生素、Ω-3 脂肪酸、维生素 D、银杏叶片、乙酰左旋肉碱和磷脂酰丝氨酸。"它们效果明显。"南希告诉我们。

随着在生活中越来越有活力，她开始更多地锻炼，包括散步，这

① 《幸福脑》是一本改变千万人生活的科学用脑书，常居美国亚马逊心理自助类图书榜首，其中文简体字版已由湛庐文化策划，浙江人民出版社出版。——编者注

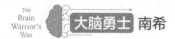

对她的情绪有帮助。她还开始跳舞、打乒乓球。

看到自己的进步后南希受到了鼓励，她将自己的饮食彻底转变为大脑勇士的饮食方式。她严肃认真地对待饮食，之后发现体重开始减轻。“我先吃健康食品，这样就不会再渴求不健康的食品。我的身体没有给垃圾留下空间。”

南希接下来的策略是学习新事物。她开始上法语课，还学习弹吉他。我们见面时，她正在学习三门外语。

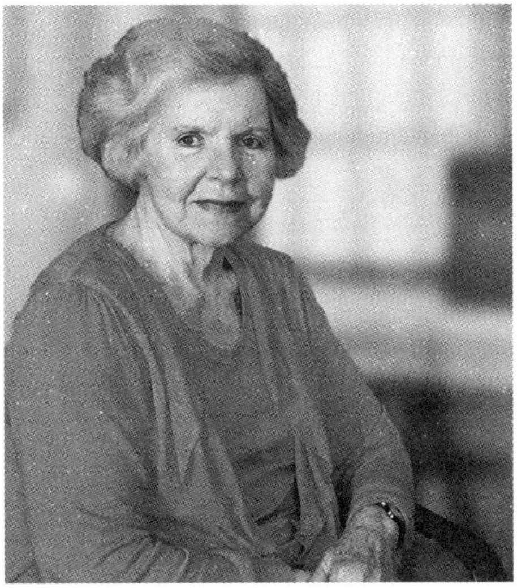

大脑勇士南希

“我的生活彻底变了，”南希说，“我的精力、情绪和记忆力大大改善了，我不再感到疼痛。”

之后，南希开始教家人如何关爱和照顾他们自己的大脑。南希的儿女们看到母亲不再整天赖在沙发上，摆脱了赘肉和抑郁，觉得有必要关注一下发生改变的原因。南希说：“我能为孩子们做得最好的事就是尽可能长时间地保持健康。我从没想过我能这么快乐，在人生的这个阶段能享受到如此多的乐趣。”

后来，南希来到我们位于加利福尼亚州科斯塔梅萨（Costa Mesa）的诊所，接受了包括脑扫描在内的评估。这是她送给自己的 83 岁生日礼物。听了南希鼓舞人心的故事后，诊所的工作人员邀请我们来见见她。我们和她交谈时，她的故事让我们感动得一塌糊涂。南希是我们努力工作的动力之一，她很亲切、令人愉快，而且非常有趣。她告诉我们她减掉了 5 块石头的体重。

"那是多重？"丹尼尔问。

"30 公斤，没有斤斤计较热量，想吃什么就吃什么，"南希答道，"我过去是这个样子（她鼓起脸，看着像河豚一样），现在不是了。我不再赖在沙发上，感觉比 40 多岁时还好。"南希的大脑 SPECT 扫描图像看起来好极了，显得很年轻。看到扫描图像后她哭了，她说三年前自己的大脑看起来还不是这样的。

我们想借此故事告诉你的是，你的大脑不是一成不变的，你可以改善它，什么时候开始都不迟。

南希取得成功的主要原因是她对待自己的大脑健康很认真，甚至毫不留情。她从来不觉得被剥夺了什么或者觉得新生活方式是艰难的。"沙发土豆"的生活才艰难，抑郁的生活才艰难，感到被孤立、感到孤独才艰难。通过实践大脑勇士计划，她拥有了良好的日常习惯和行事准则。

我们接下来将探讨确保大脑勇士取得成功的日常习惯和行事准则。就像南希一样，你可以从一个习惯入手，等你掌握它之后，再转向下一个习惯。

到目前为止，这本书告诉了你：具有大脑勇士的思维模式很重要；为了监控你的进展，评估和预防是必要的；为了拥有理想的大脑和身体功能，必须遵守 10 条营养守则。为了进一步巩固基础，让积极的力量充满你的生活，我们将教给你大脑勇士的 7 条日常习惯和行事准则，帮助你强化大脑和身体。

带着目的、感恩和感激之心开始每一天

如果没有目标，人就不能掌控自己和他人的生活。

——成吉思汗

不要一睁眼就抓起手机或笔记本电脑，花 7 分钟给大脑充下电，以饱满的精神状态开始每一天。无论你设想什么，大脑都会实现它。在充满压力、攻击和不健康选择的世界里，每天早上花几分钟深呼吸，将意念集中在感恩、感激、健康和成就上，由此大脑勇士可以让自己处于最佳状态。大脑可以驱动行为，但你必须告诉大脑你想要什么，否则它会遵循自己的习惯和根深蒂固的行事准则，做出对你不利的选择。

当你每天早晨睁开眼时读一读你的“一页纸奇迹”，这是我们鼓励病人和来访者日常做的练习。做法如下：具体写出你在生活的重要方面想达成的愿望或不希望出现的状况，比如在人际关系、工作、金钱和自我等方面关于身体、情绪、精神健康的愿望。你可以在 mybrainfitlife.com 网站上填写大脑健康生活表格，你也可以在纸上写出“一页纸奇迹”。认真完成你的“一页纸奇迹”，并且经常修改。一边读一边问自己：“我的行为有助于我实现愿望吗？”这使你能够在一整天里把想法和行为都聚焦在目标上。

它之所以被称为“一页纸奇迹”，是因为它运用了两个有力的概念，即运用了目的和远景来让大脑知道你想得到什么，这样潜意识就会帮助你实现愿望。根据我们的经验，当人们知道他们真正想要什么并且每天早上问自己“我的行为有助于我实现愿望吗”时，他们在做有关健康和成功的决策时会更认真、更有效，而不会做出损害愿望的决定。之所以强调“我的行为”，意在提醒你不要因为自己的生活状况遭而指责别人。当你指责配偶、孩子、老板或社会时，你就变成了无法改变任何事情的受害者。你会变得软弱无力，这和勇士正相反。受害者永远不会赢，因为他们的命运掌握在其他人的手上。但是当你自问“我的行为有助于我实现愿望吗”时，你更有可能承担起问题的责任并努力解决它。这并不是说你应该自责，而是说你应该对自己的生活

负责。责任是你面对任何情况做出正确回应的动力。将看你的“一页纸奇迹”作为早起的第一件事，它只需花一分钟，但这可能是一天中最有效的一分钟。

大脑勇士 玛丽

塔娜的母亲玛丽于 16 岁离家出走，在贫穷和混乱中长大。她对童年初期的记忆是在土豆大棚和田地里干活，以挣钱买衣服和午餐。在玛丽很小的时候，她母亲尖叫着被救护车送进了卡马里奥州立精神病院（Camarillo State Mental Hospital）。后来她父亲遭遇了火车车祸，四肢瘫痪。面对艰难的处境，玛丽的弟弟用毒品来逃避，而她的哥哥惨遭杀害。历经了种种的不幸，但玛丽并不是以幸存者的姿态生活着，而是成了勇士。

用生活困苦来形容玛丽和塔娜当时的状况算是轻描淡写了。玛丽是一位单身母亲，为了勉强维持生活，她常常同时打三份工。女性不能工作 8 小时以上，玛丽又没有受过高等教育，所以很难找到收入不错的工作。塔娜很小就自己拿钥匙，她很不喜欢妈妈不在家。玛丽尽量安慰她，给她描画梦想中幸福的未来图景。玛丽说，从她们目前的状况到理想的生活还有很远的距离，她们需要付出大量努力。

有一天，玛丽累瘫了，她的一个不求上进的朋友嘴里叼着烟说："你不需要这么辛苦地工作，应该去领政府救济金，和孩子一起待在家里。"玛丽注意到 9 岁的塔娜在角落里听她们说话，猜想塔娜会认为这是个好主意，因为这样妈妈就可以有更多时间待在家里。玛丽小心地选择着措辞："我永远不会让政府或任何人来控制我的生活或命运。我知道我的辛苦工作终会有回报。现在的状况只是暂时的。走捷径会让我们长期受苦，我们会永远处在这种地狱般的境地中。如果我现在表现得像个受害者，放弃努力，那我永远都不会赢，因为受害者赢不了。他们是在让别人来控制自己。"

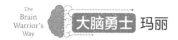

这段对话一直伴随着塔娜成长，让她明白永远不要做受害者。顺

便说一下，在过去的 30 年里，玛丽经营着一家非常成功的公司，她是在车库里起家的。现在她的资产总额排在全美的前 1%。

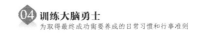

早晨看完你的“一页纸奇迹”后，再用一两分钟把你每天要感激的三件事写下来。研究发现，做这个简单的小练习的人仅仅三周后幸福感就显著提升了。感激比感恩更强有力。感恩是内在的状态，而感激是表达出来的感恩，在你和别人之间建立起了积极能量的桥梁。一天开始时，你至少应告诉一个人，你为什么感激他，并且 30 天内不要对同一个人表示感激。感激练习只需要花费一两分钟时间，它能给大脑赋予大量的积极能量。

选择让你“聪明”的锻炼方式

如果我们能给每一个人适量的营养和锻炼，不多也不少，那我们就已经找到了最安全的健康之路。

——希波克拉底

如果医生给你开了一个处方，有助于你减肥，能降低你患多种危及生命的疾病的风险，提升你的活力，让你看起来更性感，甚至有助于长寿，你很有可能会马上冲到药店去买它。我们没有这样的药，但有这样的治疗方法。其实通过做一些事你就可以从各个方面改善健康，而且没有令人担忧的副作用：经常、适量锻炼。这绝对没有夸张。锻炼对身体的好处非常多，好到令人难以置信，好到没人会拒绝锻炼。我们的身体天生就要运动。

锻炼最令人激动、最直接的好处之一是让你充满活力。塔娜指导的一位女士在跳完尊巴健身舞后热情地赞叹道：“昨天晚上我活力十足地回到家，早上醒来时精力饱满。自从发现身体的改变后，我对锻炼有了全新的视角。”

有研究显示，经常锻炼的人认知能力最好[102]。锻炼能够改善大脑的血流、供氧能力和营养水平，保护大脑免受一些伤害，比如免受高血糖的伤害。锻炼能够减轻压力，改善情绪，降低血压和血糖水平。锻炼能够减少炎症，减少脂肪细胞，减轻体重，使身体强壮起来。同时，锻炼还能加速新陈代谢，增加骨密度，提升幸福感，延长寿命。研究还发现，经常锻炼有助于人体抑制肥胖基因[103]。对于有罹患阿尔茨海默病风险的人，锻炼具有积极的作用[104]。此外，研究还发现锻炼能减少人对食物的渴望。一项研究甚至发现，锻炼有助于人们选择更健康的食物，更多地寻求社会支持，还有助于改善睡眠[105]。

锻炼比任何药物都好

The Brain Warrior's Way

以下是经常适度锻炼对人的一些益处：

- 改善认知能力
- 改善认知灵活性[106]
- 改善情绪
- 改善专注力
- 改善心血管功能
- 延缓衰老
- 更快地减少体脂，减轻体重
- 改善肺部功能
- 减少全身炎症
- 降低应激激素皮质醇的水平
- 提高内啡肽和其他让人感觉良好的神经递质水平
- 提升脱氢表雄酮的水平，脱氢表雄酮被称为激素中的“青春之泉”
- 优化体内细胞的氧合作用，由此提升活力，改善细胞健康
- 改善胰岛素敏感性
- 降低患糖尿病、心脏病和某些癌症的风险
- 改善血压水平
- 使肌肉强壮，增加蛋白质储备

- 提升新陈代谢率
- 提升身体柔韧性和敏捷性
- 通过出汗达到排毒作用
- 改善睡眠
- 改善在压力情境中保持平静的能力
- 提高免疫力

每天锻炼对成为大脑勇士和健康长寿至关重要。有 4 种锻炼对大脑特别有益：爆发训练或间歇训练、力量训练、协调性锻炼和正念练习[107]。当然，在开始新的锻炼项目之前，你应该先咨询医生。

第一种，爆发训练包括 60 秒全力以赴的高强度训练，接着是几分钟低强度的锻炼。我们建议你每天健走 30 ~ 45 分钟。散步中间进行四五组一分钟的快走或快跑，然后再以正常速度走。在 2006 年，加拿大圭尔夫大学的一项研究发现，进行高强度的爆发训练比持续的中等强度锻炼能更快地燃烧掉脂肪。短时间的爆发训练有助于提升内啡肽水平、改善情绪，让你觉得更加活力十足。

第二种，通过力量训练来强化大脑。随着年龄的增长，身体越强壮，你患阿尔茨海默病的可能性越小。加拿大的研究者发现，抗阻训练有助于预防认知衰退[108]。力量训练还有助于减轻体重，减少腹部脂肪[109]。我们建议你每天进行两次 30 ~ 45 分钟的举重练习，一次练下半身的腹肌、腰部和腿，另一次练上半身的胳膊、背部和胸部。2010 年，罗德岛大学（University of Rhode Island）的一项研究比较了两组节食者身体状况的改变[110]。两组人都遵循相同的营养计划，有一组进行中等强度的抗阻训练，另一组不进行。为期 10 周的实验结束时，参加抗阻训练的那一组平均每人减掉了 4 公斤体脂，而只节食的那一组仅减掉了 2 公斤。抗阻训练组成员的大腿变细了，而另一组人没有变化。

我们为什么应该进行爆发训练，为什么要增强肌肉呢？根据你的肌肉量和训练的有效程度，你的新陈代谢率可以被提升 10 ~ 50 倍。设想严寒中有两辆汽车，车里的两个司机都想让车保持暖和。一个司机让引擎转着，但不加速，这样比较节省能量。另一个司机时不时踩下油门，让引擎加速旋转。

当你进行间歇训练让肌肉增强时，这会训练身体利用氧气，你就像空踩油门让引擎加速的司机。在锻炼后，即使你什么都不做也会燃烧卡路里。你和汽车唯一不同的地方在于你其实会有更多精力，因为身体会自己制造出更多燃料。当你经常高强度地锻炼时，细胞会更有效地创造活力。

肌肉是身体的蛋白质储备，以备不时之需。塔娜在做重症监护室护士时亲眼目睹了它的作用。虚弱比疾病能更快地让老年人丧命，因为虚弱会阻碍病人康复，增加摔倒、骨折和染上肺炎的风险。一项研究显示，肌肉多的病人更有可能在严重创伤或烧伤后活下来，而且他们更有可能恢复正常的工作和生活，没有长期不良后果。

我们的精神科医生加勒特·哈尔维格（Garrett Halweg）非常认真地对待大脑健康，经常锻炼和健身。在夏威夷度假时他感染了罕见的细螺旋体病，差点儿不治而亡。他昏迷了 7 天后之所以能活过来，除了医生水平高之外，他通过每天锻炼形成的肌肉和蛋白质储备也是重要的原因（见下图）。如果他比较虚弱，哪怕是正常的体质，就很可能活不过来了。你的生命依赖于你的生活习惯。因为加勒特严肃认真地对待大脑健康，所以他可以继续从事自己喜爱的工作，帮助很多人。

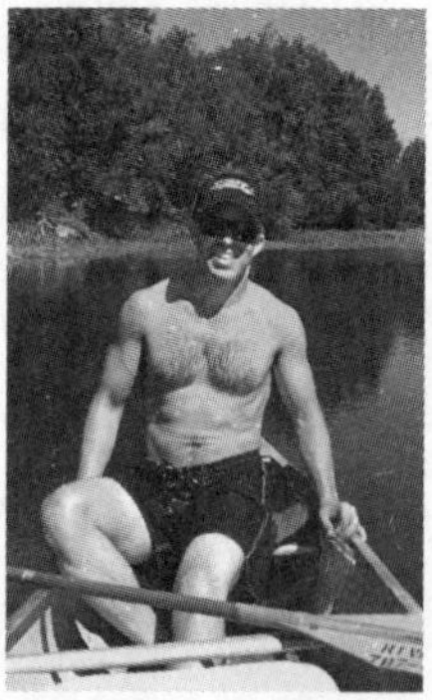

哈尔维格生病之前

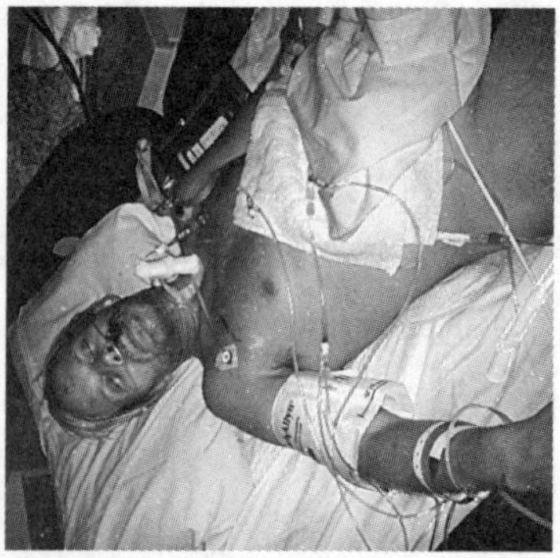

昏迷中

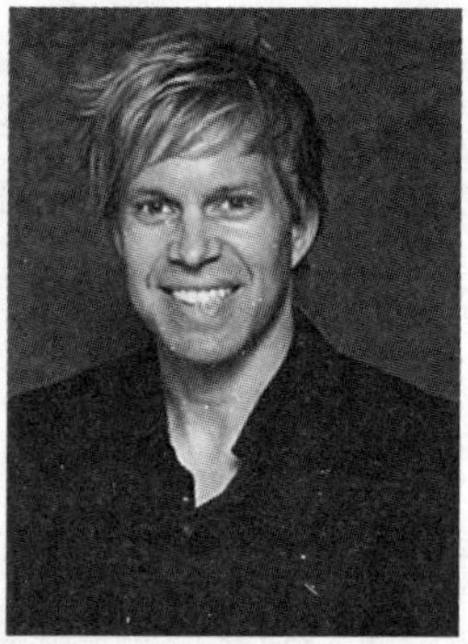

康复之后

第三种，通过协调性锻炼改善大脑。从事协调性活动，比如跳舞、打网球或乒乓球，可提升小脑的活动性。虽然小脑只占脑体积的10%，但其中含有50%的神经元。它参与了身体协调和思维协调。

第四种，正念练习可使你平静而专注。有研究发现，瑜伽、太极等正念练习能够减轻焦虑和抑郁，提升专注力[111]。尽管它们不能带来和有氧锻炼一样的益处，但这些锻炼同样能改善大脑功能。

注意锻炼不要过量。长时间的高强度锻炼可能引起心脏重构，增加出现心血管疾病的风险，比如心律失常[112]。一项对20位高强度耐力运动员为期12年的追踪研究发现，50%的运动员出现了左心室壁增厚，这是不健康的[113]。我们认为锻炼应该适度。过度锻炼不会带来更多益处。研究显示，长期高强度锻炼弊大于利。过度锻炼者常常会出现和不锻炼者相同的问题。过度锻炼会增加氧化应激，损害你的身体。过度锻炼的女性常常会闭经，这是体脂含量过低的结果。过度锻炼会增加应激激素皮质醇，扰乱多巴胺、5-羟色胺和谷氨酰胺等神经递质的平衡，有损身体的免疫功能。过度锻炼会导致发炎、长期疲劳、甲状腺功能减退、睡眠模式改变，会增加患自体免疫障碍的风险，还可能损伤肌肉、骨骼和关节。我和塔娜都认为锻炼不应该是痛苦的，健康在于聪明地选择。

我们的一位好朋友是耐力运动员，他非常喜欢跑马拉松，也很爱吃冰激凌。他告诉未婚妻，从饮食角度看自己是个例外，因为他锻炼得很多，所以可以放肆地吃垃圾食品，并且依然可以活到120岁。56岁时他在睡梦中离世了。

如果想长寿，你需要贯彻大脑勇士之道的各个部分。

锻炼你的大脑

大脑越用越强。学习新事物会在大脑中形成新连接，不学习则会使大脑中的连接断开。无论你多大年纪，头脑锻炼对大脑都具有全面的积极作用。

学习真的会影响神经元：学习使神经元不断放电，使它们更容易放电。大脑中大约有 1 000 兆个突触，如果不放电，突触就会萎缩、死亡。就像闲置不用的肌肉，闲置的神经元会日渐衰亡。

约翰·霍普金斯大学的一项研究显示，如果对社区里的老人进行 5 ~ 6 周的认知训练，至少包含 60 ~ 75 分钟的训练课程，那么 10 年后，相比没有受过这种训练的老人，他们的推理能力和信息加工速度明显有所改善，在日常活动中的表现也更好[114]。

最好的脑力锻炼是学习新知识和做以前没做过的事情。即使你的日常活动相当复杂，比如在大学教课，分析大脑扫描图或修理出问题的计算机网络，但它们对你的大脑帮助不大，因为对你来说它们不是新鲜事。当大脑一遍一遍地做某事，它做这件事需要花费的力气会越来越小。学习新事物有助于建立新的连接，比如学一项新的技术、寻找新爱好或玩新游戏，因此可以保持和改善一些不常用的脑区的功能[115]。

以下列出了一些对某些脑区特别有益的头脑锻炼：

- **前额叶皮层**：语言游戏，比如成语接龙、填字游戏；策略游戏，比如下象棋、下围棋；还有冥想。
- **颞叶**：记忆游戏，学习演奏一种新乐器，你的前额叶和小脑也会得到锻炼。
- **顶叶**：数独这类数学游戏；变魔术还有查地图。
- **小脑**：协调性游戏，比如打乒乓球、跳舞、瑜伽和太极。

关于学习新事物的小建议 The Brain Warrior's Way

- 每天花 15 分钟学习新事物。爱因斯坦说，每天花 15 分钟学习某个新事物，一年后你会成为专家，5 年后你会成为全国性专家。
- 学习在线课程（我们的网站 amenuniversity.com 提供了一些课程供你选择）。

- 在工作中交叉训练。学习其他人主要负责的工作。也许你可以干几周其他岗位的工作。这对公司和员工都有益，交换工作的双方都能培养新技能，改善大脑功能。
- 打破生活惯例，刺激不常使用的脑区。常做的事情会习惯成自然，应去做和它们相反的事情，激活另一侧大脑，让两侧大脑都动起来。用非惯用的手写字或刷牙，用双手投篮，打棒球和乒乓球时训练左右手都能击球，左右手都能用鼠标，让大脑感到不舒服才能使它得到锻炼。

“头脑锻炼像饮食和身体锻炼一样重要。”

提升正念，对抗压力

我们每天都会面对压力，无论是在家里、工作中，在经济上或在精神上。这是一场战争。持续不断的压力和很多健康问题相关，包括大脑记忆中枢海马萎缩，免疫系统变弱，进而使你更容易患病。压力也会使人特别渴求含糖食物、酒精或毒品，增加 β 淀粉样斑块的形成，而 β 淀粉样斑块与快速衰老、阿尔茨海默病和其他类型的痴呆有关。

有些压力不可避免，比如搬家、换工作、婚姻关系破裂、教育青春期的孩子或照顾年迈的父母。定期进行专业的减压管理是大脑勇士之道的关键部分。我们必须学习如何应对应激源，对抗压力的消极影响，提升正念。

以下是我们认为对抗压特别有帮助的 5 个日常行为准则。

放慢呼吸，尤其是当你呼气时

你知道是什么让你感到有压力吗？是感知危险的脑区过度活跃导致的。有意识地做又深又慢的呼吸，最好将呼气的时间延长两倍，这有助于你重新获得控制力。控制呼吸几乎是所有冥想练习的一部分，是最容易掌握和练习的压力管理技巧。一天做几次深呼吸，每次做 5 个，尤其在你感到有压力时，这有助于心理重启。训练呼吸是训练士兵和警察在面对压力情境时降低肾上腺素反应的关键方面。当感到惊恐时，肾上腺素会充溢身体，你的视野会受限，听觉发生改变，决策会受到影响。士兵和警察所面对的压力是我们可以想象到的最大压力，如果深呼吸对他们都有帮助，想一想它对你的帮助会有多大。现在就开始练习吧！

杀死“蚂蚁”

对抗压力最有效的武器是能够用一种想法压倒另一种想法。

——威廉·詹姆斯（William James）

每当你感到难过、生气、紧张或失控时，把你的消极想法写出来，问问自己它们是真实的吗，它们对你有帮助还是会伤害你。想法是会撒谎的，它们谎话连篇。正是未经调查和质疑的想法偷走了我们的快乐。有某个想法并不意味着它是真实的，这就是我们称之为自动的消极想法的原因。它们会攻击你的心理，破坏你的生活。我们需要一只“食蚁兽”在心理的街道上巡逻。如果不质疑、不控制你的想法，“蚂蚁”[①]会引发焦虑、抑郁和睡眠问题，给你的人际关系造成严重破坏。你不必相信你的每个愚蠢想法。很多科学研究发现，通过质疑消极的想法，你可以消除它们，对于治疗焦虑症和抑郁症，这像处方药一样有效，而且没有副作用。

> 英国作家戴维·格默尔（David Gemmel）说：“不要说自己的坏话，因为内心的战士能听到你的话，并会因此而变得弱小。”

任何学校都不会正式训练你如何管理自己每时每刻的想法，但它是管理

① 自动的消极想法（automatic negative thoughts）的首字母缩写为“ant”，即“蚂蚁”，关于这一概念丹尼尔·亚蒙在另一本书《健康脑》中有详细解释。——编者注

压力中重要的训练项目。未经检验的消极想法会造成焦虑、抑郁和疾病，而未经检验的积极想法也是不健康的，会带来糟糕的决定和过早死亡。例如，很多人认为他们可以一直吃低品质食物，而不会有不幸的事情发生。大脑勇士是“精确、诚实的”思想者，会不断监控自己的想法，问自己这些想法是否真实、有益，是否是任务驱动的。

当有人允许自己的想法太消极或太积极时，他就会犯错。拥有比较平衡的想法很重要。我们最喜欢的一句《圣经·新约》经文是：“你们必晓得真理，真理必叫你们得以自由。”监控你每时每刻的想法，注意你在想什么，评价它们的有用性和真实性。每当你注意到有“蚂蚁”侵袭时，消除这种害人精的最好方法是把你的想法写下来，探究它们。把自动的消极想法转化为积极的、赋予你力量的想法，它们对你而言可靠、真实、有激励性，也有帮助。

例如，如果在电影院里你特别想吃爆米花，而它的原料是喷过农药的转基因玉米，充满了劣质的脂肪和大量糖，你问自己：“这符合我的目标吗？”它就会告诉你不符合。当然，如果在去电影院之前你吃了富有营养的食物，血糖水平正常，就很可能会打赢这场爆米花之战。

在这种情况下，常见的消极想法是：“如果不吃爆米花，我就享受不到乐趣，我觉得有缺失。”但是如果你吃了爆米花，你会失去你最想要的东西：健康、活力、创造力、强大的记忆力和积极情绪。

在这种情况下过于积极的想法是：“我吃了一周健康食品，可以吃一大袋爆米花犒劳一下自己。”你做的糟糕决定越多，做出好决定就会变得越难。

这些年来我们听到过很多人们信以为真的健康谎言，比如：

你只需要更有意志力。在面对让人上瘾的食物时，只有意志力是不够的，这就像让酗酒者更加努力地克制喝酒的冲动一样。你需要一个完整的计划。

这是你的错。这是最具破坏性的谎言。社会风气让健康走错了路，无论在哪儿你的健康都会遭到破坏。到目前为止，没有其他人教你成为大脑勇士。

你根本减不了肥。这句话很好笑，因为很多超重人最初减掉了几十公斤，但没法保持，因为他们在靠节食减肥，而没有永久地改善生活方式。

都是遗传惹的祸。这绝对是谎言，因为只有 20% ~ 30% 的健康问题与遗传有关。《自然》杂志上的一篇文章报道称，癌症在 70% ~ 90% 情况下是由环境或行为因素造成的[116]。为了获得并保持健康，预防未来可能发生的问题，你大有可为。

不要让"蚂蚁"和谎言偷走你的快乐和健康。谨慎地对待你对自己说的话，你的潜意识和"内在的小孩"正在聆听。我们经常问来访者，他们是否会对孩子说一些常对自己说的话。他们回答说，很多时候并不会。这是衡量哪种想法恰当的好方法。通过练习，你会自主选择自己应该有什么想法。

心率变异性训练

大脑和心脏有着紧密的联系。研究显示，当你感受到积极情绪时，比如仁慈、感恩、快乐、同理心和同情，你的大脑中会产生同步的节奏（和谐）。当你感受到消极或有毒的情绪时，比如愤怒、挫败或绝望，你会产生不规则的节奏（不和谐）。积极或消极的情绪还会影响心率变异性，即心脏每次跳动的节奏变化。它反过来会影响你对身体压力、情绪压力和环境压力的适应能力。

心率变异性训练是缓解压力、提升正念的简单方法。大多数人认为健康的心率应该是非常规律的，但其实不然。即使在相当正常、自然的情况下，心率也会波动。心率变异性高显示心脏和大脑比较健康，而心率变异性低则暗示着疾病。

在分娩时心率变异性问题就变得很明显，产科医生通常会通过胎儿头皮检测来监控胎儿出生前的心率变异性。健康宝宝的心率变化会很大，如果宝宝的心率变得太平稳，医生就会认为宝宝有麻烦了。较低的心率变异性都是呼吸窘迫的迹象，无论是对于胎儿还是作为成年人来说。突发心肌梗死后，心率变异性可以预测病人能否存活。一些设计良好的研究显示，心率变异性降低预示着心肌梗死患者可能突然死亡[117]。研究还显示，心率变异性降低甚至预示着正常人存在死亡风险[118]。在知道了你现在的行为对大脑和身体健康的影响后，你就不会吃惊于一些研究还发现了高度焦虑与心肌梗死之间存在一定的关系。

很多研究显示了消极情绪，比如焦虑和敌意与心率变异性降低之间的关系[119]。一支研究团队在581名被试中发现了焦虑与心率变异性降低之间的关系。其他研究团队发现，非常焦虑的人有较低的心率变异性。

好消息是，你可以通过训练改变心率变异性，这很容易。我们经常给来访者推荐心率变异性训练装置，比如heartmath.com网站上的一些工具，包括大人小孩都喜欢的应用程序Inner Balance、单机设备emWave2和网页程序emWave Pro。很多专业运动员会用心率变异性训练来避免受伤、提高成绩。

祈祷、冥想、自我催眠和引导想象

几十年来的研究显示，祈祷、冥想、想象和自我催眠能够缓解压力，改善专注力、情绪和记忆力，能够提升大脑整体功能。把注意力集中在呼吸、感恩、仁慈、美丽的自然景色或经文上，每天练习两次，每次5 ~ 10分钟。这种方法虽然简单，但对你的生活会产生有力的影响。

自我催眠。以下是我们对病人和来访者使用的一种简单的催眠方法，你可以自己做。

- 坐在椅子上或平躺在床上，双手放在身体两侧。
- 在墙上或天花板上选一个点，这个点应该略高于你的视线。盯着那个点。一边盯着一边慢慢地从1数到20。注意，数一小会儿后你的眼睛会疲劳。闭上眼睛。即使你没有觉得双眼疲劳，也要在数的过程中慢慢闭上。
- 接下来做深呼吸，吸得尽量深，然后慢慢地呼气。重复深呼吸三次。每次吸气的时候关注胸部和腹部的鼓起，想象你吸入了平和与平静。每次呼气时关注胸部和腹部的放松，想象你呼出了所有的紧张、所有让你无法放松的东西。到这个时候，你会注意到自己渐渐平静了下来。

- 之后尽力收缩眼部肌肉，尽可能闭紧眼睛。然后慢慢放松眼部的肌肉，关注它们放松的过程，想象这种放松从眼皮扩展到面部肌肉，再向下扩展到颈部、肩膀、手臂、胸部和全身。肌肉会接收到来自眼皮的放松指示，逐渐一路放松到脚底。
- 感到整个身体放松之后，想象你站在自动扶梯的最高处，站上扶梯，向下运行，慢慢地从 20 开始倒数。数到最后时你可能会觉得非常放松。
- 之后开始放松想象。选择一个能让你感到特别放松的地方，比如海滩、公园、山中的湖泊旁或森林里。这个地方可以是真实存在的，也可以是你想象出来的，只要能让你感到安全而放松就可以。用五感想象它，看、听、感觉、闻、尝那里有什么。例如，在海滩上你看到了水，听到海浪声和鸟叫声，感觉到脚趾间温暖的沙子和掠过皮肤的微风，闻到了大海的气息，舌头上有淡淡的盐味。
- 想象几分钟后，返回自动扶梯，向上运行时从 1 数到 10，然后完全清醒过来。我们总结的以下词汇可以使这些步骤容易记忆：
    - 专注（专注于某个点）；
    - 呼吸（慢慢地深呼吸）；
    - 放松（逐渐放松肌肉）；
    - 向下（乘坐电梯向下）；
    - 想象（用所有感官想象让你放松的地方）；
    - 向上（完全清醒）。

最初几次做的时候可以留给自己充足的时间。有些人非常放松，以至于几分钟后就睡着了。如果发生这种情况不要担心。这其实是一个好现象，说明你真的很放松。如果你希望丹尼尔亲自指导你进行自我催眠，可以加入大脑健康生活社区 mybrainfitlife.com，听我们的催眠录音。

研究显示，自我催眠能够提升心率变异性，降低血压，促进血液循环，促进消化，增强免疫力，改善认知能力，缓解焦虑、抑郁和暴躁[120]。

慈心冥想。新的研究还显示慈心冥想具有很多益处，这种冥想专注于培养对他人的善意和同情心。科学研究显示，慈心冥想能够增加积极情绪，减少消极情绪[121]，减轻疼痛[122]和偏头痛[123]，减轻创伤后应激障碍的症状[124]，减少社会偏见[125]，增加加工情绪的脑区的灰质[126]，增强社会连接性[127]。练习慈心冥想时你需要闭着眼睛舒服放松地坐着，做两到三个深呼吸，记住要用两倍的时间来呼气。放下所有担忧，感觉呼吸在心脏周围穿过。慈心冥想最初以自己为对象，因为如果我们不能爱自己，就很难爱别人、同情别人。当你安静地坐着时，重复以下句子或类似的句子：

愿我平安。
愿我健康、强壮。
愿我快乐、坚定。
愿我平和。

重复这些句子，真正感受它们要表达的意图。慈心冥想的重点是与积极的意图联系起来。在重复这些句子时让情感变得更深入。

重复几次后，将这些句子转向你心怀感激的对象或帮助过你的人：

愿你平安。
愿你健康、强壮。
愿你快乐、坚定。
愿你平和。

然后想象一个你既不喜欢也不讨厌的人，重复这些句子。

之后再想象一个你不喜欢的人或与之闹过别扭的人。如果在学校里被取笑或被欺负的孩子能把爱献给让他们痛苦的人，他们会感到被赋予了力量。

最后，把这些句子引导给每一个人：

愿众生平安。

这个项目你可以做 10 分钟或 30 分钟，这取决于你。

引导想象。这是一种身心健康法，即用积极的感官和心理意象改善生活的各个方面。在心理治疗中它常被用作辅助性工具，而在体育心理学中它常用来帮助运动员实现目标。塔娜在获得第二个黑带的过程中就曾用引导想象辅助训练。塔娜知道她需要在 4 个方面做准备。

- **生物方面**：睡眠、补水、补充剂、力量和好体质杀死。
- **心理方面**：冥想、想象、杀死“蚂蚁”。
- **社会方面**：获得同伴的支持，和同伴一起练习，接受同伴的坦诚建议。
- **精神方面**：定期祈祷，聚焦于目标。

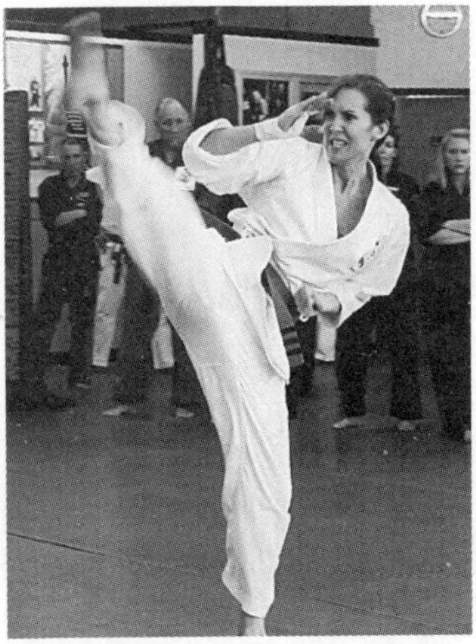

以塔娜的情况来看最重要的是心理方面。她已经学习了课程，受过很好的训练。她健康而强壮，有支持她的群体（见左图）。然而，她 46 岁了，还要为治疗复发的甲状腺癌服用高剂量的化疗药物，这加快了她的心率。塔娜知道，她最需要在心理上打赢这一仗。比赛之前她需要好好休息，不要过度训练，所以随着比赛的时间越来越近，她更多地依赖引导想象，减少了身体训练。

很多奥林匹克运动员会在日常训练中引入想象。训练高水平运动员的教练知道，教运动员一遍一遍地想象他们在各种场景中的完美表现有助于运动员提高成绩。这项技术之所以被称为想象训练而不是视觉化训练，因为它帮助运动员运用所有的感官，尽可能详细地想象即将到来的赛事。

陪同奥林匹克运动会美国代表队的运动心理学家尼科尔·德特林（Nicole Detling）说：“运动员对整个赛事的想象越多，他们的表现就会越好……不要想象失败非常非常重要……你在训练这些肌肉时如果想象失败，你就是在训练它们失败，而失败并不是你想要的结果。所以，我要做的事情之一是，如果在想象中他们失败了，我们就停下来，倒回去，一遍一遍地重想。”

《一万小时天才理论》(*The Talent Code*)的作者丹尼尔·科伊尔(Daniel Coyle)说，几乎所有新技能都可以运用想象来学习[①]。他是这样描述的："学习新技能的过程会改变大脑中储存知识的硬件，我们学得越多，改变就越大。它还像下载新软件，意味着你内在电脑(大脑)的系统已经从奔腾1升级到奔腾4了。专家拥有最新的软件……你只能通过上万个小时的练习来实现升级。"

想象是一条捷径，可以帮助你强化负责新技能的那些脑细胞。如果做得恰当，它最接近真实的练习。一项实验要求被试完成新任务，并把被试分为三组：不练习组、只在心里练习的组和只实际练习的组。不练习组改善得非常少。实际练习的组改善得最多，在心里练习的组在10天后改善得几乎和实际练习的组一样多。这说明在心里练习有多么重要。

以下是想象训练的很多不同用法：

- **过去成就重现**：想象或回忆之前表现最好的时刻，例如想象过去比赛或训练中最好的片段。在比赛之前或自信心不足时这种方法特别有效。提醒自己，如果你全力以赴可以做得有多棒。
- **假设想象**：运用想象力在心里练习下次比赛前可能出现的所有情况，"如果发生了……怎么办"，例如，如果交通或人际关系出问题了怎么办？你可以通过各种心理练习来克服任何问题，比如积极的自我对话就是很好的练习方式。对于这个例子，你就可以查询其他可能的交通方式或探究如何处理人际关系上的问题。这种方法还适用于比赛中可能发生的事情，比如，如何应对充满敌意的观众。
- **应对压力**：在比赛期间运用自我对话这类心理练习，练习如何应对会导致表现糟糕的情境，比如如何应对爱炫耀的人、糟糕的裁判、注意力涣散或犯错误。
- **在头脑中排练**：为了相信自己能成功，练习相应的技术和策略。
- **强化信息**：重温白天训练中获得的技术和策略信息，试着把它加入你现

① 这本书诠释了天才成长的"一万小时法则"，其中文简体字版已由湛庐文化策划、浙江人民出版社出版。——编者注

有的知识库中。这能够锻炼负责这些技能的脑细胞群体以及包裹着脑细胞的髓鞘。

- **纠正错误，即 3F 策略：**回忆在之前的比赛或训练中什么地方出过错，或者回忆在比赛中出错时，你是否并不仓促，而且没走神。如何能避免再次犯错？记住，不要停留在错误上，而应该专注于改正，想象自己正确地施展了技艺。

我们列出了犯错误后进行想象训练时采用的 3 种方法，可以避免消极思维。

1. 改正（fix）：你做错了什么，下次怎么做能降低犯相同错误的可能性？这有助于你练习正确的方式，在未来的想象中，你应该采取正确的做法。
2. 忘记（forget）：念念不忘错误毫无意义，应该从错误中汲取教训，然后继续前进。这样可以避免你消极地对待自己的表现，以正确的方式对待错误也是学习过程的一部分。
3. 专注（focus）：回到正轨上，重新专注于手头的任务，与自我对话。忘掉它，同时把心思重新集中在手头的任务上。

制作一个锻炼大脑的音乐清单

如果使用得当，音乐就是良药。音乐能安抚、鼓励你，帮助你集中精力。在《心灵的神秘语言》（*The Secret Language of the Heart*）中，巴里·戈德斯坦（Barry Goldstein）评论了音乐在神经学方面的特质[128]。"音乐能够刺激大脑中的情绪中枢。"[129]"分泌催产素，催产素能增强亲密关系、信任和感情。"[130]"听音乐能够创造巅峰情绪，多巴胺会增加，多巴胺是大脑中产生的一种神经递质，有助于控制大脑的奖赏与愉悦中枢。"[131]"音乐常被用来帮助大脑严重受损的病人恢复记忆。音乐能帮助他们重新连接之前他们已经想不起来的记忆。"

戈德斯坦创作了一些有助于提升创造力、情绪、记忆力、感恩、活力、专注力、积极性和灵感的音乐作品，你可以在 mybrainfitlife.com 网站上找到它们。善待你的大脑，经常听一听这些音乐吧。

重视睡眠

正如我们在第 2 章中探讨过的，健康的睡眠对大脑健康至关重要，大脑勇士视睡眠为他们最重要的事情之一，会格外重视。睡眠使身体中所有的细胞恢复活力，让脑细胞有机会修复自己，有助于清理白天积累起来的毒素，激活神经连接，否则这些连接会因为活动减少而退化。如果你想皮肤光滑、活力四射、心情开朗、身体健康、体重稳定，良好的睡眠同样很必要。

约有 7 000 万美国人存在睡眠问题，随着电子产品和坏生活习惯的增多，这种状况越来越恶化。1900 年，美国人平均每天睡 9 个小时，根据最近的美国人均睡眠时间调查，现在美国人平均每天睡 6 小时 45 分钟。更令人担心的是，每天睡眠不足 6 小时的人口比重从 1998 年的 12% 上升到了 2009 年的 20%，而每天拥有 8 小时良好睡眠的人从 1998 年的 35% 下降到了 2009 年的 28%。

睡眠问题的种类有很多。你入睡困难吗？你睡得快，但一晚上醒来好几次吗？早上会起不来床吗？你或者你的伴侣打呼噜吗？所有这些问题都会损害大脑功能，使身体素质下降。每天睡眠不足 7 小时会导致大脑整体活动性降低，这会影响你的体重、皮肤、心情、健康、运动表现，最重要的是，会影响你的决策能力。失眠导致前额叶和颞叶活动性降低，影响注意力、判断力，以及大脑对冲动的控制力、记忆力和学习能力。考虑到这些情况，难怪被剥夺睡眠的人会需要费力地保持健康的情绪、记忆力或身体。

在美国睡眠协会（Better Sleep Council）的一项调查中，44% 的劳动者承认，当睡眠被剥夺时，他们更有可能变得不愉快或不友好。研究显示，不良睡眠引起的积极性降低会使你更有可能懒得参加家庭聚会和其他娱乐活动，更有可能逃避工作上的责任。社交有助于保持大脑年轻，所以，因为疲劳不参加聚会和活动也会让你情绪沮丧，使大脑早衰。而且，睡眠被剥夺后，你会懒得锻炼、懒得做爱，因此大脑和身体也得不到让你感觉良好、可改善情绪的化学物质。如果你想让心情变好，那就改进睡眠习惯吧。睡眠不足时你会吞下更多咖啡因、抽更多烟、锻炼得更少、吃更多的垃圾食品、喝更多的酒[133]。研究显示，与睡眠充足的青少年相比，睡眠被剥夺的青少年更有可能喝酒、抽大麻，甚至使用其他药物。睡眠剥夺还和肥胖[134]、Ⅱ型糖尿病、抑郁症、焦虑症、注意力缺陷多动障碍及精神疾病有关。

获得充足睡眠的三个策略是：

1. 培养睡眠妒羡心理，你必须非常重视睡眠。
2. 远离剥夺睡眠的事物。
3. 从事能改善睡眠的活动。

远离剥夺睡眠的事物

在这个每周 7 天、24 小时忙碌的社会中，什么会剥夺睡眠是人们很容易想到的问题。似乎有无数理由让成千上万的人睡不好。以下是一些最常见的因素：

- 闷热的房间。
- 卧室的灯光。
- 噪声。
- 床边的电子产品。
- 带着担忧或怒气上床。
- 药物：很多药物会妨碍睡眠，包括治疗哮喘的药物、抗组胺药、治疗咳嗽的药物、抗惊厥剂、治疗注意力缺陷多动障碍的兴奋剂。
- 咖啡因：太多咖啡、茶、巧克力或其他一些中草药制剂会妨碍睡眠，尤其是在晚上或一天中比较晚的时候摄取它们。
- 酒精、尼古丁和大麻：这些化合物对有些人来说一开始能诱导睡眠，但当身体习惯后它们就会起相反的作用，这就是睡了几个小时后你会半夜醒过来的原因之一。

- 不宁腿综合征：夜晚腿部的抽搐或踩踏板动作会让伴侣简直要疯掉，当然，有这类问题的人自己也快疯了。
- 女性问题：怀孕、经前期综合征、更年期、准更年期会引起激素水平波动，这会干扰睡眠周期。
- 打鼾：呼噜声会吵醒你和伴侣，如果呼噜声足够大的话，甚至会吵醒家里的每个人。
- 呼吸暂停综合征：这种病让你在晚上睡觉期间呼吸会短暂停止。这样的睡眠不能给予你充分休息，让你白天怠惰、注意力涣散、健忘。
- 倒班：护士、消防员、安保人员、客服、卡车司机、民航飞行员及其他很多职业需要晚上工作、白天睡觉。倒班的人特别容易受到不规律睡眠的伤害，导致极度困倦、工作效率降低，暴躁易怒和其他情绪问题。
- 充满压力的事件：所爱之人离世、离婚、重要工作项目的最后期限或即将举行的考试都会引起暂时失眠。
- 时差：跨时区旅行会对睡眠周期造成严重破坏。
- 重病也会影响睡眠，比如甲状腺疾病、充血性心力衰竭、慢性疼痛，以及未经治疗或治疗不足的精神疾病，比如强迫症、抑郁症或焦虑症。
- 阿尔茨海默病：患者可能会产生夜间幻觉或者晚上活跃，到处走动。
- 慢性胃、肠问题，比如反流。
- 男性问题：良性前列腺肥大会引起晚上频繁起夜，妨碍睡眠。

改善睡眠质量的方法

以下有 21 个帮助你入睡并睡得香的方法。记住，我们都是独特的个体，对某人有效的方法不一定对另一个人也有效。要不断尝试新方法，直到找到对你有效的方法。

- 比较凉爽的房间。
- 漆黑的卧室。
- 远离噪声或戴上隔离耳塞。

- 关掉床边的电子产品或者至少关掉声音。
- 在睡觉前，用积极的短信、电子邮件解决情绪问题，或者拿定主意第二天再处理。如果你先宽恕对方，就可以结束争执。
- 保持规律的作息时间：每天晚上在同一个时间上床，早上在同一时间醒来，周末也不例外。无论前一天晚上睡了多长时间，每天在同一个时间起床。
- 养成具有催眠作用的习惯：泡个温水澡或冲个温水淋浴，冥想或按摩，它们有助于你放松，促进睡眠。
- 睡前阅读：如果你习惯睡前阅读，一定不要看惊险小说或恐怖故事，它们不利于你入睡。
- 如果你有睡眠问题，不要在白天打盹，这是失眠者犯的最大错误之一。白天困的时候打盹会让睡眠周期变得更混乱。
- 声音疗法可以令人心情平和，让你快速入睡。想一想令人放松的声音，风铃的声音、风扇的声音或轻柔的音乐都可以。研究显示，节奏缓慢的古典音乐或每分钟 60 到 80 拍的慢节奏音乐对睡眠有帮助[135]。在 mybrainfitlife.com 网站上你可以找到格莱美获奖者巴里·戈德斯坦创作的催眠音乐。
- 喝不加糖的温杏仁乳混合液，还可以加一茶匙香草（不是人造香精）、几滴甜菊糖。它能促进分泌 5- 羟色胺，益于睡眠。
- 睡前至少两到三个小时不要吃东西。
- 经常锻炼对失眠很有帮助，但睡前 4 个小时内不要运动。晚上剧烈运动会让你精神抖擞、睡不着。
- 穿着袜子睡觉。研究发现，保持手脚温暖能够使人快速入睡。
- 下午或傍晚不要喝任何含咖啡因的饮料。
- 如果半夜醒来，不要查看几点了。查看时间会让你感到焦虑，恶化睡眠问题。
- 只在卧室和床上睡觉或做爱。性行为会促使身体释放出多种激素，使肌肉放松，提升幸福感。有健康性生活的成年人更有可能拥有好睡眠。如果你睡不着或者难以再次入睡，起床到另一个房间去。

- 催眠或冥想对睡眠有帮助。在 mybrainfitlife.com 网站上有相关的音频可以下载。
- 用薰衣草的香味促进睡眠。研究显示，薰衣草的香味能减轻焦虑、改善心情、促进睡眠[136]。
- 服用一些天然补充剂，比如褪黑素、5- 羟色胺酸（对担忧尤其有效）、镁、γ- 氨基丁酸。
- 如果不得不服用药物助眠，应避免服用苯二氮和传统的催眠药，因为它们对大脑有消极的影响。丹尼尔会给病人推荐服用曲唑酮、加巴喷丁和阿米替林。

保护你的决策能力

减少压力的最佳方法是不要搞砸。

——罗伊 · 鲍迈斯特（Roy Baumeister）

对大多数人来说，健康和人生最终的成功是一个人做过的所有决定的总和。某人如果不健康或难以取得成功时，他很可能做过数不清的糟糕决定。如果某人的情况正相反，那么他的决定的质量可能好得多。虽说不必所有的决定都英明正确，但正确的决定越多，你的相貌、感觉、情绪和行为都会越好。如果你改进了在某个方面的自控力，那么在其他方面的自控力也会得到改善。例如，如果你开始每天散步，就比较容易开始吃得健康。

如果你用心做决定，那么始终做出好决定就不难。以下是提高决定的质量的最重要策略。

- **有明确的重点。**知道自己的目标，比如利用“一页纸奇迹”，每天都看看它们。
- **制订饮食计划。**掌握几条简单的规则很有帮助，比如在餐馆吃正餐前不吃面包、不喝酒，因为它们会妨碍前额叶的功能，对决策有消极影响。

- **保持健康的血糖水平。**不要让自己感到饥饿！饥饿是好决定的敌人。每天早餐吃高质量的蛋白质，以平衡血糖水平。低血糖会使大脑血流减少。高碳水化合物的早餐会破坏你一整天的状态和决策能力。意志力和身体能量供给息息相关。少食多餐，以保持健康的血糖水平。在一项非常有趣的研究中，研究者测试了 107 对已婚夫妇睡觉前的血糖水平。之后研究者给每位夫妻一个娃娃，让他们用在娃娃身上扎针的方式发泄。血糖水平比较低的人在娃娃身上扎针的数量是其他人的 2 倍[137]。

  请保护你的血糖水平，因为你的婚姻，甚至你的人生都依赖于它。丹尼尔的一个病人曾经因为经常被捕而上了新闻头条，我们测试了她的血糖水平，发现她的血糖非常低，这很可能与暴躁易怒有关，这很可能导致她做出糟糕的决定。丹尼尔强烈建议她应该随时带着食物，保持血糖水平稳定。
- **不吃糖和人造甜味剂。**它们常常会引起你对食物的渴求，导致做出糟糕的决定。
- **每晚上至少睡 7 个小时。**少于 7 个小时的睡眠会造成大脑血流减少和做出更糟糕的决定。我俩都经常出差，但不会订早上 10 点之前的航班，否则我们在旅程中的决策能力可能会受到损害。
- **避免容易受诱惑的情境。**事先想一想，如果你知道自己要去的派对会提供不健康食品，那么去之前先吃些东西，不要让自己感到饥饿、失去控制。我们经常带着食物去参加派对，以防出现低血糖或渴求食物的情况。希腊神话奥德修斯的故事是不要让自己置身于容易受诱惑的情境中的绝佳例证：他想听塞壬的歌，尽管他知道这样做会使他无法理性地思考。按照别人的建议，他给手下的耳朵里灌了蜡，这样他们就听不见了。奥德修斯让手下把他绑在桅杆上，这样他就不会跳进海里。一听到塞壬的歌声，奥德修斯暂时失去了理智，使出全部力气想要挣脱，他想和塞壬在一起，而那意味着死亡。如果他当时选择另一条回家的路，情况会比较好，也容易得多。
- **写日记。**这有助于你聚焦于重点信息，保持生活的正轨，承担起责任。根据 2008 年凯撒医疗集团健康研究中心的研究，写日记还能帮助你加倍减肥。我们的很多病人和来访者用写日记的方法在健康方面收获巨大。一旦他们开始健康的习惯，写日记两周或更长时间后，他们会不想打破这种连续性，会坚持下去。在第7章中，你会看到我们用以举例的14天大脑提升计划。了解你应该每天加强的简单习惯，并把它们写下来，直到它们成为你的第二天性。这只需要几个月的时间，然而如果你记了日记，大脑里相应的回路就会得到强化，它们将在你接下来的人生中继续为你的健康服务。

例如，如果你注意到自己在努力克服对食物的渴求，或者很难做出好决定，那么日记会告诉你问题出在哪儿，比如你的睡眠是不是不太好，你是否忘了吃早餐，是否两餐饭之间隔太久，你是否承受着极大的压力，或者是否和不健康的人往来密切。如果你能发现自己在什么情况下容易受诱惑，就能设法克服它们。在日记中，把注意力集中在最大的诱惑、障碍和借口上，把它们写出来。把诱惑记录下来，寻找其中的规律，比如一天中什么时候易受诱惑，睡眠情况和压力水平等。从错误中学习，错误是你最好的老师，尤其是如果你探索欲强，而不只是严厉地批评自己。了解什么会促使你做出好决定和糟糕的决定。小心生活中的地雷。

用葡萄干对20个月大的学步儿童进行简单的测试，可以预测孩子8岁时在学校里的表现[138]。葡萄干被扣在透明塑料杯下面，测试孩子在拿起葡萄干之前能等待多长时间。经过几次训练后，研究者告诉孩子们，要等到被告知60秒到了时才能吃葡萄干。早产的孩子前额叶容易出问题，所以他们更有可能在时间没到前拿起葡萄干。研究发现，那些难以抑制自己行为的孩子在7年后更有可能在学业上出问题，在之后的生活中也会有麻烦，除非有人治疗他们的大脑或教他们延迟满足。意志力就像肌肉越练越强。根据我们的经验，即使是早产或大脑受过伤的人依然可以有所改进。

这不是什么新发现。早在20世纪60年代，心理学家沃尔特·米歇尔邀请学龄前儿童去他的实验室，一次只邀请一个。在实验室的桌子上有一块棉花糖，他告诉每个孩子，他们有两个选择，要么立即吃棉花糖，要么等几分钟后得到两块棉花糖。有些孩子等不及，一口吞掉了棉花糖。有些孩子用各种策略避免自己吃掉棉花糖，比如拍手或转动椅子，让自己的脸不对着棉花糖。在网上搜索“棉花糖实验”，你就可以找到一些对这个实验的重现视频。后来米歇尔追踪研究了这些孩子 14 年，他发现，能够延迟满足的孩子比立即吃棉花糖的孩子生活得更好①。耐心等待者具有高自尊，更善于应对压力和挫败，学习成绩更好，具有更好的社交技巧。

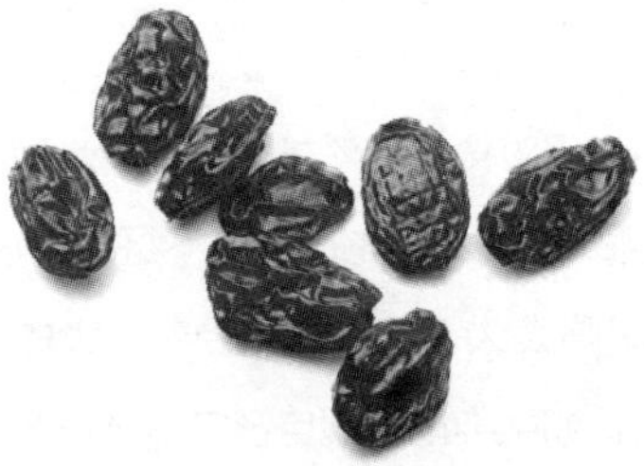

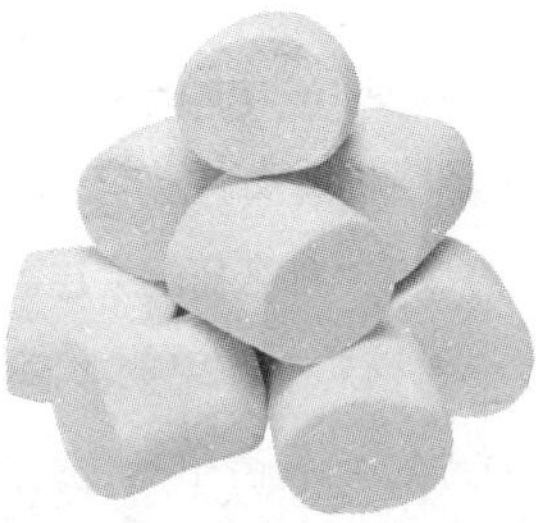

当面临“棉花糖时刻”，你能等待吗？

后来米歇尔对成人做了延迟满足的实验。在成年人用各种策略避免吃掉棉花糖时，让小孩在旁边看着成年人的表现。当轮到孩子们抑制自己的冲动时，之前吃掉一块棉花糖的孩子采用了他们刚才看到成年人努力等待的方法，也获得了两块棉花糖。在后来的追踪研究中，这些孩子的学业成绩与天生能够延迟满足的孩子的差不多。儿童和成人都可以学会做出好决定的方法和策略。如果孩子能做到，那么你也能做到。在受到诱惑时学会分散注意力，比如唱歌、散步，想一下你的目标。

探究，不要恼火，善于从错误中学习

错误会让你变聪明。

——德国谚语

探究你为什么会退步或故态复萌，不要为此恼火。不摔跤，我们就学不

① 沃尔特·米歇尔（Walter Mischel）是美国著名的人格心理学家，他在《棉花糖实验》中对实验的来龙去脉溯本清源，以破除大众对其普遍误解，本书中文简体字版已由湛庐文化策划、北京联合出版公司出版。——编者注

会走路，学习成为终身大脑勇士也是如此。为了做出改变，你必须武装起来，为前进道路上不可避免的障碍和挫折做准备。你必须找到自己最容易受诱惑的时刻并制订克服它们的计划。改变是一个过程。如果用心，艰难的时刻长期来看比顺遂的时刻更有指导性、更有帮助。接纳糟糕的日子，把它们化为提升重要健康指标数据的动力。

在亚蒙诊所里我们经常在白板上画出示意图（见图 4-1）。

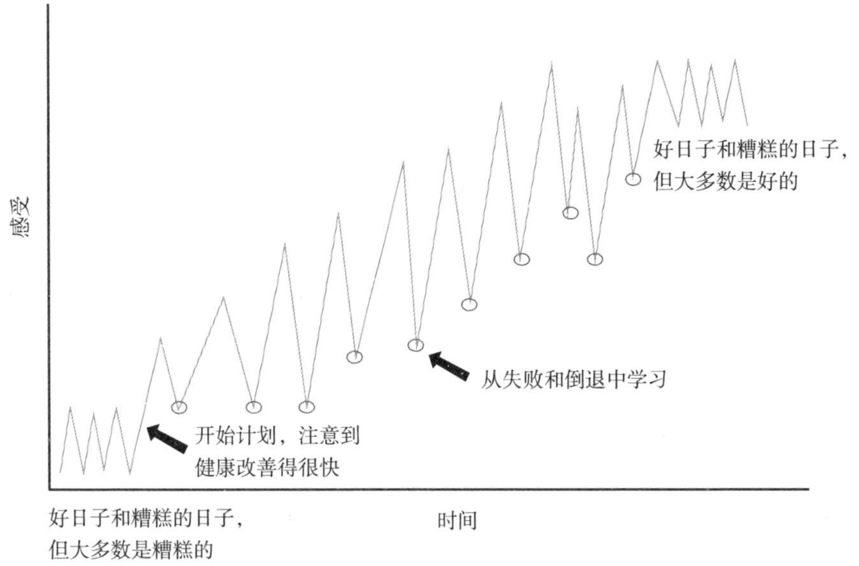

图 4-1　大脑勇士计划示意图

当来访者来见我们的时候，他们通常身体情况不好。如果他们遵照我们制订的计划，一段时间后，他们的情况会有所改善。但是没有人是直线式进步的。他们进步一些，然后退步一点儿，再进步一些，之后又退步一点儿，然后继续改善。一段时间后，他们会达到新的稳定状态，再从这里开始逐渐变好。如果你用心从退步中学习，它们能成为你最好的老师。

你会从失败中学习，还是忽略它们？新的大脑成像研究显示，有些人失败时，他们大脑中的动机部分会变得很活跃，使他们更有可能从失败经历中学习。他们有动力去克服问题，而另一些人失败时，他们大脑中的痛苦部分会变得很活跃，这使他们更有可能逃避，不去想自己的失败。这意味着他们不能从中汲取教训，可能会犯相同的错误。从失败中学习，把它们作为成功的踏脚石。

我们的很多病人和来访者发现，为容易受诱惑的时刻制定一些简单的规则很有帮助，比如：

1. 就像大脑勇士南希那样，在吃不健康食品之前先吃健康食品。
2. 把主菜分成小份，和别人分享。
3. 先吃沙拉和蔬菜。
4. 在去看球赛或听演唱会前先吃点东西，这样可以不受零食的诱惑。
5. 用小盘子就餐，这样放在盘子上的食物会比较少，你吃得也会比较少。
6. 你可以在饮食上作弊，但必须在给朋友打过电话之后，因为这样做可以让你分心，让你拖延一会儿，他们也能给予你社会支持。
7. 为渴求食物或感到失控时制订应对计划，比如散步、喝杯水，因为你可能会把渴误以为是饿，也可以玩俄罗斯方块游戏，直到冲动消退[134]。

如果你真的想改变，就必须改变让自己快乐的对象。设法找到你非常喜欢的低卡路里、营养丰富的健康食品，还要设法找到你非常喜欢的锻炼方式。我们的一位朋友就讨厌跑步，喜欢打乒乓球。意志力是一种技能，如果人们能让自己暂时转移注意力，诱惑往往会消退。

经常想着你想成为谁，像健康人士一样思考。一位注重健康的人怎么会点这样的食物呢？把自己看作“大脑勇士”这一简单行为足以改变你看待自己的方式和你的行为方式。

The Brain Warrior's Way 大脑勇士 杰基

杰基具有探究精神，能够从困难中学习，这使她控制了自己的暴食症。仅仅几个星期后她的健康就改善了很多，我们为她的进步高兴。

直到有一天她垂头丧气地走进来说，她的暴食症复发了。我们没有对她表示失望，而是探究原因："我们能够汲取什么教训？我们想知道发生的一切。"

我们发现杰基严格遵守大脑勇士计划。一个周五的晚上她答应和城外来的朋友们聚会，见到他们让她很兴奋。其中一位朋友为大家点了玛格丽特鸡尾酒，就像上大学时一样。她没有阻止朋友给她点酒，焦虑感使她静静地坐着，跟随着众人。她在心里想："我不喝酒。"因为桌上有这杯酒，她开始幻想盐、糖和苦中带甜的味道。她越是努力地尝试运用意志力，意志力似乎越不管用。很快她喝掉了一整杯酒，之后开始懊悔。接下来上了玉米脆饼，她再一次对自己发誓说不要吃。但是酒精降低了她前额叶的活动性，于是她吃掉了比预想中多得多的食物。前额叶是大脑中负责判断和控制冲动的脑区。她醉了，觉得很恶心，于是跑到洗手间设法让自己吐出来。

在调查那天的情况时，我们发现了几个重要的学习机会，帮助她拟定了未来应对的策略。

如果杰基晚上去见朋友，她必须提前吃点儿东西，确保血糖水平良好，这样她才能做出正确的决定。去提供酒的地方则意味着杰基需要提前给大脑补充营养，让大脑全副武装。那天在见朋友们之前她有一顿饭没吃。

我们需要练习应对那些喜欢推销食物的人。不要让别人给你点饮料。如果杰基自己点饮料，她会给自己点苏打水加酸橙。当朋友给她点了酒，社交焦虑使她保持沉默，她喝了酒，前额叶功能降低，使她更容易受到玉米脆饼的诱惑。

我们教给杰基一个首字母缩略词，用它来防止故态复萌。我们也把它教给了所有的病人和来访者，那就是"HALT"，它代表不要让自己有以下情况：

- **饥饿（hungry）**：饥饿会使你血糖降低，大脑的血流减少，使你更有可能做出糟糕的决定。
- **愤怒或焦虑（angry / anxious）**：研究显示，消极的思维模式也会损害大脑功能，降低做出正确决定的能力。
- **孤独（lonely）**：孤立会使你得不到别人的反馈，你更有可能变得抑郁，擅自用药。在这个案例中，杰基想要融入群体。
- **疲劳（tired）**：缺乏睡眠会减少前额叶的血流，你的决策质量会因此降低。杰基前一天晚上睡得不好，因为要熬夜做一个项目。

探究让你感到煎熬的时刻，这对从中学习至关重要。

我们很喜欢大象和骑象人的比喻，它有助于我们形象地理解大脑中通常相对的两种力量。前额叶是骑象人：它是大脑中深思熟虑的部分，试图引导你的人生。前额叶也被称为大脑中的执行部分，就像首席执行官，它负责计划、深谋远虑、判断和控制冲动。边缘系统是大象，它是情绪化的、充满力量的部分，驱使着你的冲动和欲望。只要大象遵照骑象人的指引，就会平稳前进。但是当大象非常想去往骑象人不想让它去的地方时，谁会赢得这场指挥赛？大多数人会赌大象赢。当一切顺利时，欲求（大象）往往受到了前额叶（骑象人）的控制，但如果大象受到惊吓或者变得紧张或害怕时，它就会摆脱控制。

那么我们该如何整合大象和骑象人，使我们的前额叶和边缘系统、目标和欲望、思想和行为更同步？我们需要通过不断地训练，就像驯兽师训练大象那样。你用明确的目标、没有自动产生消极想法的思维、良好的睡眠、稳定的血糖，并通过保护好前额叶来驯服内在的大象。

想一想这样的场景：你内在的大象很想吃一大块糕点，促使你血糖升高。但是作为大脑勇士，你的大脑受到了训练，它会停下来思考吃糕点的后果：疲劳、头脑糊涂、糖尿病和超重。你想得到更积极的结果，所以你做出了不同的选择，比如切个苹果，加些杏仁酱，做出了健康的零食，这不仅满足了你对食物的渴求，而且让内在的大象安静了下来。

上帝赋予你比较大的大脑是有道理的。按比例来看，骑象人拥有更大的大脑，这是为了做出更好的决定。

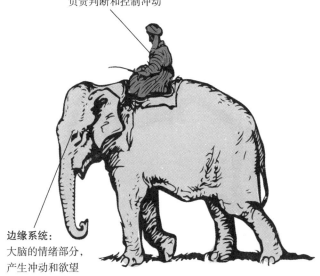

大脑勇士之道：训练 The Brain Warrior's Way

1. 带着目的、感恩和感激之心开始每一天
2. 选择让你“聪明”的锻炼方式
3. 锻炼你的大脑
4. 提升正念，对抗压力
    - 放慢呼吸，尤其是当你呼气时
    - 杀死“蚂蚁”
    - 心率变异性训练
    - 祈祷、冥想、自我催眠和引导想象
    - 制作一个锻炼大脑的音乐清单
5. 重视睡眠

6. 保护你的决策能力

- 有明确的重点
- 制订饮食计划
- 保持健康的血糖水平
- 不吃糖和人造甜味剂
- 每晚至少睡 7 个小时
- 避免容易受诱惑的情境
- 写日记

7. 探究，不要恼火，善于从错误中学习

The Brain Warrior's Way

05

大脑勇士的本质

将痛苦转化为意义

命运对战士低语："你承受不住风暴。"战士低声回应道："我就是风暴！"

——佚名

改变世界的呐喊

在《星球大战》里，没有达斯·维德（Darth Vader）就没有绝地武士卢克·天行者（Luke Skywalker）。在现实生活中，没有种族隔离，我们大多数人永远都不会知道纳尔逊·曼德拉这个名字。没有敌人，就没有战士的旅程。太多的人，包括我自己也会悲叹、抱怨生活中的艰难困苦，觉得不公平，但是我们的天赋正是通过考验显现出来的。通过战胜诱惑和困难，我们变得更强大，更有价值。你的天赋反映了你的"本质"，反映了你内心深处激荡着的热情。我们可以说它是你的气概或"勇士的气概"，它往往是从挫折和痛苦中来的。

在第1章中，我们探讨了为什么要获得健康，也就是获得健康的动机。记住你想变得健康的原因和动机很重要。你的本质不同于动机，虽然两者往往有联系。你的理由可能很简单，比如"我讨厌生病"或"我想健康长寿"，这些都是很好的动机，但不是本质。你的本质关系到比你自己更重要、更宏大的事物。

勇士的呐喊发自内心深处，是从本质中产生的，而不是源自表面的创伤。勇士的呐喊源自情感的痛苦、不公正和他人的苦难。勇士热衷于真正重要的事情，而且不会隐藏它。勇士的呐喊会改变家庭、社区、国家，甚至改变世界。

The Brain Warrior's Way 大脑勇士 戈尔德贝格

我们的朋友埃利梅莱赫·戈尔德贝格（Elimelech Goldberg）发出了全球都能听到的呐喊，这呐喊与他减轻患病儿童的痛苦这一愿望产生了共鸣。

戈尔德贝格臂弯里抱着女儿，她小小的身体软绵绵的，已经没有了生命，年仅两岁的她死于白血病。这是一场残酷而可怕的战斗。尽管女儿的痛苦让他心碎，但女儿安慰他的话让他感到慰藉，这些话充满了智慧，超越了她已有的知识。治疗导致她身体上的皮肤一点一点地脱落，她会礼貌地跟护士说："今天请不要用药了。"当爸爸徒劳地安慰她时，她会躺在爸爸的胸口反过来安慰爸爸："我没事，爸爸，我爱你。"在生命的最后几个小时里她微笑着，表情坚定地看着爸爸。当别人问她想去哪里时，她指着天堂。

戈尔德贝格之后的生活变得支离破碎，他无法接受这件可怕的事。由于对上帝的信仰使他有力量承受其他父母无法承受的悲剧。信念的力量比他自己、比带走他可爱女儿的癌症更强大。没有这份信念，他的生活就会变得毫无意义。他全心全意地相信上帝要赋予他重要的职责。上帝对他的人生有规划，不容他争论或质疑。上帝的规划不久就变得清晰起来。

在1999年，戈尔德贝格成立了一个非营利性组织"小孩踢走癌症"（Kids Kicking Cancer），他成了负责人。有一天，他走向医务室，医务室看起来就像树林里的一家小小医院，他看到两名护士抓着一个5岁孩子，孩子则发出可怕的尖叫声。另一名护士试图把一根大注射针插入小男孩的胸口，为他做化疗。小男孩的叫声让他受不了，他大喊道："等等。"护士们停下手，小男孩也停止了尖叫。戈尔德贝格告诉小男孩："我是空手道黑带。我可以教你几招空手道吗？"小男孩高兴得几乎从桌子上跳下来。"在学空手道时教练教导我说，疼痛是你不必关注的信息。"他们一起做了简单的太极呼吸。20分钟后，护士拔出针。男孩看着护士问："你已经打完了吗？"就是从那个时候开始，"小孩踢走癌症组织"诞生了。

通过这个组织，戈尔德贝格和懂心理的武术家帮助住院的孩子们减轻癌症及其他疾病带来的疼痛，教他们像武术家一样思考、行事。戈尔德贝格教孩子们冥想呼吸法，帮助他们"吸入光明，呼出痛苦"。他让这些小勇士穿上空手道服，教他们做能赋予自己力量的动作，强调他们能做的事情，弱化他们不能做的事情（见下图）。结果令人震惊！当医护人员走进来给他们做治疗时，这些充满勇气的小勇士不再尖叫，拒绝被按住，而是用新学到的武术技能来应对。有时他们甚至拒绝用止痛药。他们的新宣言通常是："我是武术家！你不需要按住我。我不会哭的，我很强大！"

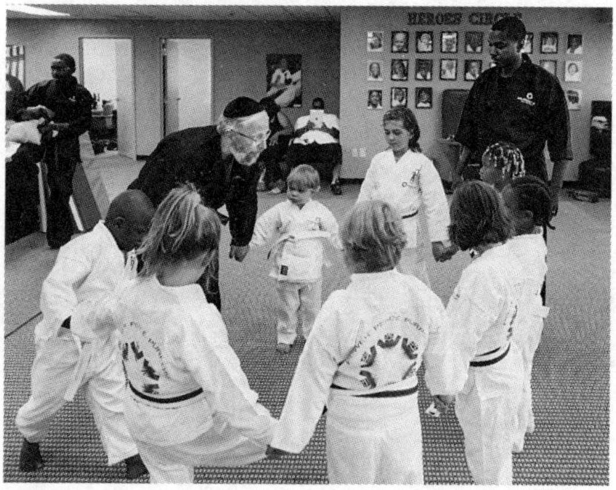

戈尔德贝格在世界各地旅行，吸纳有资格的黑带成为该组织的教员。他曾和孩子们一起上过《早安美国》（*Good Morning America*）和《早间秀》（*Early Show*）节目，曾被美国《人物》杂志报道过。在2014年，戈尔德贝格入选美国有线电视新闻网（CNN）10位平民英雄。他的战斗呐喊正在改变世界，使世界变得更美好。戈尔德贝格是我们敬仰的人，因为他把自己的痛苦转化成了帮助他人的热情。

气是武术中的一个常用语，它的定义是“身体、心理和呼吸的和谐交融”。气意味着精神。练习者运用响亮的气合，学会聚焦于气，以获得最大的力量。

气合，即勇士在战斗中发出的喊叫，意指“精神的表达”。它提醒我们呼吸，表达了我们的精神。它对我们和进攻者具有心理影响，能够提升我们的信心，震慑进攻者，给予我们力量。深呼吸时，伴随着肾上腺素反应被释放出来的应激激素会平息下来。正如我们在第 4 章中探讨过的，在亚蒙诊所我们会让病人练习深呼吸，获得放松和自我控制，这样他们就能战胜焦虑和恐惧。因此，像气合这样的呼吸练习有助于人们使身体、心理与精神重新实现和谐一致。

发现你的目标

大脑勇士充满激情，这种激情往往源自他们经历过或见证过的痛苦或苦难。激情这个词的拉丁文词根是 pati，意思是“受苦”或“忍受”。表现在你非常爱某人，愿意为他而战斗，比如基督的激情。大脑勇士不一定都经历过刻骨铭心的痛苦，但根据我们的经验，大多数充满激情的大脑勇士都有过这样的经历。大脑勇士的痛苦不一定是切身的痛苦，就像塔娜与癌症斗争的过程中所经历的痛苦。但就戈尔德贝格的情况而言，激情来自看到别人受苦，尤其是我们所爱的人。

你在什么地方受了伤害？过去你受过怎样的苦？你看到过谁受苦？如何能把痛苦转化为充满激情的呐喊，改变你的生活、你的社区，甚至改变世界？你也许不认为自己那么重要，大多数身负重要使命的人一开始也并不认为自己重要。一开始的愿望通常只是摆脱个人痛苦或让你所爱的人摆脱痛苦。

你的本质和你的精神是相互交织的，它们不可分割。对于精神，我们最喜欢的定义来自克里斯蒂娜·普哈尔斯基（Christina Puchalski），她是乔治·华盛顿灵性与健康研究所（The George Washington Institute for Spirituality &

Health）的创始人。她写道："精神给予你生活的意义，促使人超越自己。"虽然精神通常包含宗教，但它是更宽泛的概念，它关系到你如何在世界中表达你的精神，与更宏大的目标联系起来。祈祷、冥想、回馈、与上帝或与"更高力量"的关系都是精神的表达。每天进行这些简单的修炼能让你心明眼亮，减少焦虑，帮助你看到更宏大的目标。多项研究显示，有深切的目标感和意义感的人比较长寿[140]。在一项针对9 000多名平均65岁以上人士进行的研究中，研究者发现，与没有什么目标感的人相比，具有强烈目标感的人在接下来的八九年中死亡的可能性低30%[141]。

我们最喜欢用下面这个问题来帮助人们发现自己的目标：你的存在将如何使世界变得更美好？如果你回答不了这个问题，那么它值得你花时间去想一想。你拥有的什么技能可能对别人有帮助？你可以做什么来让世界变得更好？

我们看到很多病人缺乏目标感和意义感，他们缺乏和上帝或者和比他们自己更宏大的事物的联系，无论是通过宗教、宗派还是个人对上帝的信仰。缺乏目标感和意义感会使人感到孤独、抑郁，认为自己不重要。但事情不该是这样的。

发现本质的步骤 The Brain Warrior's Way

厘清思路，思考以下问题，或者把你的想法和对以下问题的回答记下来。

1. 想一想过去或现在生活中发生的痛苦和不公正。身体的什么部位能感受到它？它对哪里有伤害？
2. 想一想你非常热爱什么。它和你的苦难有什么联系？
3. 你愿意为什么而战斗？把你认为自己会不顾批评或排斥也要为之战斗的事情写下来。
4. 你对自己热爱的事情有什么想法和感受？记日记往往有助于人们

认识具有驱动力的行为。

5. 每天冥想或祈祷时有意识地思考你非常热爱的事情，或者探寻你最热爱的是什么。
6. 问你自己：为什么我的存在可以让世界更美好。如果你不确定，把你的技能、兴趣和热爱的事情写下来，问自己，为了创造不同，为了给世界带来快乐，使世界变得更好，你今天可以采取什么行动，每天可以怎么做。
7. 找到让你尊敬的、充满激情的人，请他指导你。
8. 指导别人。创造持久改变并更加热爱你所喜爱的事情的最有效方法是指导别人，看着他们成长。当他们越来越健康时，你也会充满生机、不断成长。

大脑勇士和其他受苦受难的人有一个明显的区别：大脑勇士被打倒后会重新站起来。他们就像牧羊犬，他们会战斗，在别人无法生存的地方生存下来。很多遭受过巨大痛苦和不公正的人会一蹶不振，很多人没能复原，没有学会有效地应对。很多人用食物、药物、酒精或性进行自我治疗，或者成了悲剧的受害者，痛苦成了他们伤害自己的借口。大脑勇士也会苦苦挣扎，但他们不断尝试，在感到脆弱时会依赖群体。他们知道勇士的伤疤能避免未来的疼痛。大脑勇士把痛苦转化为激情，这份激情赋予了他们力量，使他们能履行改变世界的使命。

大脑勇士清楚自己的目标，不会受“我不行”这类话的影响。有时痛苦反而会激发他们的热情。我们的朋友雅各布就是很好的例子，他没有让“我不行”这样的话主宰他的命运，尽管他感到很痛苦。

The Brain Warrior's Way 大脑勇士 雅各布：直面挑战，毫不畏惧

只要有激情、目标和计划，就会发生奇迹。2015 年 5 月当塔娜结束了三小时艰苦的搏击格斗术黑带考试正在休息时，高级教练肯·凯

洛格（Ken Kellogg）走过来问，她是否愿意见一位武术同道。凯洛格解释说，雅各布那天专门赶来看塔娜的考试，希望能见见她。塔娜感到很荣幸，刚见到雅各布时她有些吃惊。雅各布坐在轮椅里，他脸上的笑容是塔娜见过的最有感染力、最真诚的，虽然他的五官有点歪斜。雅各布天生患有大脑性麻痹，塔娜立即明白了雅各布很特别的原因。他洋溢着快乐和热情，不过"武术同道"的说法让塔娜很困惑，塔娜相当健康，即使如此，为了应付武术课程她也不得不使出全力。她无法想象患有大脑性麻痹的雅各布如何能坚持下来。她很了解训练他们的人，他们不会怜悯你，或者给你一个荣誉饰带。不过塔娜和丹尼尔都知道，充满激情的人总能够超越挑战或情境设置的限制。

雅各布的积极态度和努力一直鼓励着我们，但最激励我们的是他获得了肯坡空手道棕带。多年来他接受着高强度的训练，把身边的一切用作武器。他把轮椅升高，转动轮椅，挡住打来的拳头，甚至能给对手一个锁喉。雅各布不断扩展他的身体极限，他喜欢这样做。雅各布成功的秘诀在于永远不让极限成为他放弃的借口。

塔娜向他表示祝贺时他首先把荣耀归功于上帝，然后感谢教练和一直以来帮助他的其他学员。我们很喜欢他的一句话："感谢没有把我当残疾人来对待的教练和朋友们。"雅各布有意不和会妨碍他进步的人在一起，你也应该这样。因此他拥有非凡的生活，对上帝心怀感恩。这就是本质。

在听到人们说"这太难了，我做不到""我太老了""我太累了"，或者其他任何借口时，有雅各布这样一个朋友对比着有时会让我们感到更加沮丧。在说"我不行"时，你是在剥夺自己的力量。你的潜意识可没有幽默感，你让它做什么它就做什么。为了打破这种定式，我们经常会拿出雅各布的照片说："我不太明白你的意思。你能告诉我，你为什么不行吗？如果你不想或不愿意做，直接说出来，但是请不要说你不行。"

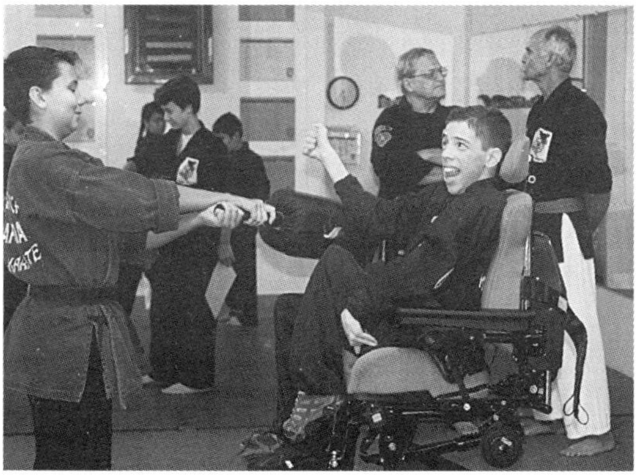

武术同道雅各布

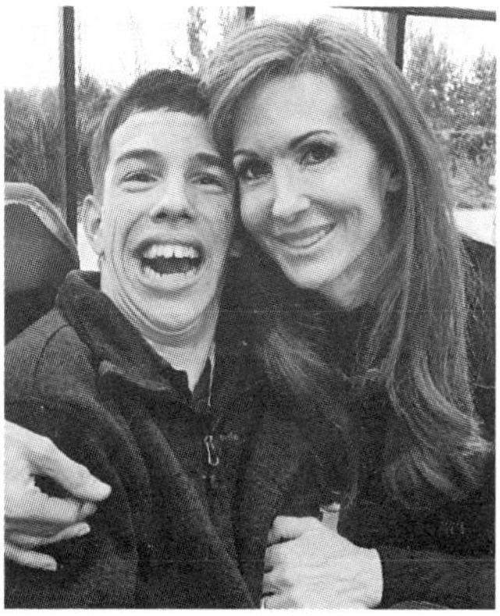

塔娜和雅各布的合影

大脑勇士并非无所畏惧，但他们凶猛坚强。当成为大脑勇士后，勇气会取代令人软弱的恐惧。勇敢并不代表没有恐惧，而是指即使在非常害怕时也会采取行动。父母们通常比较熟悉这种感受，尽管害怕，但他们愿意为了保护孩子而牺牲生命。他们把恐惧视为写着“注意，有危险，准备好保护你的孩子”的警示牌。我们希望你把这种热情和勇气引入大脑勇士的实践中，它关系到保护你自己和你所爱的人，这样才可以避免威胁你们生命的事物。

需要被特殊照顾的孩子的父母往往最具保护性，他们不得不这样，因为他们每天都生活在战场上。他们坚持与医院斗争，医院并不总能有效地提供更多、更好的治疗和照顾，也不能更好地保护你的孩子使他们享受到更多关怀。这些父母每天 24 小时戒备，密切注意孩子癫痫发作、呕吐、异样的呼吸、腹泻、体温突然升高和认知的细微改变。他们还要留心不让孩子有褥疮和感染。可悲的是，由于很多孩子无法正常与人沟通，所以父母必须高度警觉，避免孩子受到伤害。可以说，这些父母根本没有休息的时候。

我们有过这样的亲身经历。我们的外孙女艾米患有癫痫，现在语言能力和身体发育依然迟缓。她的父母愿意为她做一切事情。日夜不停地看护孩子让很多父母精疲力竭。因为把全部精力用在了孩子身上，他们常常会变得疲惫不堪、情绪低落、婚姻亮起红灯。我们感叹他们牧羊犬式的付出，但也知道如果他们能照顾好自己，经营好他们的婚姻，爱护他们的大脑，他们可以更有效地保护孩子。就像你在飞机上会听到的安全须知："如果您是与儿童相邻而坐，先戴好自己的面罩，再帮儿童戴上面罩"。

丽萨·阿克曼（Lisa Ackerman）是自闭症治疗论坛（Talk About Curing Autism）的创始人，它是为了帮助阿克曼的儿子和其他有自闭症儿童的家庭创建的。这个论坛从痛苦中诞生，现在它为全球无数家庭服务。以下是丽萨自己的叙述。

The Brain Warrior's Way 大脑勇士 丽萨

1999 年 9 月的时候，"自闭症"这个词一直在我耳边回响，就像隆隆炮声发出的警告。我和丈夫知道儿子杰夫有点儿不对劲，但我们从来没想过他会是自闭症。在神经学家做出明确诊断后我们又拜访过很多专业人士，包括医生、语言病理学家、听力学家和行为学家。拜访过的专家数也数不清，而我们得到的答复都是：自闭症没有希望，无法治愈。最初三位医生建议我们在杰夫两岁半的时候给他找一家安置机构。我们不愿放弃杰夫，丈夫和我花了大量时间与一些自闭症孩子的父母交流，阅读了几十本相关图书，观看了无数段教育视频，当然，我们也会经常上网查资料。我们相信杰夫会超越自闭症这个标签的限定，拥有美好的未来。最重要的是，我们要振作起来，改变杰夫的未来要靠我们自己。

杰夫被诊断患有自闭症后，最初的那段日子很难熬。我们花了无数时间做调查研究、阅读、与他人交流，想着难道就没有更好的方法吗？难道以前没有人做过相同的调查研究，这样可以节省时间更快地帮助杰夫吗？到了 2000 年 11 月，我们 16 岁的女儿劳拉建议设立一个父母支持群。丈夫和我都觉得我们不够格，但也确实希望有其他家庭的陪伴，也方便聚在一起分享信息，尤其是分享新的研究和可以采取的新疗法。我们还希望建立一个社区，让那些对自闭症儿童的未来怀有坚定希望的父母、积极自学自闭症知识的父母，以及其他有类似问题的家庭可以相互鼓励和支持，还可以提升大众对自闭症的认知。

2000 年，自闭症治疗论坛在一间客厅里诞生了，参加的家庭很少。到了 2016 年，我们已经为美国近 5 万个家庭服务了。从南加州一个“草根组织”开始，自闭症治疗论坛发展成为全国性组织，在 24 个州有实体分论坛，在其他州设有在线分论坛。

我的儿子杰夫现在怎么样了？他长大了，在普通高中读书，和同学们学习一样的课程，成绩也很好。他可以参加学校的舞会和各种活动，也申请了大学。他可以随意与人交谈、开玩笑、拥抱，甚至加入了高中生越野队。他很合群，生活中有一些朋友，很活跃，有着光明的未来。他也是我知道的最善良、最令人愉快的人，总是带着微笑（见下图）。这与最初的诊断和对他未来的预测相去甚远。

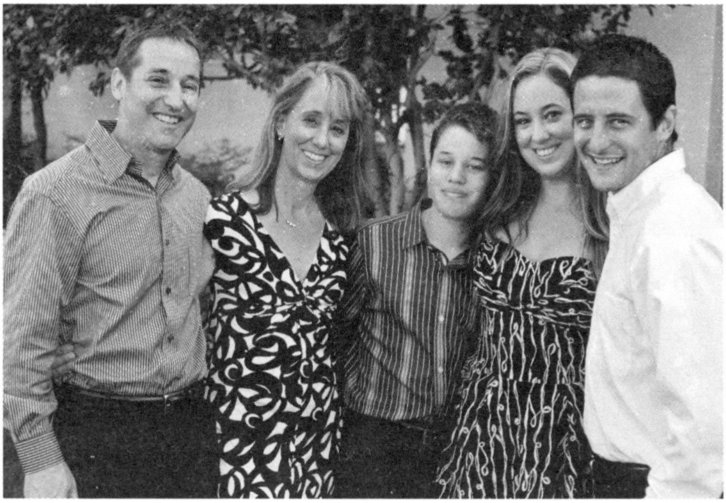

丽萨、杰夫（中）及其家人

自闭症治疗论坛的目标是为有自闭症孩子的父母提供教育、支持和信息，让他们充满希望地帮助孩子尽可能康复。

如今自闭症的治疗选择很多，它们有助于缓解孩子的症状。我们会在论坛上分享这些来之不易的知识和经验，这样可以帮助你的孩子马上开始治疗。来咨询我们吧，因为我们是自闭症孩子的家长，我们和很多孩子一起经历过、治疗过。我们中的一些家庭每天依然在努力帮助孩子们，我们对孩子永远都不会放弃希望。我们是帮助自闭症家庭的自闭症家庭。

战胜自闭症之旅是艰难的，它是一场马拉松，不是冲刺，所以要抓住每天、每小时、每分钟，一点点地进步。这会很难，但回报巨大，它会改变你和家人的生活，最重要的是，会改变你的自闭症孩子的生活，你们都将拥有更光明的未来。

由于经历过痛苦，丽萨非常热衷于帮助自闭症患者家庭团结在一起。帮助其他自闭症患者家庭存在于她的本质、她的灵魂中。就像戈尔德贝格和丽萨，大脑勇士的使命或目标涉及个人。帮助他人的热情和愿望使他们能够承受任何批评，他们意识到目标比自身感受更重要，即使别人的批评或者自己希望受欢迎和追求完美的意愿曾经令你退缩，但在接触到真正的目标后，别人的想法就再也不能左右你了。顺便说一下，完美主义似乎是很多人与生俱来的一种病，但它是我们成功道路上的绊脚石。你会意识到，活着不是为了博得多少人来喜欢你，也不是为了在生命结束时获得“最受欢迎奖”。这种领悟会带来巨大的解脱感。你来到这世上是为了用你的独特之处，尽可能对这个世界产生一些影响。

The Brain Warrior's Way 大脑勇士 钱伯斯

“9 · 11”事件发生时，陆军上校吉尔 · 钱伯斯（Jill Chambers）正在五角大楼里办公，他的办公室距离飞机撞击的位置仅隔着两个走廊。“他们都是我的朋友，在过去 25 年里我们一起成长。在参加了第 11 个葬礼后，我不再参加葬礼了，因为我受不了。”在访谈中钱伯斯对我们说。

很多年来，她从未对别人说起噩梦中有一架燃烧的飞机追着自己的事，也没有提起自己失眠到每晚睡不超过三四个小时。就像很多患有创伤后应激障碍的人一样，她认为这些问题是“生活中正常的一部分”，根本没有去理会它。

到了 2007 年，美军服役士兵的自杀率突然升高。美国参谋长联席会议主席、海军上将迈克尔·马伦（Mike Mullen）让钱伯斯担任主管复员军人问题的首席特别助理。钱伯斯被单独委派的任务是查明受伤士兵所面临的真实情况，提出强有力、实时的策略和建议。马伦上将下决心在自己的监管下，没有一个跌倒的战士会被丢下不管，他让钱伯斯心怀这样的目标去工作。

2008 年，乔治·凯西（George Casey Jr.）将军公开称赞钱伯斯的工作，发起了军人与家属综合健康计划（Comprehensive Soldier and Family Fitness Program），聚焦于提升军队 5 个维度的力量：社交、情绪、家庭、精神和身体。美国军队在几十年后终于开始谈论并解决服役士兵及其家属的心理健康问题了。

钱伯斯取得的成就让她很激动，她决定在 2009 年 4 月退役。退役后，她意识到“9·11”事件也给她造成了创伤后应激障碍，她花了整整三个月时间专门来改善自己的身心健康。一位医生朋友给她介绍了神经反馈训练法和引导想象疗法，这彻底改变了她的生活。到 8 月底时，钱伯斯的睡眠改善了，晚上不再做噩梦。她开始对整合疗法着迷，因此她读了丹尼尔的《幸福脑》，之后她产生了大脑妒羡，开始实践大脑勇士之道。

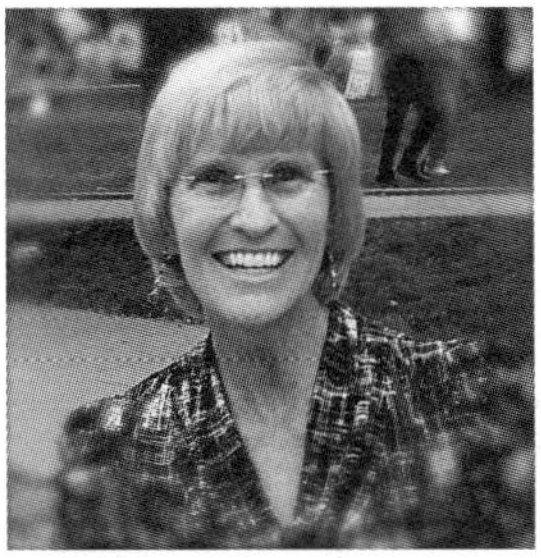

钱伯斯是一位真正的勇士，她不再吃小麦和糖，开始监控自己的重要健康指标数据，加入了我们在线的大脑改善项目“健康生活”（Brain Fit Life）。吉尔描述了她通过这个项目取得的成功：“我的焦点集中在大脑游戏上，后来我有意识地把焦点引向生活的其他方面。我还看了很多课程视频。早上或晚上我会抽出 7 分钟学习新事物，由此培养自信和复原力。我非常喜欢这样做。如果 10 年前在五角大楼工作时有这个项目，我会势不可当。”

钱伯斯不仅成功地改善了自己的健康，而且现在正通过她组建的非营利性网站 ThisAbleVet.com 把这种方法发扬光大。她的项目对那些愿意为自己的健康负责的老兵们免费。钱伯斯会为老兵们提供一些健脑法，以及她自己在生活中使用的工具和资源。钱伯斯把自己的痛苦转化为激情，她找到了自己的本质。

The Brain Warrior's Way 大脑勇士 塔娜：分担痛苦，痛苦会减少

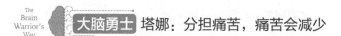

20 岁刚出头时，糟糕的健康状况最终使我放弃了挣扎，屈服于一直威胁着我的抑郁阴霾。我相信上帝已经放弃我了，自认为人生毫无意义。实际上放弃的人是我，不是上帝，但我无法看透我的痛苦，并认识到我的人生自有特殊的安排。我怎么会知道几十年后，在我 40 多岁时我会达到最好的身体状态，能够把自己的痛苦转化为帮助他人的激情！遇到丹尼尔之后他开始鼓励我与别人分享我的故事，把我的疗愈方法教给他们。但是这意味着我要冒险进入可怕的领域，即展示我的弱点！我绝对不想砸掉我几十年来小心翼翼构建起来的心理高墙。我的故事太令人痛苦了。我确信，如果人们知道我的人生曾经多么混乱、多么乏味，我曾经犯过多少错误，这一切曾是多么丑陋，他们绝对不会接纳我，更不用说听我指导了。我确信一件事：人们想从完美的信息传递者那里听到完美的信息，哪怕那只是表象。

一段时间后，我逐渐意识到丹尼尔是对的。心理的高墙一点点倒塌，真正的疗愈开始了。快乐取代了恐惧和愤怒。过去的痛苦拉近了我和那些缺乏目标感的病人的距离。分担痛苦，痛苦就会减少；分享快乐，快乐就会增加。痛苦的减少就是快乐的增加。

我的新祈祷文是上帝派我来做信使，事实如此。这是一份礼物，是我的目标、激情和本质。漠视它就相当于拒绝上帝的礼物。

你的人生本质、激情和目标是什么？如果你不知道，现在是时候反复向自己提出这个问题了。

大脑勇士之道：本质 The Brain Warrior's Way

- 将痛苦转化为目标，发现你的本质。
- 你愿意为谁或什么而战斗？
- 做不到只是一种心理状态。
- 永远不要让别人的意见左右你的人生策略。
- 问自己，为什么我的存在可以让世界更美好。

The Brain Warrior's Way

06

大脑勇士的责任

建立并保护你的大脑勇士部落，从现在直到未来

以身作则不是另一种教育方法，而是唯一的教育方法。

——爱因斯坦

成为严肃认真、百折不挠、负责任的大脑勇士

> “获得健康的最快方法是，找到你能找到的最健康的人，尽可能多地待在他身边。”

你的生活不只与你有关，还与你的后代有关。遗传学的一个新领域，即表观遗传学在过去20年里有了突飞猛进的发展。表观遗传学的意思是“基因之上或基因的上层”，它关系到遗传学上的新发现：你的习惯、情绪和环境会打开或关闭某些基因，使你、你的孩子、你的孙辈，甚至重孙辈比较容易生病或不容易生病。你的习惯、情绪和环境会深深地影响你的生物性，引起基因的改变，这些基因会被传递给之后的几代人。正是这些表观遗传学的“标记”或“蚀刻”告诉你的基因，是要更明显地表达自己，还是更含蓄地表达自己。直接的环境因素，比如饮食、压力、毒素和胎儿期的营养正是通过表观遗传学影响基因的，这些基因会被传递给你的子孙后代。这让我们想起了《出埃及记》（*Exodus*）中刺耳的至理名言：“必追讨他的罪，自父及子，直到三，四代。”（34：7）

2006年的一项研究显示，如果男孩在青春期之前，比如十一二岁时开始抽烟，那么他们的孩子肥胖的风险更大[142]。11岁时一个愚蠢的决定会影响未

来几代人。肥胖只是开端[143]。有些研究者认为表观遗传学是探究某些癌症[144]、某些类型的痴呆[145]、精神分裂症[146]、自闭症[147]、糖尿病[148]，甚至日常生活中惊恐和恐惧的关键。

你是否会毫无缘由地害怕某些东西？美国艾莫利大学（Emory University）的布莱恩·迪亚斯（Brian Dias）和克里·雷斯勒（Kerry Ressler）做了一个以小鼠为对象的实验[149]，每当空气中弥漫着樱花的香味时，他们就轻微地电击小鼠，使小鼠逐渐害怕樱花的香味。这叫经典条件作用，类似巴甫洛夫在20世纪20年代对狗做的实验。迪亚斯和雷斯勒吃惊地发现，小鼠的第一代和第二代后代也害怕樱花的香味。通过把电击"蚀刻"在小鼠的基因中，对樱花香味的恐惧被传递给了后面几代小鼠，哪怕年幼的小鼠从来没有受过电击。这项研究具有深远的影响：像恐惧、焦虑，甚至仇恨和偏见这类情绪可能具有代际起源。前面几代人的压力还和后代的抑郁症、反社会行为、记忆力受损有关。幸运的是，祖先的压力可以通过自主控制向两个不同的方向发展。例如，另一项研究发现，前面几代所承受的压力有助于动物学会更好地应对逆境[150]。

人类基因在表观遗传学上的改变通常有助于孩子和孙辈为相似的生活环境做好准备，这有助于他们的生存。但如果环境是有毒的，就像今天这个充斥着不健康选择和污染的疯狂世界，我们便有可能会伤害后代。

> 你要通过今天的行动来表达对孩子和孙辈的爱。大脑勇士会对所爱的人负责。

适当的社会连接会让你变得更聪明，不当的连接会伤害你

自从人类诞生以来，人们团结在一起，形成部落。这样做的原因很简单，那就是为了生存。与史前落单的战士相比，现代单打独斗的战士也好不到哪儿去。人类天生是社会动物，需要团结在一起。根据生物学家爱德华·威尔森（E. O. Wilson）的观点，所有人都需要从属于一个群体，向他们所隶属的群

体表达忠诚，为了争权夺利，甚至不惜把敌人妖魔化。

促使部落获胜的力量也会使它容易受伤害，有时甚至使部落变得很危险。这就是我们必须小心地选择部落的原因。然而，真正重要的是社会连接的性质。对一个部落来说，拥有明确的道德准则和价值观很重要，它不应该受到羊群心态的干扰。记住，羊不是很聪明，它们会跟着其他羊跳下悬崖。

人从属于某个部落的好处

The Brain Warrior's Way

- 得到他人支持
- 获得成员资格
- 安全保证
- 归属感
- 影响力
- 社会连接和团结
- 忠诚
- 你信任的人给予的准确反馈
- 解决问题的不同观点
- 保持健康的动力

弗雷明汉心脏研究（Framingham Heart Study）的最新研究结果显示，老年人之间的社会连接与一种叫作脑源性神经营养因子的蛋白质水平存在正相关关系。这种蛋白质与记忆、学习能力和痴呆、脑卒中的患病风险有关[151]。社会连接越多，脑源性神经营养因子的水平就越高；社会连接越少，脑源性神经营养因子的水平就越低。脑源性神经营养因子水平的提升与一系列保护大脑的行为有关，比如吃低卡路里食物和锻炼。增加脑源性神经营养因子还能促进新神经元的生长，促进神经元之间连接的形成。

部落的弱点和潜在危险 The Brain Warrior's Way

- 容易被他人不健康的习惯动摇决心
- 部落会无视个人的想法
- 会形成羊群心态
- 会对其他部落产生歧视
- 对其他部落缺乏同理心
- 产生势不两立的心态
- 遵循传统的要求会扼杀创造力

谨慎地选择与谁为伍

部落中的人们会互相影响。你与谁一起生活非常重要。与你关系近的人会影响你的寿命和幸福程度，所以一定要有选择性，因为别人会影响你的大脑、情绪和身体健康。一些研究发现，如果你和不健康的人在一起，你会沾染上他们的习惯。在《新英格兰医学杂志》(*New England Journal of Medicine*)上发表的一篇文章显示，与疾病传播最相关的因素之一是与你相处时间最长的人。有一项针对 1.2 万人进行的研究，从 1971 年到 2003 年跨几代人对他们做心脏调查，研究发现，如果某人有肥胖的朋友，他们自己变得肥胖的可能性会增加 57%。如果双方都认可对方是自己的密友，那么变肥胖的可能性会增加 171%。友谊显然具有最强的相关关系，无论朋友之间相距多远，因为地理上的距离被证明是可以忽略的因素。兄弟姐妹间的影响也很大，如果你有一个肥胖的手足，你变肥胖的可能性会增加 40%。正如我们在本书前面章节探讨过的，肥胖与很多健康问题有关，包括抑郁症和痴呆。

这项研究强调了社会网络对健康问题的影响，并提出了一个重要观点：健康受到很多因素的影响，最重要的是我们身边的伙伴。友谊的影响是双向的。

> **研究发现，当有健康意识的朋友变得更健康时，他们的朋友也会变得很健康。**

通过成为大脑勇士，你可以影响整个朋友圈和亲属圈，使他们活得更健康、更快乐。如果你在朋友圈里带头改善健康，你的朋友和他们所爱的人也会受益。这项研究的设计者说："人们彼此相互联系，他们的健康也相互关联。"人们可以通过健走群、健康烹饪群、冥想群、学习新事物群等一起改善生活。当你和关注健康的人在一起时，你就更有可能也会关注健康。

让别人和你一起追求健康是一种双赢。这样做对他们有帮助，对你也有帮助。作为个体，当我们的情绪健康时，人际关系就会更好，身体也会更健康。如果我们的身体健康，就会感染周围人。从锻炼、健康饮食、情绪良好的角度来看，我们的人际关系会变得更好，我们也会看起来更年轻。无论对于接收者、给予者还是分享者来说，健康都是非常棒的礼物。

The Brain Warrior's Way 大脑勇士 朱迪

大约在与华理克牧师、马克·海曼一起发起"丹尼尔计划"的一年后，我们在马鞍峰教会做完礼拜，正准备离开。这时朱迪走过来对我们说，她减掉了 20 公斤。

"恭喜！"塔娜对她说，但朱迪说这不是她要表达的重点。

"你想表达什么？"丹尼尔问。

"刚开始的时候，我意识到我们家之前完全做错了。我们吃快餐，吃很多零食和糖，什么都买超大份的，因为我们认为这样很值。我丈夫体重 140 公斤，5 个孩子也都超重。当了解到表观遗传学时我吓坏了。我们的糟糕决定会损害我们孩子和孙辈的健康。"

"运用健康新知识体现了聪明的生活方式。"塔娜说。

“但是我丈夫不买账。他说那会流行一时，所有拿健康吓唬人的东西都是夸大其词。我知道他说得不对，但我记住了亚蒙博士的教导。如果别人不愿加入，不要唠叨他们。要以身作则。”

“很好。”丹尼尔说。

“嗯，我确实跟他说过，在他死后，我还会快乐地活很久，不过只说过一次。”

我们笑了。

“当我变得健康起来，减掉20公斤后，丈夫开始上心了。他也想像我一样有活力，现在他减掉了35公斤，体形很好。我们的孩子也都开始了新的生活方式，他们更有活力了，甚至学业也变好了。我们彼此支持。我们不想给后代留下疾病，只想留下健康。”

那么你呢？想一想和你共度时光的人。你的生活可能就依赖于此。你可以通过做以下5件事给自己创建一个更健康的部落：

1. 对你的生活和部落有明确的愿景，每天聚焦于这个愿景，比如“我是健康生活的榜样，我所属的部落和我有相同的信念”。
2. 成为你想成为的样子，不要回避或害怕批评。人们最终会转而接受你。
3. 保护人际关系，这样暂时不加入的人依然会和你交往。
4. 保持牧羊犬心态。牧羊犬从来不会做伤害羊群的事情。
5. 如果你目前所属的部落成员存在深深的敌意或消极心态，一定要引入拥有与你相同的信念和行为的新成员。

我们创建了大脑勇士之道，帮助你建立一个志同道合者的部落，大家一起追求健康。我们希望你变得健康，然后帮助或激励部落其他成员也变得健康。世界上有太多的羊，我们需要更多的牧羊犬，更多的领导者，更多努力使自己、使部落、使世界发生积极改变的人。为了有效地达成这个目标，你的周围需要有志同道合的人，即其他大脑勇士。

你自己可以做出非凡的事情，但通过创建你的部落，你可以成为更大的原动力，群体的力量会放大你的努力。领导力顾问琳达·瓦格纳（Linda Wagener）说："如果只允许我提供一条关于改变的建议，我会建议人们让自己身处发生改变的人群之中。"[152] 你要成为支持改变的群体的一部分。有助于实现改变的原因有几点，第一，群体为我们提供镜子，这样我们能更真实地认识自己，不会低估或高估我们的优势和不足。这些信息会使我们的行动更有效。与他人合作还能给予我们勇气，使我们超越对自己能力的设想。当我们对尝试新事物感到紧张时，这一点显得尤为重要。群体还能提供问责制，跟进我们承诺的事情。如果有朋友在等着我们，我们更有可能每天去健身房或者去健走。此外，有健康意识的部落在我们灰心或想要放弃时能提供我们所需的支持。

群体的力量还有可能对同伴产生积极的影响。蒂娜·罗森伯格（Tina Rosenberg）在《加入我们吧》（*Join the Club*）中，提到了"社会治愈"（social cure）的概念[153]。她解释说，当人们想引发改变时，他们通常会分享相关信息，试图说服其他人。社会治愈采取了更直接的方式，它通过帮助人们得到他们最在意的东西来改变其行为，他们最在意的是同伴的尊重。罗森伯格相信，同伴群体（即她所说的俱乐部）带来的社会压力是影响行为的最佳方法。同伴群体非常有说服力，能够使人们接受俱乐部成员的新身份。他们会模仿俱乐部其他成员的行为："我会像那位改变了生活的朋友一样。"

在这类俱乐部中，最著名、最成功的可能是匿名戒酒会。让某人和其他有相同目标的人在一起，形成一个实体，就会迫使每个人去实现群体的目标。研究者使我们明白，为什么加入群体会有效。首先，成为部落的一分子有助于缓解长期压力，由此消除了导致肥胖症、记忆力问题、心血管问题、消化问题、胰岛素抵抗和免疫力下降的主要因素。在积极的方面，处在支持性群体中能使人体增加分泌减压激素，比如增加分泌与亲密关系有关的催产素。这就是为什么和朋友欢聚聊天，感情不断增进时，你会有令人愉快的平和感。

当然，前提是不喝酒、不吃饼干或奶酪蛋糕。

罗森伯格认为，人们在生活中的很多不满源自被孤立的感觉。人们寻求群体和人际交往。社会治愈可能会使你为聚会牺牲一些时间，损失一点隐私，但它能够解决重要的个人问题，给人们的生活增添意义。让别人进入你的世界能够增加你取得成功的可能性。

就像好伙伴有助于你走上正轨一样，糟糕的伙伴会使你脱离正轨。一定要留心你拥有什么样的伙伴。社会影响的力量有利也有弊，如果你和不快乐、消极或有不健康习惯的人在一起，他们会拖你的后腿，而不是让你进步，显然我们对彼此有或好或坏的影响。留心周围人对你的影响。不过它也可以有力地促使你成为好的榜样，对与你交往的人产生积极的影响。我们知道，当有健康意识的朋友改善了自己的健康，他们的朋友也会变得更健康。你可以通过让自己变得更好来鼓励其他人变得更好。

助人者自助，你对别人的帮助越多，对自己的帮助也会越多。我们喜欢这样的思维方式：为了保持健康，你必须给予他人健康。有天晚上，我们在家里举办的派对上看到了一个很好的例证。塔娜通过亚蒙诊所建立了一个团体，帮助女性减肥、保持健康。为了庆祝课程班的最后一节课，塔娜为团队成员举行了一个派对。派对期间，我们和其中一位女士聊起来。她告诉我们，她通过这个课程班学会了如何处理纤维肌痛和脑雾。在课程开始两周后，她的纤维肌痛消失了，头脑也变得清醒多了。她还减掉了 5 公斤体重，这正是她的目标。她说，她觉得我们的课程改变了她的生活。我们为她的进步表示祝贺，告诉她，为了继续进步，她必须把她学到的东西教给别人，传播大脑勇士之道。她回答说，她已经开始传播了。她的丈夫和孩子开始吃得更健康，她还会与同事分享有关健康饮食的知识，而不是分享饼干。她通过自己的行动认识到：分享知识会使这些智慧更牢固地嵌入到你的日常生活中。

这就是成为改变原动力的方式：与别人交往，这样你们可以一起变得健康，使双方都得到益处。这对你的健康、幸福感、外貌、感受和人际关系的质量都有很多好处。对每个人来说，它都是双赢，一切始于你。

大脑勇士 塔娜：受伤者伤人

我要承认自己之前做过一些非常丑陋的事，这令我感到脆弱。我志愿帮助戒毒中心执行我们的大脑健康计划。我的内心突然充满了对这些成瘾者的批评与厌恶。健康的饮食显然有助于成瘾者做出更好的决定，所以我想帮助他们。但是我该怎么帮助这些让我内心恐惧和厌恶的人？大多数这个计划的参与者是法院强制参加的，很多人因为犯了重罪在监狱服完刑后来到这里。

在成长的过程中，我亲眼目睹过毒品对人的影响。我憎恨毒品，无法宽容任何吸毒的人。当我告诉丹尼尔我认为自己无法完成这个计划，上帝这次选错了人时，他脸上挂着丈夫们通常会有的恼人的微笑说："上帝挑选了最适合的人。"

丹尼尔是对的。帮助这些人让我对他们的成长背景产生了共鸣，他们的背景和我自己的背景并没有很大差别。我意识到，我每帮助一个人，世界上就会少一个担惊受怕的孩子。

我们确实是在给予中获得。有时帮助他人是治愈过去伤痛的最佳方法。我发现的启示是，受伤者伤人。我不是在给犯罪行为和伤害行为找借口，而是触及过去的伤痛、了解这类行为的根本原因才是找到长期解决方法和疗愈方法的第一步。换言之，暂时放松你的戒备，放下你的盾牌，透过别人的眼睛来看一看这个世界。你不必同意这个观点，但隔着峡谷你无法创造持久的改变。

了解这些知识后，你有责任照此执行

为了对他人产生积极的影响，你需要尽量让自己的大脑保持健康，保持最佳状态。大脑勇士的责任要求你：

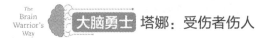

- 避免有毒害的食物、化学物质和非法药物，远离可能伤害你和你所爱的人的大脑的危险活动，保证你和他们的大脑安全。
- 把你的体重保持在健康水平，鼓励其他人也这么做。
- 从事促进血液流动的运动，尤其是促进大脑的血流流动，最好在团体中锻炼。
- 保证每晚充足的睡眠，解决睡眠呼吸暂停综合征等问题。
- 通过锻炼大脑、学习新事物，保持大脑的活跃度和灵活性。
- 需求适当的帮助，解决注意力缺陷多动障碍、抑郁症、焦虑症和压力等问题。
- 身边都是支持你的人，他们鼓励你尝试，帮助你坚持执行健康计划。
- 用有趣的、富有创意的方法鼓励部落里的成员，采取行动，创造出你想看到的改变，例如:
    - 通过一起散步、远足、骑自行车，鼓励家人和朋友加入你的锻炼计划；
    - 把你学到的大脑健康食谱教给你的孩子和朋友；
    - 开启家庭游戏之夜，或者邀请朋友来玩益智问答或其他记忆游戏；
    - 为家人预约医生，解决如果不治疗便会损害其大脑功能的健康问题。

这些事情不会自主发生，也没有人会为你做这些事。你必须对自己的健康负责。这不仅对你有益，而且对你能够影响到的每个人都有益。

做出必要的改变，从而提升大脑功能、改善健康的恰当时间只有一个，那就是现在。推迟到明天通常意味着无限期推迟。你打算开始尝试不同的生活有多久了？是不是已经很长时间了？

The Brain Warrior's Way

大脑勇士 艾丽西亚

我很激动，因为我已经减掉了30公斤！我可以生动地证明，一点点锻炼就能产生巨大影响。我之前用吃东西来应对生活中的很多挑战，我对自己糟糕的选择进行合理化解释，把它们说成是“好东西”。有一天我清醒过来，意识到我不停地吃的这些东西在摧毁我的身体。让我真正感到难过和内疚的是，我把自己的坏习惯传染给了我的孩子们。他们开始显现出我的不健康生活方式的影响。就是在那时我意识到，我必须做出改变，成为大脑勇士。不只有我认为大脑勇士计划容易执行，我的丈夫和孩子们也在遵循这个计划，我们经常锻炼。我们全家人都变得更加健康、更加快乐了。我曾经长期嗜糖，现在我要高兴地说，我们最终分手了。现在我给予自己和家人的最好的东西就是健康。

The Brain Warrior's Way 大脑勇士 洛尼

2014 年我们在一个为期 3 天的活动上讲课，在那时我们认识了洛尼。在观众问答环节，洛尼站在几百名听众面前，讲述了她的痛苦与挣扎。2013 年，她发现自己的丈夫在家上吊自杀了。她差点儿也自杀了。她每天都想自杀，但她有 4 个孩子，无法想象丢下他们不管是什么样子。她很烦闷，睡不着觉，觉得自己被彻底击垮了，抑郁且绝望。小时候的洛尼就很胖，经常被兄弟姐妹和养父取笑。青春期时她开始自残，因为她讨厌自己。现在她 40 岁了，被诊断患有双相障碍和创伤后应激障碍。到我们见到她时，她已经尝试了 16 种药物，但都以失败告终。

洛尼来到亚蒙诊所，这是第一次有人给她的大脑做检查。大脑扫描让她觉得真实可信。她的大脑过度活跃，她一再告诉医生，她在不停地思考。现在她可以清楚地看到大脑中所发生事情的证据了。运用我们在本书中介绍的一系列工具，洛尼终于让情绪变得平稳了。最近她告诉我们："要不是因为有机会得到亚蒙诊所工作人员的帮助，就不会有今天的我。"

洛尼在童年和成年后经历的痛苦比大多数人想象得更多。她总是感到无比羞愧、无比内疚，永远觉得自己不够好。我们不可能推翻她的人生重新来过，但洛尼成为大脑勇士后的两年里发生了一些令人激动的改变。

洛尼做了一年多残障儿童的康复治疗师，对自己的工作充满了激情。她在生活中的亲身经历使她对客户和客户的家人充满同情，能够给予他们有力的支持和温和的指引。在工作的第一年，她荣获了年度最具价值新员工奖，并被提拔为主管。她可以得到薪水更高、福利更好的工作，但她目前的计划是努力完善自己。她计划继续自己的学业，取得博士学位。她供养着 4 个孩子，现在是一位非常出色的妈妈，能够帮助孩子正视爸爸的死。她开始接纳别人，开始谈论她的疾病，教给别人什么是有益的、什么是有害的。最让我们吃惊的是，洛尼希望推动别人做出改变，去改变那些有心理疾病的人、因失去了所爱的人而悲痛欲绝的人、因所爱的人不知道如何支持他们而难过的人。

我们有责任做这项工作，与你分享它。如果不履行我们的使命，洛尼可能会自杀，她的孩子会成为孤儿。

The Brain Warrior's Way 大脑勇士 彼得森

1997 年乡村歌手迈克尔·彼得森（Michael Peterson）被评为公告牌音乐奖年度男艺术家。一些热门歌曲让他声名鹊起。从事演艺事业 15 年后，他的健康状况明显下滑：“不知怎么回事，我渐渐对身体向我发出的信号变得麻木了……直到情况非常严重时我才会注意到。”深夜演出、改变作息时间和计划、在路上吃饭，加上经常在陌生的地方睡觉，他知道自己感觉不太好。

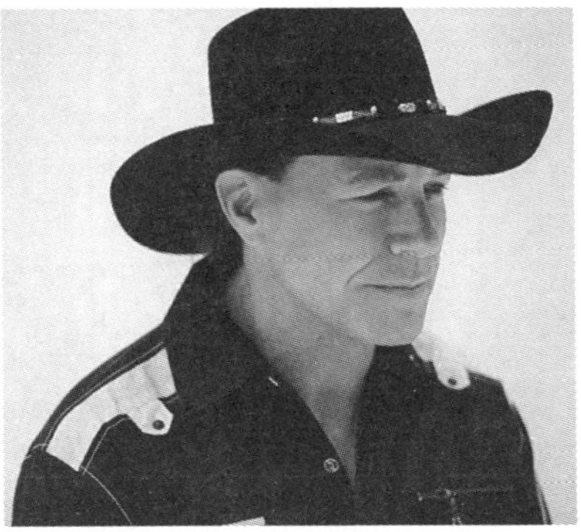

总在赶路的生活让他承受着巨大的日常压力。他超重二三十公斤，一到下午就精神涣散。他有睡眠问题，醒来常常觉得疲惫，还有消化问题，还患有足底筋膜炎和严重的背痛。

到了 2012 年，迈克尔决定是时候改善自己的健康状况了。“了解得越多，我就越能意识到过去的生活方式多么不明智。”迈克尔和他的妻子看到了丹尼尔的书《幸福脑》，他们决定到我们的诊所来做评估，进行 SPECT 检查。迈克尔解释了自己是如何通过了解大脑进而改变人生的：“这是个简单的道理，你把垃圾吃进身体不只会让你体重增加，而且会影响你的大脑。这是大脑妒羡的概念。有生以来第一次，我更热衷于大脑健康，而不是为了能把腿套进裤子才减重。”

迈克尔的大脑扫描图像显示他有明显的创伤性脑损伤迹象。丹尼尔向他问及这些损伤时，他说高中时自己在橄榄球队里是进攻组和防守组球员，在大学橄榄球队也位于防守组，二十五六岁时他还用头破过砖。至今他仍保持着用头破砖的世界纪录，一次击破了 34 块砖（见下图）。

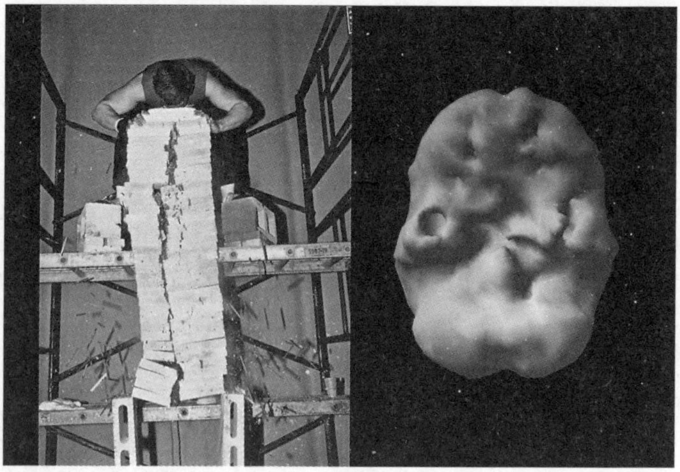

“对不起，”丹尼尔打断他，“你能再说一遍吗？”

迈克尔加入了一个运动员团体，他们参与福音传道工作。运动员们表演惊人的力量，把人群吸引来，然后分享他们的福音见证。他们经常每天在四五个学校集会上表演。迈克尔的绝活之一是用头击破水泥砖。一开始砖摞比较小，有 3 ~ 5 块砖，当时这看起来挺容易。一段时间后，他开始增加砖块的数量。这成了迈克尔和团队中其他人的一种竞争方式，看谁能击破最多。他说："我们那时二十五六岁了，依然觉得自己刀枪不入。"最后他战胜了其他所有人，一次用头击碎将近 1.5 米厚的水泥砖。"我敢打赌 20 多岁时我用头击破过 1 000 多摞砖，也许接近 2 000 摞。"在得克萨斯州汤博尔（Tomball）的一次表演中，砖没有碎，他的脖子和脊椎上部发生了压缩性骨折。

迈克尔后来给丹尼尔写信："高中、大学参加橄榄球队，以及 20 多岁时用头击碎水泥砖的行为对我的大脑有很大影响。我怀疑我在人生中遭遇的一些困难可以追溯到这些错误使用头部的行为上。从我目前的处境出发，我强烈建议年轻人不要从事头部会反复受撞击的运动，我永远不会建议任何人用头击碎水泥砖。哪怕只是说说这都听起来很愚蠢……而这在当时看起来不是什么大事。"

看到自己的大脑扫描图像，使迈克尔变得非常关注大脑健康。他成了大脑勇士，彻底改变了生活。迈克尔现在过着有利于大脑健康的生活。已经实现了他的目标，那就是一整天都没有头昏脑涨的时候。他不仅改变了自己的生活，还利用乡村歌手的公众人物的身份帮助其他人。迈克尔为成年人、中学生做演讲，提倡把对自己负责、大脑健康和感恩练习作为战胜逆境、实现人生成功的关键。迈克尔觉得自己有责任把学到的东西教给别人。

最近，迈克尔告诉我们："有大脑勇士做伴侣对我的影响巨大。"

"妻子对我的健康的投入程度仅次于对她自己的。看到她成为大脑勇士对我既是挑战，也是激励。如果你没有伙伴的话，可以考虑先成为你所爱之人的榜样。当你充满热情地想要帮助别人时，就会吃惊地发现自己的决心有多大。”

“我的最后一条建议是：我们都是习惯性的生物。我每天会对自己背诵奥格·曼狄诺（Og Mandino）的一句名言，尤其当我觉得旧的饮食习惯在引诱我时。这句名言便是：‘失败者和成功者之间唯一的差别就在于他们的习惯不同。良好的习惯是所有成功的钥匙，坏习惯是向失败敞开的大门。’”

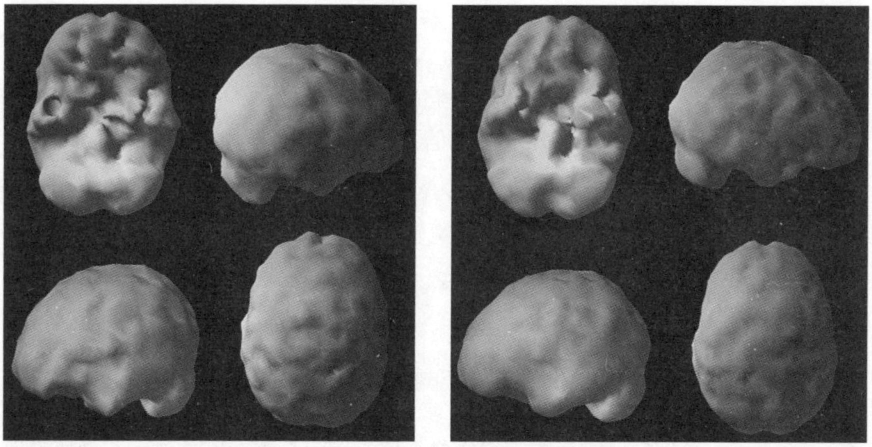

成为大脑勇士之前　　成为大脑勇士后大脑整体活动有所改善

图 6-1　迈克尔前后两次大脑扫描图对比

“过去这些年里我一直遵循亚蒙的建议，这些选择已经成了我的新习惯。我会继续保持。没有什么比自己的健康更值得保护。所以我觉得‘大脑勇士’的说法很恰当。还有什么比你的健康更值得为之战斗呢？我从一个大脑担忧者变成了大脑勇士。”

大脑勇士 阿斯普雷

在读了《幸福人生，从善待大脑开始》后，防弹公司（Bulletproof）首席执行官戴夫·阿斯普雷（Dave Asprey）对大脑做了 SPECT 检查，这彻底改变了他的生活。用他的话说就是："SPECT 扫描晃动了我的世界。我是一位工程师，在一家创业公司里做全职工作，这家公司后来卖了 6 亿美元。同时我获得了沃顿商学院的 MBA 学位，这真的压力很大。我坐在那里参加考试时，第一个问题我可以百分之百答对，第二个问题可以答对 50%。到第三个问题时，我不记得自己的名字了。我感到很自责，知道自己出问题了。最后他们给我提供了额外的考试时间，但依然觉得很难。我勉强毕业了。"

"在读了你的书后，我决定接受 SPECT 扫描。评估扫描结果的精神科医生说：'戴夫，你的大脑里一片混乱，我不知道你怎么能站在我面前。'我回答说：'不是我，是我的生物存在。'我需要纠正一些观念，从觉得自己很懒惰、不够努力或者是个坏人，转变为认识到我只是身体生了病需要治疗。"

事实是，戴夫一直暴露在家里的有毒霉菌中。接受了治疗后，他变成了大脑勇士。在戴夫看到他的大脑扫描图像后，他和大脑的关系永远地改变了。

用戴夫自己的话说就是："我和大脑的关系改变了很多，因为我不再把自己等同于大脑了。如今，当发生我不喜欢或不像我做的事情时，我会想'我的大脑在做什么'，而不是'我在做什么'。这有非常深刻的差异，因为我可以控制大脑做什么，我并不是我的大脑。对我来说这非常重要，因为它使我对自己更宽容。另外，当我看着别人时我会问自己，那个人真的很坏吗，还是他受毒害了，或者曾经受过虐待、脑袋受过多次撞击，而实际上他们并不知道、并不同意或不允许自己做出这样的行为？我们周围有很多表现出这样的行为的人，但人们并没有意识到这一点，他们的医生、心理咨询师、配偶、孩子也没有意识到这一点。很多人为他们所做的事感到万分内疚，但他们不知道这些行为是有生物学基础的。那并不是人格缺陷。我就是大脑能够被治愈的生动实例。"

戴夫对自己的生活负责，也对所爱的人的生活负责。他制作了纪录片《发霉》(*Moldy: The Toxic Mold Movie*)，这是第一部关于有毒霉菌的纪录片，显示了隐藏在你家里或工作环境中的有毒霉菌会使你生病，影响你的日常表现。戴夫会教你如何处理它。

The Brain Warrior's Way 大脑勇士 谢里尔

就像大多数患有注意力缺陷障碍的女孩一样，没人注意到谢里尔在学校里有注意力、组织工作和冲动控制方面的问题。由于这些问题，青春期时她开始感到焦虑，出现了偏头痛，医生给她开了抗焦虑药物和各种治疗头疼的药物，从抗抑郁剂到止痛药都有。上高中后，为了合群，也为了缓解疼痛，她开始在周末过量饮酒、滥用药物，并没有意识到自己在教大脑以错误的方式应对不舒服的感觉。这形成了恶性循环，她多次尝试自杀，之后住院治疗、接受心理咨询、服用药物，尝试着搞明白应该如何生活。她觉得自己在这个世界上好像没什么用，她一定“弄坏了脑子”。她越是努力去修复它，生活就变得越糟糕。在她看来，药物和酒精是解决方法，而不是问题。只有在喝酒和服用药物之后，她才能感到获得了暂时的解救，可以深深地呼吸了。有一次她一下子服用了 220 毫克奥施康定和 6 毫克氯硝安定，这是医生让她治疗焦虑症和头疼的药物。如果再加上几次可怕的婚姻、20 多次搬家、换工作、争夺孩子抚养权，谢里尔已经无力招架了。

因为过量服用药物试图自杀，她被送进急诊室。在那里，谢里尔的爸爸看着她说:“你的眼睛已经死了。”谢里尔看得出说这些话时爸爸有多身心交瘁，这让她难过极了。她解决问题的方法给爱她的人带来了更多痛苦。她不知道如何能停止伤害她所爱的人，所以她依然想去死。她的生活如此混乱，如果不用药物去应对，她该如何应对?

在住院期间她没有服用那些药物，几天后她看着镜子里的自己，想起了父亲所说的话。“生命好像已经从我的身体里抽出来了。我170厘米，只有43公斤，45岁了。我对自己和上帝说：‘唉，这真是个难题。我死不了（我被实施了严密的防自杀监控），也不知道怎么生活。现在该怎么办？’”

谢里尔立即觉得自己得到了答案。她很长时间以来第一次，甚至此生第一次感到一切都会没事。“我好像得到了上帝的拥抱，”她说，“通过思考、祈祷和读《箴言篇》，我意识到上帝会通过他人来发挥影响力，我开始向别人寻求帮助，采纳他们的建议。别人教我吃掉大象的方法：一次吃一口。所以我开始咀嚼。”

她也开始设法搞明白自己为什么以及怎么变成了现在这个样子。谢里尔说自己本来是个聪明、善良、关爱他人的人，所以现在很困惑：“为什么我会变成现在这个样子？”

住院接受治疗后，谢里尔开始担心自己服用的、用来稳定大脑的那些药物，所以决定停止服用，以便了解下身体功能的基础水平。在此期间，她看到了丹尼尔在美国公共电视网做的节目《幸福人生，从善待大脑开始》，并且买了《幸福脑》这本书，还有一本《治愈注意力缺陷障碍》（*Healing ADD*）。书中的研究、发现和解释让她欣喜若狂，可以说它们彻底改变了谢里尔的生活。

获得了这些新知识后，谢里尔的生活在很多方面都发生了改变。谢里尔告诉我们：“我曾经没有家，没有希望，非常无助，什么也做不了，没人愿意雇用我，离了三次婚，失去了三个孩子的抚养权，没有一个在我的生命受到威胁时可以打电话求救的对象。如今我51岁了，是一位注册护士，拥有护理学士学位，在一家医院繁忙的心脏外科手术室工作。我还在一家成瘾咨询机构教授治疗物质滥用相关的课程。现在我有了稳定的恋情，最重要的是，我现在是一个好妈妈、好女儿、好朋友、好员工、好教母。我的父母为我骄傲，我能带给他们快乐而不是恐惧和痛苦，这真的太棒了……知识就是力量。新知识让我明白了我‘为什么’以及‘如何’损坏了我的大脑，这意味着我也可以修复它。这些知识是拯救我生命的礼物。”

谢里尔告诉我们：“你们提供的知识不仅改变了我的大脑和生活，而且它们具有连锁反应。我可以把我学到的知识分享给来访者、病人、学生、朋友、家人和我的孩子们。我是终身的大脑勇士。”

6 年多不服用药物、不喝酒后，谢里尔来到亚蒙诊所接受大脑 SPECT 检查（见下图）。结果看起来比她设想的要好。工作人员告诉她：“你拥有一个美丽的小脑！”她的大脑损伤问题有所改善，她的新的生活习惯在使大脑逐渐痊愈。

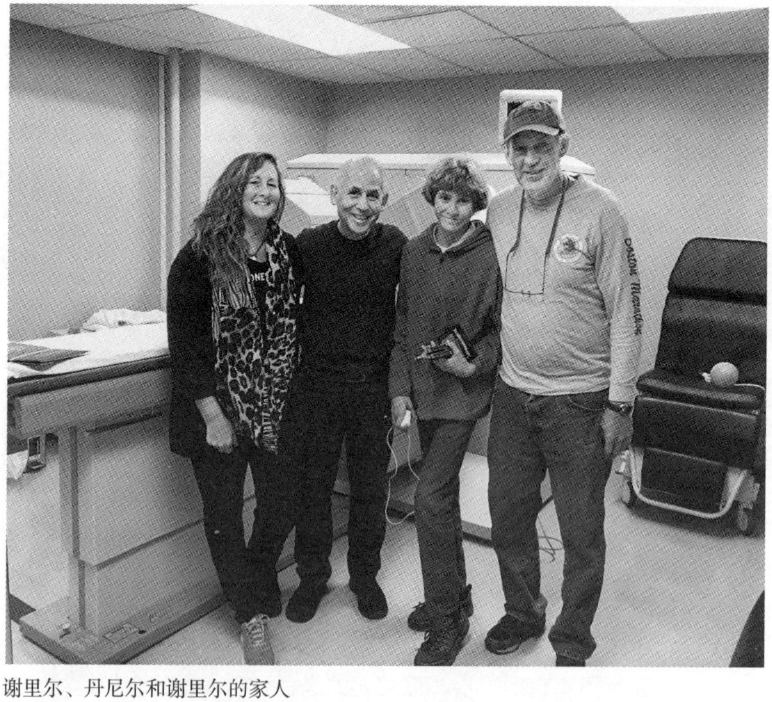

谢里尔、丹尼尔和谢里尔的家人

大脑勇士之道：责任 The Brain Warrior's Way

- 成为严肃认真、百折不挠、负责任的大脑勇士。
- 你的生活不只与你有关，还与你的后代有关。
- 为你的孩子和孙辈留下健康的表观遗传学印记。
- 学习到这些知识后，你有责任把它们根植在你的生活中，这样它们也可以影响周围人的生活。
- 其他人在你的影响下不会立刻发生改变，有时需要花费几十年的时间。
- 你应该通过今天的行为表达你对孩子和孙辈的爱。
- 你能够通过自己的行为感染他人。
- 别人也能对你的行为产生影响。

The Brain Warrior's Way

07

大脑勇士常年的基本训练

从 14 天大脑提升计划开始

此时此刻承载着所有时刻。

——C.S. 刘易斯（C.S.Lewis），《梦幻巴士》（*The Great Divorce*）

正当其时

C.S. 刘易斯的杰出寓言《梦幻巴士》里描写了一辆从地狱开向天堂的巴士，刘易斯强调地狱在人们的心里，就是那些目光短浅、总找借口、把自己的境况归咎于他人的人。

在书中最震撼的一个场景里，巴士车站有一个幽灵，他的肩头趴着一只红色的蜥蜴，蜥蜴在他耳边低语。蜥蜴的话一开始让他很愤怒，后来逗乐了他。蜥蜴代表我们头脑中的声音，这些声音贬低我们，然后允许我们做有损健康和生活的错事。幽灵认定胡说八道的蜥蜴不适合陪伴他这段旅程。在返回巴士车站准备回家时，他遇到了一个明亮而巨大的天使，天使说："这么快就要走了？"

经过简短的交流，天使问幽灵是否愿意在他的帮助下让蜥蜴安静下来，幽灵说愿意。幽灵尝试做出改变，让头脑中那些消极的、阻碍自己成长的对话消失。但是当他看到天使的手伸过来打算杀死蜥蜴时，幽灵快速向后退了一步，找出了一个又一个借口："你烫着我了……走开……以后还有时间讨论这个问题……你不必把蜥蜴杀死……他现在安静了……我会乘今晚的巴士回来，我要听听医生的看法。"

天使揭穿了他的每个借口："我从来没说过这不会伤害你。我说的是它不会让你丧命……没有时间了……渐进的过程完全没有用……此时此刻承载着所有时刻。我必须得到你的许可才能杀死它。你允许我杀死它吗？”

尽管可能会痛苦，但幽灵最终决定做出改变，他很快得以新生，变成了一个强壮的人。蜥蜴死后变成了强壮的马，载着幽灵奔向天堂。

> **打破过去的锁链需要清醒地认识到现在正是改变的时候。不是明天，不是星期一，不是下周，不是某个特定的日子，不是当你最终厌倦了生病时，而是现在，此时此刻就需要行动起来。**

根据我们的经验，如果你现在就全力以赴，不再寻找捷径和借口，你会有效地改变生活。下定决心做出改变、消除借口是成为大脑勇士的第一步。然后是在较长的时间里，至少一年里，逐步将计划植入你的生活。10天、20天、30天的计划听起来很诱人，但它们很少能长期改变一个人，因为他们具有的是短期心态。以下例子很好地反映了短期心态的消极后果。

有一次参加电视节目我们要和一位主持人合作，与上次我们见到他时相比，他看起来好极了。我们问他是怎么减肥的。他告诉我们，他在采取人绒毛膜促性腺激素饮食法，其中包括在26天的周期里每天吃500卡路里热量的食物，并且定期注射人绒毛膜促性腺激素。他已经减掉了15公斤体重，效果明显。他给我们解释自己的饮食法，并告诉我们说，自己刚刚结束了一个疗程，为了庆祝，从他最喜欢的意大利餐厅订购了两个比萨。在他说完最后一句话时，我们的脸上出现了惊恐的表情。

“怎么啦？”他问。

丹尼尔说：“这就像你刚走出戒酒中心，为了庆祝，你打算喝一杯！”

下次我们再见到他时，他减掉的肥肉又都长回去了。几年后，他下定决心一生都要持续关注自己的健康，保持减掉的体重不反弹。现在他看起来好极了。

“大脑勇士计划”是一个你必须在接下来的人生里掌控大脑和身体的计划，它不仅有助于你获得健康，也有助于你的后代获得健康。需要至少坚持一年，这样它才会成为你的思维、习惯和日常生活的组成部分。旧的坏习惯不会像很多书鼓吹的那样在几周里就被戒除，除非你创建并强化了帮助你做出正确决定的神经网络，否则新习惯不会长期保持。就像精通钢琴、提升高尔夫球技或成为明智的投资者需要长时间训练一样，你也需要长期付出努力，使自己成为终身的大脑勇士。一整年都聚焦于这个计划还有一个额外的好处，那就是你能够保持减掉的体重不反弹。持续一年的健康习惯有助于与食欲有关的激素恢复正常水平。[154]

现在就开始：14 天大脑提升计划

我们制订了一个计划，可以帮助你以巨大的胜利开始健康之旅。我们称之为“14 天大脑提升计划”。我们意识到，为了让你有动力坚持大脑勇士计划，必须让你在前期很快就能觉得健康有了很大改善。

如果你能坚持我们提出的计划，没有作弊，你会在两周后看到以下成果：

- 3 ~ 7 天内，你对碳水化合物及糖的渴求会消失。
- 由于炎症减轻，你的关节疼痛或关节肿胀会减轻。
- 消化以及与消化有关的问题会显著改善。
- 皮肤会变得更白皙、更有光彩。
- 注意力有所改善。
- 情绪有所改善，内心变得更平和。
- 变得更有精力。
- 减掉 2 公斤体重，如果有必要，可以减掉 7 公斤。

如果你按照我们的要求去做，在很短的时间内你就会感觉到健康有所改善。为了获得最好的效果，你必须全部照做。我们提出的要求是坚持 14 天。在这 14 天里，你可以开始培养新习惯，改造你的味蕾，让它们开始喜欢有益健康的食物，而不是渴望添加了人工香精、令人上瘾的食物。在这 14 天里，你的活力、专注力和头脑的敏锐性会显著改善，胃肠疾病、红斑痤疮和慢性疼痛会逐渐被治愈。快速感觉到健康有所改善会增强你的信心和动力。

大脑之战前的准备

1. 现在就下定决心全力实施 14 天大脑提升计划。
2. 端正心态。这个计划不需要你受苦，它关乎充裕，而不是匮乏。这就是为什么你要有一个正确的心态。
3. 立即着手预约医生做检查，了解你的重要健康指标数据。如果你不方便找医生或者他们不给你做这些检查，可以去专门的体检中心。你的医生不是你的妈妈、爸爸或老板，他应该成为你的健康伙伴。
4. 如果你打呼噜，睡觉时有呼吸暂停综合征或者长期在白天感到疲劳，请立即进行睡眠评估。
5. 每天服用复合维生素和 Ω-3 脂肪酸补充剂。一定要了解你的维生素 D 水平，根据你的大脑类型来优化这个水平（可参考第 2 章）。你可以在 amenclinics.com 网站上进行免费的大脑健康评估，以此了解你的大脑类型。
6. 每天都要完成“14 天大脑提升计划”的任务。这是提升正念和取得成功的关键步骤。如果 14 天后继续执行这个计划，你会变得更加健康。
7. 清理食品柜和所有存放低品质食物的地方，包括你的家里、办公室里和汽车里。处理掉所有对健康无益的食物，只保留对你有益的食物。
8. 日常习惯和行事准则有助于你获得成功。你越是能顺利养成习惯，这个计划就会变得越容易执行。找到 5 种你喜欢的早餐、午餐、晚餐、零食和甜点。每天在相同的时间进行锻炼。
9. 找一个可以和你一起执行这个计划的伙伴。我们的研究发现，如果和他人一起执行计划，效果会加倍。
10. 要重视睡眠。

清理你的食品柜 The Brain Warrior's Way

- 面包、意大利面、玉米饼，以及其他含有谷蛋白的食物
- 含糖的早餐麦片
- 含有糖、人造成分或谷蛋白的调味品，比如番茄酱、酱汁、烤肉酱
- 含有玉米的食物，比如爆米花、玉米面包和炸玉米片
- 加工过的乳制品，比如牛奶、奶酪、奶油、酸奶和冰激凌
- 含有高果糖谷物糖浆或反式脂肪的食物
- 含有糖、人造甜味剂或大豆的食物
- 果汁，哪怕是 100% 鲜榨果汁
- 以谷物为基础的主食，比如大米、即食燕麦片、小麦、大麦和黑麦
- 果酱、果冻和煎饼糖浆
- 玉米油、食用红花油、菜籽油、大豆油等植物油
- 加工后的冷冻速食品
- 精加工肉类，比如热狗
- 精加工零食，包括土豆片、爆米花、椒盐脆饼、墨西哥玉米片、薄脆饼干等
- 以大豆为基础的食物，比如蛋白棒、蛋白粉，以及一切含大豆的零食
- 含糖的加工零食，比如蛋糕、曲奇、纸杯蛋糕、糖果
- 甜饮料，比如果汁喷趣酒、柠檬汽水和苏打汽水
- 土豆

开启你的 14 天饮食计划

在 14 天以及以后的日子里享用以下食物，在 95% 的时间里我们都是这

样吃的。每天早起喝500毫升温水，一天中不断补充水分。享用第3章中列出的100种最有利于大脑健康的食物。以下的例子摘自塔娜的《大脑勇士的食谱》，你也可以在mybrainfitlife.com网站上找到这些以及其他更多的食谱。

表7-1 大脑勇士的食谱例举

早餐		"超级专注"果昔 椰肉浆果"冷静剂" 鸡蛋卷饼	樱桃薄荷"兴奋剂" 松饼盒菜肉馅煎蛋饼 西班牙杂烩
午餐或晚餐	沙拉	风味葡萄柚、牛油果沙拉 橙子、茴香、蓝莓沙拉 用羽衣甘蓝和藜麦做的塔博勒沙拉（Tabbouleh） 萎蔫的羽衣甘蓝、草莓沙拉 腰果、羽衣甘蓝沙拉加鸡肉	
	汤	奶油椰子咖喱汤 鸡肉香草汤	奶油芦笋汤 小扁豆蔬菜汤
	蛋白质	奶油香蒜酱大比目鱼 迷迭香、百里香鸡肉 香草烤小羊排	味道浓烈的新鲜鲑鱼 烤鸡肉
	蔬菜	卷心菜沙拉 烤芦笋 烤混合蔬菜	胡椒味白菜 蒸西兰花
	零食	"一分钟"牛油果鸡蛋篮 快速鸡蛋沙拉卷 浓味鸡肉沙拉零食 椰肉、牛油果蛋白质布丁 碎蔬菜加牛油果色拉酱或鹰嘴豆泥	
	甜点（尽量少吃）	新鲜浆果加夏威夷果奶油酱 巧克力蛋白质冰沙 红薯椰肉馅饼 两种原料的坚果黄油杯	

14 天饮食计划 The Brain Warrior's Way

不要吃的食物

- 各种形式的糖
- 高升糖指数、低膳食纤维的食物，比如面包、土豆、大米、意大利面
- 果汁
- 谷物（两周后可以吃，但只能少吃，就像吃调味品一样）
- 加工食品
- 人工色素和甜味剂
- 食品添加剂
- 龙舌兰蜜
- 含谷蛋白食物，比如小麦、大麦、黑麦
- 大豆
- 玉米
- 奶油蔬菜汤
- 乳制品
- 花生
- 某些食用油，比如菜籽油、花生油、玉米油、食用红花油、葵花籽油

限制食用量的食物

- 酒精：每周不超过 4 杯酒，这里的 1 杯具体指 30 毫升烈性酒、175 毫升葡萄酒、230 毫升啤酒
- 咖啡因：每天摄入不超过 150 毫克，这相当于一杯 350 毫升的咖啡或 3 杯 350 毫升的绿茶

The Brain Warrior's Way

14 天大脑提升计划 · 第 1 天

培养持久的习惯

激发动机：健康之战获胜的关键在于大脑。

今天我的目标是什么？ ______________________

今天让我感恩的三件事是：

1. ______________________

2. ______________________

3. ______________________

今天我应该感谢谁？ ______________________

今天的体重 ____________ 睡眠时间 ____________

用 1 到 10 分评价以下各项（1＝很糟糕，10＝很好）

情绪 ________ 活力 ________ 专注力 ________

记忆力 ________ 心态平和度 ________ 决策能力 ________

从以下列表中选出 5 个你今天坚持了的大脑健康习惯：

☐ 看我的“一页纸奇迹”

☐ 早起喝 500 毫升水（儿童 250 毫升）

☐ 专注于吃得健康，不作弊

☐ 吃有利于大脑健康的零食，保持血糖稳定

☐ 做让我更“聪明”的锻炼（爆发训练、举重、协调性锻炼）

The Brain
Warrior's
Way

- □ 学习新事物
- □ 战胜压力（催眠、冥想、听有利于大脑健康的音乐）
- □ 从至少一个错误中学习
- □ 睡 7 ~ 8 个小时
- □ 练习做出好决定
- □ 服用补充剂
- □ 与大脑勇士战友交流
- □ 消除自动的消极想法

改善大脑的食物

时间	饮食	健康与否
	早餐	
	零食	
	午餐	
	零食	
	晚餐	
	其他	

The Brain Warrior's Way

14天大脑提升计划·第2天

培养持久的习惯

激发动机：人最大的财富是健康。

今天我的目标是什么？______

今天让我感恩的三件事是：

1. ______

2. ______

3. ______

今天我应该感谢谁？______

今天的体重 ______ 睡眠时间 ______

用1到10分评价以下各项（1＝很糟糕，10＝很好）

情绪 ______ 活力 ______ 专注力 ______

记忆力 ______ 心态平和度 ______ 决策能力 ______

从以下列表中选出5个你今天坚持了的大脑健康习惯：

☐ 看我的“一页纸奇迹”

☐ 早起喝500毫升水（儿童250毫升）

☐ 专注于吃得健康，不作弊

☐ 吃有利于大脑健康的零食，保持血糖稳定

☐ 做让我更“聪明”的锻炼（爆发训练、举重、协调性锻炼）

The Brain
Warrior's
Way

- □ 学习新事物
- □ 战胜压力（催眠、冥想、听有利于大脑健康的音乐）
- □ 从至少一个错误中学习
- □ 睡 7 ~ 8 个小时
- □ 练习做出好决定
- □ 服用补充剂
- □ 与大脑勇士战友交流
- □ 消除自动的消极想法

改善大脑的食物

时 间	饮 食	健康与否
	早餐	
	零食	
	午餐	
	零食	
	晚餐	
	其他	

丹尼尔的大脑勇士守则 The Brain Warrior's Way

睡眠

- 每晚睡 7 ~ 8 个小时，即使在旅行时也要保持。我从来不乘坐早上 10 点之前的航班，要确保充足的睡眠。

锻炼

- 佩戴运动手环，以监控我的运动量，每天走路目标是 1 万步。
- 一周两次私教课，练习举重和拉伸。
- 每周和父亲一起锻炼一两次，帮助他保持强壮，我在社交、情感和身体上也会受益。
- 就像要迟到了一样走路，进行爆发训练，每周三四次。

食物（尽量不让自己感到饥饿）

- 早起要喝水，喝塔娜做的南瓜味卡布奇诺咖啡

早餐

- 塔娜做的果昔或鸡蛋炒蔬菜

零食

- 碎蔬菜加鹰嘴豆泥或捣烂的牛油果

午餐

- 肉、蔬菜沙拉，用醋和橄榄油调味（先加醋，油不要放得太多），或者吃炒肉和炒蔬菜，不吃米饭和面包（这样整个下午我都会充满活力）
- 大脑的快乐能量棒（塔娜制作的一种巧克力椰肉棒，不加糖或乳制品，热量为 160 卡路里）

下午零食

- 100 卡路里热量的坚果

晚餐

- 沙拉
- 蛋白质：鱼肉、鸡肉、羊肉、猪肉或牛排

- 蔬菜：炖菜花、球芽甘蓝或西兰花
- 有时吃红薯或藜麦
- 甜点：偶尔吃塔娜发明的甜点

晚餐和第二天早餐之间禁食 12 个小时

95% 的时间里我会这样吃。我不喝酒，因为我不喜欢酒的味道，也不认为喝酒有什么好处。我喜欢始终都很清醒。我的放松方式包括与孩子、孙女、父母或朋友在一起，还有锻炼、看电影或写作。

The Brain Warrior's Way

14 天大脑提升计划 · 第 3 天

培养持久的习惯

激发动机：谁的乐趣更多，是拥有健康大脑的人，还是拥有不健康大脑的人？

今天我的目标是什么？ ____________________

今天让我感恩的三件事是：

1. ____________________

2. ____________________

3. ____________________

今天我应该感谢谁？ ____________________

今天的体重 __________ 睡眠时间 __________

用 1 到 10 分评价以下各项（1 = 很糟糕，10 = 很好）

情绪 ______ 活力 ______ 专注力 ______

记忆力 ______ 心态平和度 ______ 决策能力 ______

从以下列表中选出 5 个你今天坚持了的大脑健康习惯：

☐ 看我的“一页纸奇迹”

☐ 早起喝 500 毫升水（儿童 250 毫升）

☐ 专注于吃得健康，不作弊

☐ 吃有利于大脑健康的零食，保持血糖稳定

The Brain Warrior's Way

- □ 做让我更“聪明”的锻炼（爆发训练、举重、协调性锻炼）
- □ 学习新事物
- □ 战胜压力（催眠、冥想、听有利于大脑健康的音乐）
- □ 从至少一个错误中学习
- □ 睡 7～8 个小时
- □ 练习做出好决定
- □ 服用补充剂
- □ 与大脑勇士战友交流
- □ 消除自动的消极想法

改善大脑的食物

时 间	饮 食	健康与否
	早餐	
	零食	
	午餐	
	零食	
	晚餐	
	其他	

简单的启动建议 The Brain Warrior's Way

每天准备食物时牢记以下策略：

- 起床后1小时之内吃早餐，每隔3～4个小时吃一顿饭或零食，这样每天可吃五六次食物。
- 少吃过度加工和过度烹饪的食物，尽可能选择生的、轻度烹饪的食物。
- 每餐吃一只手能握住的分量的蛋白质。如果没有食物称，你可以用手掌来决定适合的蛋白质分量。这相当于20～40克肉或鱼。
- 如果你想作弊，用蛋白质和健康的脂肪作弊，不要用碳水化合物。蛋白质和健康的脂肪会给大脑发出满足的信号，而碳水化合物只会让你觉得更饿。
- 做三明治和汉堡包时，用生菜代替面包。
- 永远不要让自己太饿。这是避免破坏计划和作弊的关键。这就是我们在一开始提出希望你每隔三四个小时就吃些东西的原因。
- 如果在两餐饭之间你总觉得饿，多吃生的或轻度烹饪的蔬菜（不含淀粉），它们是“不受约束的”食物，你想吃多少就吃多少。但是要记住，水果的果糖含量很高，所以会升高血糖和胰岛素水平，每天的摄取量应该限制在一两份。
- 补充水分，这有助于抑制饥饿感，改善你做出的决定。
- 提前做计划。提前计划你的菜单、购物清单、做准备。我们每周会用一天时间为一周的食物储备做准备。打包你的午餐，手边存放有营养的零食，还要准备一个冷藏箱，出门时可以携带。你准备得越好，你就会越成功。正如俗语所说，如果你不做计划，就是在计划着失败。
- 有些菜品做饭时可多做一点，留到下一顿吃。
- 常备鹰嘴豆泥和新鲜牛油果，用它们做牛油果沙拉酱。
- 出去吃饭时不要免费的面包。
- 为你不能再吃的食物找到美味的替代品。

The Brain
Warrior's
Way

14 天大脑提升计划 · 第 4 天

培养持久的习惯

激发动机：此时此刻承载着所有时刻。现在是时候健康起来了。

今天我的目标是什么？ ________________

今天让我感恩的三件事是：

1. ________________

2. ________________

3. ________________

今天我应该感谢谁？ ________________

今天的体重 ________ 睡眠时间 ________

用 1 到 10 分评价以下各项（1 = 很糟糕，10 = 很好）

情绪 ______ 活力 ______ 专注力 ______

记忆力 ______ 心态平和度 ______ 决策能力 ______

从以下列表中选出 5 个你今天坚持了的大脑健康习惯：

☐ 看我的“一页纸奇迹”

☐ 早起喝 500 毫升水（儿童 250 毫升）

☐ 专注于吃得健康，不作弊

☐ 吃有利于大脑健康的零食，保持血糖稳定

☐ 做让我更“聪明”的锻炼（爆发训练、举重、协调性锻炼）

The Brain Warrior's Way

- □ 学习新事物
- □ 战胜压力（催眠、冥想、听有利于大脑健康的音乐）
- □ 从至少一个错误中学习
- □ 睡7～8个小时
- □ 练习做出好决定
- □ 服用补充剂
- □ 与大脑勇士战友交流
- □ 消除自动的消极想法

改善大脑的食物

时 间	饮 食	健康与否
	早餐	
	零食	
	午餐	
	零食	
	晚餐	
	其他	

创建模式中断法 The Brain Warrior's Way

你逐渐获得了大脑勇士的技能，你对食物的渴求会变得越来越不频繁、越来越不强烈。但是它们有时依然会出现，还通常在最出乎你意料的时候。我们希望你有备而来！“模式中断法”可以转移你渴求低品质食物时的注意力。列一个当渴求欲来袭时你可以快速执行的清单。我们最喜欢的一些选择如下：

- 散步
- 喝一大杯水或一杯绿茶
- 吃一盘蔬菜
- 给朋友打电话
- 冲个淋浴
- 听有利于大脑健康的音乐
- 开车兜风

如果你在家里，走出来（离开诱惑）通常就能管用。

如果你发现自己时不时就会屈服于诱惑，那么你需要另一套策略帮助你尽快回归正轨。记住，计划从来不会失败，除非你放弃了。我们的备份策略是，要意识到现在的选择不是最好的选择。不要像僵尸一样机械地消灭掉一夸脱冰激凌。要控制自己的行为。遵循“三口原则”，享受最初三口。给你最大快乐的是最初的三口，如果只吃三口就停下来，这不太可能引发炎症，也不太可能导致与成瘾有关的激素激增。然后处理掉剩下的垃圾食品（不要再留在家里），继续执行计划。细细品味的三口好过像僵尸一样不知不觉地暴饮暴食。

The Brain Warrior's Way

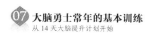

14天大脑提升计划·第5天

培养持久的习惯

激发动机：不要相信脑子里出现的任何愚蠢念头。

今天我的目标是什么？ ______________________

今天让我感恩的三件事是：

1. ______________________

2. ______________________

3. ______________________

今天我应该感谢谁？ ______________________

今天的体重 __________ 睡眠时间 __________

用1到10分评价以下各项（1＝很糟糕，10＝很好）

情绪 ______ 活力 ______ 专注力 ______

记忆力 ______ 心态平和度 ______ 决策能力 ______

从以下列表中选出5个你今天坚持了的大脑健康习惯：

☐ 看我的“一页纸奇迹”

☐ 早起喝500毫升水（儿童250毫升）

☐ 专注于吃得健康，不作弊

☐ 吃有利于大脑健康的零食，保持血糖稳定

☐ 做让我更“聪明”的锻炼（爆发训练、举重、协调性锻炼）

The Brain Warrior's Way

- □ 学习新事物
- □ 战胜压力（催眠、冥想、听有利于大脑健康的音乐）
- □ 从至少一个错误中学习
- □ 睡 7 ~ 8 个小时
- □ 练习做出好决定
- □ 服用补充剂
- □ 与大脑勇士战友交流
- □ 消除自动的消极想法

改善大脑的食物

时 间	饮 食	健康与否
	早餐	
	零食	
	午餐	
	零食	
	晚餐	
	其他	

简单的交换策略 The Brain Warrior's Way

在戒断不健康食品期间，你可以采取以下替代策略：

- 不喝咖啡，去喝加了几滴甜菊糖的绿茶或花草茶。我们最喜欢的"舒适饮品"是不加糖的热杏仁乳，加上一袋绿茶和几滴肉桂味的甜菊糖。这是不会带给你任何负罪感的绿茶拿铁。
- 在茶或咖啡里加少量淡椰奶，而不是加牛奶或豆奶。
- 喝加根汁味甜菊糖的苏打水，而不是喝无糖碳酸饮料。
- 在矿泉水里挤柠檬汁或酸橙汁，或者加入几滴柠檬味甜菊糖，替代酒。在派对上这是很好的饮品，它既可以满足你社交的需求，又不用真的喝酒。
- 享受无糖杏仁乳，而不是牛奶或豆奶。
- 用"大脑的快乐能量棒"替代糖果。你可以自制"大脑的快乐能量棒"，但原料须是甜菊糖和赤藓糖醇。当你渴望吃巧克力时，这是很好的替代品，不过它依然应该少量享用。在 brainmdhealth.com 网站上有做法介绍。
- 用巧克力蛋白质冰沙替代冰激凌。
- 用杏仁奶油配半个苹果替代曲奇和糖果。
- 用 1/4 杯无盐生坚果和一块 70% 可可的黑巧克力替代蛋糕、糖果和饼干。

The Brain Warrior's Way

14 天大脑提升计划 · 第 6 天

培养持久的习惯

激发动机：变得健康关乎充裕，而非匮乏。

今天我的目标是什么？ ____________________

今天让我感恩的三件事是：

1. ____________________
2. ____________________
3. ____________________

今天我应该感谢谁？ ____________________

今天的体重 __________ 睡眠时间 __________

用 1 到 10 分评价以下各项（1 = 很糟糕，10 = 很好）

情绪 ______ 活力 ______ 专注力 ______

记忆力 ______ 心态平和度 ______ 决策能力 ______

从以下列表中选出 5 个你今天坚持了的大脑健康习惯：

☐ 看我的"一页纸奇迹"

☐ 早起喝 500 毫升水（儿童 250 毫升）

☐ 专注于吃得健康，不作弊

☐ 吃有利于大脑健康的零食，保持血糖稳定

☐ 做让我更"聪明"的锻炼（爆发训练、举重、协调性锻炼）

The Brain Warrior's Way

- □ 学习新事物
- □ 战胜压力（催眠、冥想、听有利于大脑健康的音乐）
- □ 从至少一个错误中学习
- □ 睡7～8个小时
- □ 练习做出好决定
- □ 服用补充剂
- □ 与大脑勇士战友交流
- □ 消除自动的消极想法

改善大脑的食物

时 间	饮 食	健康与否
	早餐	
	零食	
	午餐	
	零食	
	晚餐	
	其他	

大脑勇士的营养餐 The Brain Warrior's Way

我们最喜欢用果昔来举例说明什么是完美的均衡营养餐。果昔方便、美味、补水、营养丰富，富含蛋白质、健康脂肪、植物营养素、维生素、矿物质、膳食纤维等，而且它们非常适合忙碌的大脑勇士。以下是制作让人充满活力的果昔的小窍门：

- 使用大功率搅拌机。不一定要买很贵的，但功率大的比较好。
- 在原料上发挥创意，但要留心糖和热量。确保果昔中至少含有 1 汤勺健康脂肪和 20 ~ 30 克蛋白质。
- 运动员可饮用纯椰子汁，它是天然富含电解质的饮品，可以作为果昔的基材。如果你喜欢冰沙，可以在制冰格里冻上椰子汁，制作冰沙时用搅拌机打碎。
- 加入可溶性膳食纤维，比如甜菊糖。
- 加入一些非常健康美味的食物，比如花粉、玛卡根粉、巴西莓、石榴、枸杞粉，它们具有抗氧化和抗炎的作用。
- 加入冻干蔬菜，其中包含很多水果和蔬菜的提取物。一定要注意检查它是否含谷蛋白。
- 留心食物的卡路里和营养成分，尤其是糖。《大脑勇士的食谱》中的配方平衡了蛋白质、健康脂肪，以及丰富的微量营养素和植物营养素。市场上卖的很多果昔，尤其是商业制造的果昔通常是用几片水果制成的“糖炸弹”，它们含有大量你不需要的糖。
- 生的绿叶蔬菜可以贡献很多很好的营养物质，但它们有点苦，有些人需要逐渐习惯它们。如果你对蔬菜的味道很敏感，可以开始时少加点儿，逐渐增加，直到你适应了它们的味道。目标是一份食物中含有 3/4 绿叶蔬菜和 1/4 的水果。你也可以加 1 勺原蜂蜜（如果你没有胰岛素抵抗的问题）来调和绿叶蔬菜的苦味，但当你习惯了蔬菜的味道时，要逐渐减少蜂蜜量，最终除了甜菊糖，什么甜味剂都不要用。

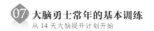

- 原可可是我们最喜欢的果昔原料之一，它是可可被精加工前最纯粹的形式，富含抗氧化剂和植物营养素，能让果昔的口味更佳。大多数健康食品店有售。
- 加1～2茶勺椰子油或杏仁奶油，可以保证果昔含有适量的健康脂肪，同时减弱绿叶蔬菜的苦味，使果昔具有温润丝滑的口感。
- 加1汤勺亚麻籽、火麻仁或野鼠尾草籽，这样可以补充膳食纤维和植物蛋白质。它们富含Ω-3脂肪酸，具有潜在的抗癌性。不要使用亚麻籽油，因为它含有促炎的Ω-6脂肪酸，而且在加工过程中损失了大多数抗癌成分。

The Brain Warrior's Way

14 天大脑提升计划 · 第 7 天

培养持久的习惯

激发动机：你的大脑不是一成不变的，你可以使它变得更好。

今天我的目标是什么？ ____________________

今天让我感恩的三件事是：

1. ____________________

2. ____________________

3. ____________________

今天我应该感谢谁？ ____________________

今天的体重 __________ 睡眠时间 __________

用 1 到 10 分评价以下各项（1 = 很糟糕，10 = 很好）

情绪 ______ 活力 ______ 专注力 ______

记忆力 ______ 心态平和度 ______ 决策能力 ______

从以下列表中选出 5 个你今天坚持了的大脑健康习惯：

☐ 看我的“一页纸奇迹”

☐ 早起喝 500 毫升水（儿童 250 毫升）

☐ 专注于吃得健康，不作弊

☐ 吃有利于大脑健康的零食，保持血糖稳定

☐ 做让我更“聪明”的锻炼（爆发训练、举重、协调性锻炼）

The Brain Warrior's Way

- ☐ 学习新事物
- ☐ 战胜压力（催眠、冥想、听有利于大脑健康的音乐）
- ☐ 从至少一个错误中学习
- ☐ 睡 7 ~ 8 个小时
- ☐ 练习做出好决定
- ☐ 服用补充剂
- ☐ 与大脑勇士战友交流
- ☐ 消除自动的消极想法

改善大脑的食物

时 间	饮 食	健康与否
	早餐	
	零食	
	午餐	
	零食	
	晚餐	
	其他	

让碳水化合物不再成为你的魔咒

我们找到了一个简单的方法可以帮你破除对糖和简单碳水化合物的成瘾。对我们的大多数病人来说，它就像魔法一样有奇效，但它不是魔法，而是化学和脑科学的原理。如果你一直无法控制对碳水化合物的渴求，那么请遵循以下步骤：

1. 每顿饭吃适量蛋白质和健康的脂肪将会重新为身体调定新陈代谢激素。蛋白质是关键，每隔几个小时就应该少量摄取一些蛋白质。增加蛋白质的摄取会加速新陈代谢，加快减重速度，蛋白质还能促进大脑产生饱腹感。
2. 正餐中多吃蔬菜和一点水果来取代主食和零食。它们不仅能增加膳食纤维的摄入，补充水分，还会让你较长时间有饱腹感，满足你咀嚼的需要，为你的身体提供极佳的营养。
3. 在前两周里，彻底杜绝谷物。在你控制了对糖和碳水化合物的依赖之后，你可以很少量地吃某些谷物，参考调味品的量。它们永远不应该成为主要食物。一次不要吃超过半杯的谷物，不要每天都吃。虽然全谷物含有复杂的碳水化合物，但它们最终依然会分解成糖。如果一定要吃，可以和精益蛋白质、健康的脂肪一起吃，这样还可以降低它们对血糖的有害影响。
4. 记住，这并不是匮乏。你只是在寻找替代食物，并没有去除。尽管你不能吃面包、意大利面和其他含淀粉的食物了，但你会吃其他对你健康有益的食物。精益蛋白质、蔬菜、适量水果和健康的脂肪能够提供更多营养，而且在你的碳水化合物成瘾受到控制之后，它们比糖和简单的碳水化合物更能让你产生满足感。
5. 记住，肉类不是唯一的蛋白质来源。坚果、种子、素食蛋白粉（确保它们不含谷蛋白）和绿叶蔬菜也能为你提供大量蛋白质。

The Brain Warrior's Way

14 天大脑提升计划 · 第 8 天

培养持久的习惯

激发动机：牧羊犬严肃认真、受过很好的训练、以目标为导向，一如既往地爱它们的羊，哪怕这份爱得不到回报。

今天我的目标是什么？ ______

今天让我感恩的三件事是：

1. ______

2. ______

3. ______

今天我应该感谢谁？ ______

今天的体重 ______ 睡眠时间 ______

用 1 到 10 分评价以下各项（1 = 很糟糕，10 = 很好）

情绪 ______ 活力 ______ 专注力 ______

记忆力 ______ 心态平和度 ______ 决策能力 ______

从以下列表中选出 5 个你今天坚持了的大脑健康习惯：

☐ 看我的“一页纸奇迹”

☐ 早起喝 500 毫升水（儿童 250 毫升）

☐ 专注于吃得健康，不作弊

☐ 吃有利于大脑健康的零食，保持血糖稳定

The Brain Warrior's Way

- □ 做让我更“聪明”的锻炼（爆发训练、举重、协调性锻炼）
- □ 学习新事物
- □ 战胜压力（催眠、冥想、听有利于大脑健康的音乐）
- □ 从至少一个错误中学习
- □ 睡 7～8 个小时
- □ 练习做出好决定
- □ 服用补充剂
- □ 与大脑勇士战友交流
- □ 消除自动的消极想法

改善大脑的食物

时 间	饮 食	健康与否
	早餐	
	零食	
	午餐	
	零食	
	晚餐	
	其他	

The Brain Warrior's Way

14 天大脑提升计划 · 第 9 天

培养持久的习惯

激发动机：想要大脑健康很容易：形成大脑妒羡，避免做对大脑健康有害的事，做对它有益的事。

今天我的目标是什么？ ________________

今天让我感恩的三件事是：

1. ________________

2. ________________

3. ________________

今天我应该感谢谁？ ________________

今天的体重 ________ 睡眠时间 ________

用 1 到 10 分评价以下各项（1 = 很糟糕，10 = 很好）

情绪 ______ 活力 ______ 专注力 ______

记忆力 ______ 心态平和度 ______ 决策能力 ______

从以下列表中选出 5 个你今天坚持了的大脑健康习惯：

☐ 看我的"一页纸奇迹"

☐ 早起喝 500 毫升水（儿童 250 毫升）

☐ 专注于吃得健康，不作弊

☐ 吃有利于大脑健康的零食，保持血糖稳定

The Brain Warrior's Way

☐ 做让我更“聪明”的锻炼（爆发训练、举重、协调性锻炼）
☐ 学习新事物
☐ 战胜压力（催眠、冥想、听有利于大脑健康的音乐）
☐ 从至少一个错误中学习
☐ 睡 7 ~ 8 个小时
☐ 练习做出好决定
☐ 服用补充剂
☐ 与大脑勇士战友交流
☐ 消除自动的消极想法

改善大脑的食物

时 间	饮 食	健康与否
	早餐	
	零食	
	午餐	
	零食	
	晚餐	
	其他	

放纵日的后果很严重 The Brain Warrior's Way

在这期间不要安排会触发上瘾的饮食放纵日。治疗师会建议抽烟的人、酒鬼或性成瘾者设置放纵日吗？当然不会。我们看到有人经过“自我许可”吃了4 000卡路里的垃圾食品，这简直是胡闹。相反，你可以在那天选择吃计划之外的一种健康食物。不要以此为借口做出不健康的选择，你可能因此一整天都胡吃海塞。过去你这样做会产生什么后果？要知道在大吃一天糖和精加工脂肪后，平均需要三天才能再次平抑对垃圾食品的渴求。

一定不要吃会触发这种渴求的食物，要非常诚实地对待自己的成瘾。如果你知道自己依然很容易故态复萌，那么在放松控制前多给自己几周，甚至几个月。在两周之后塔娜依然完全控制意大利面、汉堡、炸薯条之类的食物，甚至控制大多数含糖的碳水化合物。但糖霜于她而言就像可卡因，她会在甜甜圈店的黑暗角落里舔蜡纸上残留的糖霜！像这种情况，她必须至少6个月不碰它。

如果你忘了带健康零食而且很饿，手边是各种没营养的食物，那么尽可能选择其中最健康的。你可以问自己以下问题：它健康吗？与其他的相比如何？

如果你没管住自己而放纵了，请把它当作有意识的选择。不要有内疚，它只会妨碍你进步。然后停止抱怨，像一名勇士，立即回归正轨。把自己想象成一个全球定位系统，当你转错弯时它不会骂你白痴，只是会告诉你在第一个能掉头的地方调头。

反思是什么因素导致你选择了你明知不健康的食物，之后要引以为戒。当决定吃对健康无益的食物时，我们就会感觉不好，但这种意识有助于我们保持真实、受到激励。所以我们现在很少会有想放纵一下的日子，吃得健康并不会让我们有被剥夺的感觉。

The Brain
Warrior's
Way

14 天大脑提升计划 · 第 10 天

培养持久的习惯

激发动机：谁想只保持正常水平呢？正常就是不健康。要达到最优。

今天我的目标是什么？ ______________________

今天让我感恩的三件事是：

1. ______________________

2. ______________________

3. ______________________

今天我应该感谢谁？ ______________________

今天的体重 __________ 睡眠时间 __________

用 1 到 10 分评价以下各项（1 = 很糟糕，10 = 很好）

情绪 ________ 活力 ________ 专注力 ________

记忆力 ________ 心态平和度 ________ 决策能力 ________

从以下列表中选出 5 个你今天坚持了的大脑健康习惯：

☐ 看我的“一页纸奇迹”

☐ 早起喝 500 毫升水（儿童 250 毫升）

☐ 专注于吃得健康，不作弊

☐ 吃有利于大脑健康的零食，保持血糖稳定

The Brain Warrior's Way

- □ 做让我更“聪明”的锻炼（爆发训练、举重、协调性锻炼）
- □ 学习新事物
- □ 战胜压力（催眠、冥想、听有利于大脑健康的音乐）
- □ 从至少一个错误中学习
- □ 睡7～8个小时
- □ 练习做出好决定
- □ 服用补充剂
- □ 与大脑勇士战友交流
- □ 消除自动的消极想法

改善大脑的食物

时 间	饮 食	健康与否
	早餐	
	零食	
	午餐	
	零食	
	晚餐	
	其他	

塔娜的睡眠、锻炼和饮食守则

睡眠

- 至少要睡 8 个小时，哪怕要远行。我从来不乘坐上午 10 点之前或下午 3 点之后的飞机，这样我的睡眠就不会受影响。我会早早上床，通常 9 点就上床睡觉了。

锻炼

- 每周上两次私教课，练习举重，进行有氧训练。
- 每周练习两次搏击格斗，目的是进行高强度训练和拉伸训练。
- 每周散步两次，目的是进行比较柔和的恢复训练。

饮食（永远不让自己感到饥饿）

- 早晨喝些温热的柠檬姜水，一杯南瓜味卡布奇诺咖啡。

早餐

- 果昔或鸡蛋炒蔬菜

零食

- 碎蔬菜加鹰嘴豆泥或捣碎的牛油果，或者 1/4 杯坚果和一些浆果

午餐

- 前一天晚上做的饭，或者蛋白质、辣椒沙拉，或者汤

零食

- 椰子肉卷杏仁奶油，或者半个苹果配杏仁奶油和绿茶

晚餐

- 沙拉
- 蛋白质：鱼肉、鸡肉、羊肉、猪肉或牛排
- 蔬菜：炖菜花、球芽甘蓝或西兰花
- 有时吃红薯或藜麦
- 甜点：我偶尔会吃香甜柠檬方糕或多种原料的坚果奶油杯

晚餐和第二天早餐之间禁食 12 个小时

95% 的时间里我会这样吃。我很少喝酒，但偶尔会喝一杯葡萄酒。

The Brain Warrior's Way

14 天大脑提升计划 · 第 11 天

培养持久的习惯

激发动机：大脑勇士与发炎、衰老、高血糖、营养匮乏、不正常的激素水平斗争。他们会多战线同时作战。

今天我的目标是什么？ ______________________

今天让我感恩的三件事是：

1. ______________________

2. ______________________

3. ______________________

今天我应该感谢谁？ ______________________

今天的体重 __________ 睡眠时间 __________

用 1 到 10 分评价以下各项（1 = 很糟糕，10 = 很好）

情绪 ______ 活力 ______ 专注力 ______

记忆力 ______ 心态平和度 ______ 决策能力 ______

从以下列表中选出 5 个你今天坚持了的大脑健康习惯：

☐ 看我的“一页纸奇迹”

☐ 早起喝 500 毫升水（儿童 250 毫升）

☐ 专注于吃得健康，不作弊

☐ 吃有利于大脑健康的零食，保持血糖稳定

The Brain Warrior's Way

☐ 做让我更“聪明”的锻炼（爆发训练、举重、协调性锻炼）
☐ 学习新事物
☐ 战胜压力（催眠、冥想、听有利于大脑健康的音乐）
☐ 从至少一个错误中学习
☐ 睡 7～8 个小时
☐ 练习做出好决定
☐ 服用补充剂
☐ 与大脑勇士战友交流
☐ 消除自动的消极想法

改善大脑的食物

时 间	饮 食	健康与否
	早餐	
	零食	
	午餐	
	零食	
	晚餐	
	其他	

The Brain Warrior's Way

14天大脑提升计划·第12天

培养持久的习惯

激发动机：抗衰老和预防阿尔茨海默病的最佳方法是预防所有与它们相关的疾病。

今天我的目标是什么？____________________

今天让我感恩的三件事是：

1. ____________________

2. ____________________

3. ____________________

今天我应该感谢谁？____________________

今天的体重 __________ 睡眠时间 __________

用1到10分评价以下各项（1=很糟糕，10=很好）

情绪 ______ 活力 ______ 专注力 ______

记忆力 ______ 心态平和度 ______ 决策能力 ______

从以下列表中选出5个你今天坚持了的大脑健康习惯：

☐ 看我的“一页纸奇迹”

☐ 早起喝500毫升水（儿童250毫升）

☐ 专注于吃得健康，不作弊

☐ 吃有利于大脑健康的零食，保持血糖稳定

The Brain
Warrior's
Way

- □ 做让我更"聪明"的锻炼（爆发训练、举重、协调性锻炼）
- □ 学习新事物
- □ 战胜压力（催眠、冥想、听有利于大脑健康的音乐）
- □ 从至少一个错误中学习
- □ 睡 7 ~ 8 个小时
- □ 练习做出好决定
- □ 服用补充剂
- □ 与大脑勇士战友交流
- □ 消除自动的消极想法

改善大脑的食物

时间	饮食	健康与否
	早餐	
	零食	
	午餐	
	零食	
	晚餐	
	其他	

从过去的成功中学习 The Brain Warrior's Way

把过去的成功经验作为战胜坏习惯的武器，这是保证未来成功的好方法。整理你的经验和教训，把相同的策略用于改变不健康的行为。你战胜过一个坏习惯就说明你可以再次做到。

在反思过去的成功时，思考以下问题：

- 是什么时候我意识到自己必须改变了？
- 我的优势是什么？我为什么要改变？
- 为了取得成功，必须达成什么？
- 我对面临的挑战有什么样的信念？
- 在实现目标的过程中，最有效的步骤是什么？
- 我该怎样才能专注于目标？
- 为了改变，我投入了多少时间和精力？
- 谁对我的支持最大？谁妨碍了我？
- 什么方法和技能对我帮助最大，哪些是无效的？
- 当戒掉坏习惯时，我感觉如何？

The Brain Warrior's Way

14 天大脑提升计划 · 第 13 天

培养持久的习惯

激发动机：把你犯的每个错误变成有价值的经验教训。

今天我的目标是什么？ ____________________

今天让我感恩的三件事是：

1. ____________________

2. ____________________

3. ____________________

今天我应该感谢谁？ ____________________

今天的体重 __________ 睡眠时间 __________

用 1 到 10 分评价以下各项（1＝很糟糕，10＝很好）

情绪 ______ 活力 ______ 专注力 ______

记忆力 ______ 心态平和度 ______ 决策能力 ______

从以下列表中选出 5 个你今天坚持了的大脑健康习惯：

☐ 看我的“一页纸奇迹”
☐ 早起喝 500 毫升水（儿童 250 毫升）
☐ 专注于吃得健康，不作弊
☐ 吃有利于大脑健康的零食，保持血糖稳定
☐ 做让我更“聪明”的锻炼（爆发训练、举重、协调性锻炼）

The Brain Warrior's Way

- □ 学习新事物
- □ 战胜压力（催眠、冥想、听有利于大脑健康的音乐）
- □ 从至少一个错误中学习
- □ 睡7～8个小时
- □ 练习做出好决定
- □ 服用补充剂
- □ 与大脑勇士战友交流
- □ 消除自动的消极想法

改善大脑的食物

时 间	饮 食	健康与否
	早餐	
	零食	
	午餐	
	零食	
	晚餐	
	其他	

平台期的注意事项 The Brain Warrior's Way

刚开始执行健康计划、改变日常饮食习惯时，最初几周通常会效果显著。但是你的身体最终会适应,会达到平台阶段。这对风靡一时的饮食法来说很常见，但大脑勇士计划会考虑人的生物特点。我们知道遭遇平台期是健康计划中正常的过程。我们不希望你把平台期等同于失败，相反，应该把它作为衡量尺度。诚实地评估你的进步，判断自己是否需要做出调整。以下是出现平台期的一些常见原因：

1. 一开始因为解毒作用和身体炎症的减少，你的体重会快速减轻。随着你减少吃垃圾食品，多吃具有解毒作用的食物，你的身体开始释放积存的毒素。最终会达到一个稳定状态，体重下降速度开始变慢。不要沮丧，这是健康的。
2. 脂肪细胞里存储着毒素，身体需要时间清理它们。平台期意味着你的身体需要时间适应这种改变。如果你因为这个就放弃了，转而去吃那些不健康的饮食，那你的身体就会承受不必要的压力，减掉的体重很可能会反弹。相反，在平台期你应该多喝水，多吃绿叶蔬菜，或者多喝绿色饮品，参加能让你出更多汗的活动，比如锻炼和蒸桑拿。这个过程通常只会持续一两周。
3. 现在是时候调整你的计划了，把肉类蛋白质的摄入量减少一点，用更健康的食物替代。当减掉相当多的体重后，你需要评估是否应该调整食物的摄入量，毕竟 100 公斤的人和 80 公斤的人有不同的食物需求量。你依然需要在一天中经常食用蛋白质，但分量可以少些。同时应考虑吃更多的植物蛋白质。很多人在控制住对食物的渴求后开始减少零食量。但白天不要超过 4 个小时不吃东西，以免血糖不稳定、激素不平衡。
4. 回归基础。在你充满热情地严格执行计划时，一开始使你取得成功的因素是什么？如果不持续控制，很多人会不明智地重新陷入旧习惯中，时不时地吃两口孩子的煎饼，周末不小心吃了爆米花，这些都会累积起来……你明白我们的意思吧。所以到平台期时你应该记日记，开始测量每餐的饮食量，把你吃的每样东西都写下来，这样坚持几周。如果你在这儿多吃两口，在那儿多吃两口，就会越积越多。

5. 回顾你的锻炼计划。有时减重的平台期和锻炼的平台期是重合的，也许是时候让你的运动量上个台阶了。增加肌肉量是加快新陈代谢的好办法，而且不需要大幅削减卡路里的摄入。
6. 向你的健康部落成员寻求支持。有教练、导师或朋友监督并支持你会很不一样，多人一起参加健康计划时你们的体重下降量会翻倍，而且彼此打气能帮助你们更好地坚持执行计划。

The Brain Warrior's Way

14 天大脑提升计划 · 第 14 天

培养持久的习惯

激发动机：不只是关系到你自身的健康，还关系到你子孙的健康。

今天我的目标是什么？________________

今天让我感恩的三件事是：

1. ________________

2. ________________

3. ________________

今天我应该感谢谁？________________

今天的体重 ________ 睡眠时间 ________

用 1 到 10 分评价以下各项（1 = 很糟糕，10 = 很好）

情绪 ______ 活力 ______ 专注力 ______

记忆力 ______ 心态平和度 ______ 决策能力 ______

从以下列表中选出 5 个你今天坚持了的大脑健康习惯：

☐ 看我的“一页纸奇迹”
☐ 早起喝 500 毫升水（儿童 250 毫升）
☐ 专注于吃得健康，不作弊
☐ 吃有利于大脑健康的零食，保持血糖稳定
☐ 做让我更“聪明”的锻炼（爆发训练、举重、协调性锻炼）

The Brain Warrior's Way

- ☐ 学习新事物
- ☐ 战胜压力（催眠、冥想、听有利于大脑健康的音乐）
- ☐ 从至少一个错误中学习
- ☐ 睡 7～8 个小时
- ☐ 练习做出好决定
- ☐ 服用补充剂
- ☐ 与大脑勇士战友交流
- ☐ 消除自动的消极想法

改善大脑的食物

时 间	饮 食	健康与否
	早餐	
	零食	
	午餐	
	零食	
	晚餐	
	其他	

当你改变了，其他人也会追随你

当你开始为自己和所爱之人坚持做正确的事时，你的世界会改变，但可能不是立刻就发生改变。这往往需要耐心。

虽然丹尼尔已经是成年人了，但他的父亲路易斯总不放心，而丹尼尔也总不让他省心。路易斯很成功，有干劲儿，为人直率，他最喜欢说的词是“扯淡”，第二喜欢说的词是“不”。就像很多成功的企业家一样，他毫不避讳。路易斯在南加州地区拥有一家连锁超市，长期担任全美最大食品杂货供应商 Unified Grocers 公司的董事会主席。

1980 年，当丹尼尔告诉父亲他想成为精神科医生时，路易斯大为恼火：“你为什么不想成为真正的医生？你为什么想成为‘疯子医生’，整天和疯子在一起？”说路易斯对心理学毫无认识都是有所保留的表述。

当论及自己的健康时路易斯还存在一个盲点：他认为自己是无敌的。多年来他多次跟别人说：“我会让别人心脏病发作。我不会得心脏病。”当丹尼尔鼓励父亲注意健康时，路易斯瞧不起他，说他是个健康迷。就这样，直到有一天路易斯厌倦了生病。

83 岁时路易斯得了房颤，这是一种心律失常病，会导致他头晕、气短、疲乏。他接受了心脏电复律治疗，他的心脏恢复了正常的跳动节奏。我们觉得就好像他躲过了一颗子弹。两年后，他的家里滋生了霉菌，他不得不搬出来住 4 个月。在此期间，他患上了严重的咳嗽，心律再次失常了。他常常喘不上气、感到疲劳、无法睡着，后来不得不停止开车、上班，要知道上班可是他 65 年来最热爱的事情。这次什么治疗方法对他都没有效果了，包括三次心脏电复律治疗和多种药物，几个月来他感觉糟糕极了。他的血糖高，身体炎症水平也很高。

后来有一天丹尼尔去看望他，路易斯难过地说：“丹尼尔，你希望我怎么做？我受不了了，我讨厌生病。”

“爸爸，你需要做我让你做的每一件事，”丹尼尔恳求说，“我保证这不会很难，不要作弊，认真坚持几周。”

路易斯倔强的个性开始有利于他保持健康了，我们在很多最终决定认真做出改变的人身上也看到过类似情况。他做了我们让他做的每一件事，尤其是坚持健康饮食。我们告诉他，他已经没有犯错的余地了。他会把食品的成分标签拍照发给我们，问我们他是否可以吃。他经营超市超过60年了，但是当他对健康和不健康食品有了区别的意识后，他自己的超市里销售的和他吃进身体里的不健康食物之多令他分外沮丧和惊慌。

一旦在情感上接受了大脑勇士之道，他就会全力以赴。在接下来的6个月里路易斯减掉了15公斤。他和丹尼尔开始一起锻炼、举重。一段时间后，他可以一次做三分钟的平板支撑（见下页图）。他变得更有精力了，在我们写这本书的时候，路易斯感觉比前些年好多了。我们的承诺是，只要路易斯做出正确的选择，养成正确的习惯，90岁时他的感觉会比70岁时还好。

The Brain Warrior's Way **大脑勇士** 路易斯

健康问题有所改善后，路易斯在和其他6个孩子谈论丹尼尔时态度改变了。称丹尼尔为“健康迷”和“疯子医生”的日子一去不复返了，路易斯常常说：“丹尼尔不会像你这样吃，你应该做出更好的选择。丹尼尔会怎么评价这个决定？”丹尼尔的兄弟姐妹都听烦了“丹尼尔这个”“丹尼尔那个”。对丹尼尔来说，这么多年来被轻视的痛苦变得很值。

在脆弱的时候路易斯会说：“我从没想过这样的事会发生在我身上。”谁也逃不过衰老和死亡，但我们可以让它们早点来，也可以阻挠它们，因为我们相信生命很重要，活在世上是有意义的。我们选择阻挠疾病和死亡，就像路易斯现在所做的。成为“健康迷”永远都不嫌迟，但不要等到你厌倦了生病时。路易斯恢复健康的唯一原因是我们在以身作则，坚持按照大脑勇士之道生活，哪怕起初会被他人轻视、

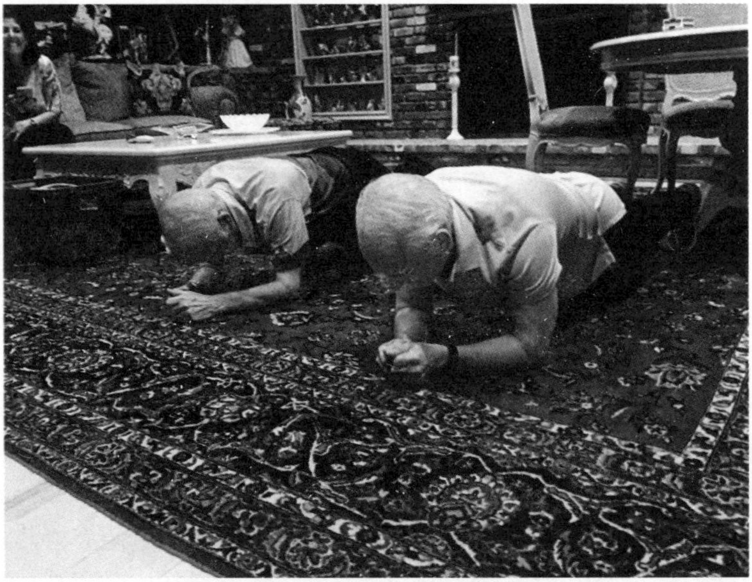

批评。选择大脑勇士之道并保持耐心，你需要坚持几十年，这样你就能够从根本上改变你自己和你所爱之人的健康观。

大脑勇士守则

大脑勇士应该做的事

- 做出正确的决定，这决定了一切。
- 具有牧羊犬心态。
- 确定并聚焦于你的健康目标。
- 认同强壮、认真和健康的价值观念。
- 成为你自己的好家长：坚定而和蔼。
- 关注充裕，而非匮乏：关注你养成的大量好习惯，很少生病，延缓衰老。
- 成为一个精确、诚实、谨慎乐观的思考者。
- 适度焦虑。
- 了解大众宣传武器和心理战的原理。
- 意识到潜藏在医院、诊室、学校、企业和教堂里的问题。
- 拥有清晰的健康策略：大脑妒羡意味着回避对大脑健康有害的事、做对它有益的事。
- 评估你的大脑。
- 了解你的大脑类型。
- 优化你的重要健康指标数据，不要只达到正常水平就停止了。

- 在多条战线上有策略地战斗（增加血流、抵抗炎症、保持肠胃健康，平稳血糖，保持健康的乙酰胆碱、5-羟色胺和多巴胺水平，摄取抗氧化剂，改善神经细胞膜的流动性，补充营养）。
- 始终采取预防策略。
- 保护你的大脑。
- 执行一项防癌计划。
- 重视心理健康问题，治疗注意力缺陷障碍，注意力缺陷多动障碍、抑郁症、创伤后应激障碍、焦虑症、双相障碍等。
- 呼吸干净的空气。
- 从事让你更“聪明”的锻炼。
- 创造一个社会支持环境。
- 保持健康的体重。
- 管理压力。
- 每天睡 7～8 个小时。
- 服用基本的和有针对性的补充剂。
- 冥想。
- 如果需要，使用光疗法。
- 做神经反馈训练。
- 拥有充满爱的人际关系。
- 根据大脑勇士的营养守则饮食：
    - 摄取优质的卡路里，但不要太多。卡路里很重要，但品质更重要；
    - 补充大量水分，但不要喝含太多卡路里的饮料；
    - 在一天中少食多餐地摄取高品质的蛋白质；
    - 吃让你更“聪明”的碳水化合物（低升糖指数、膳食纤维含量高）；
    - 只吃健康的脂肪；
    - 吃多彩的食物，这意味着有很多不同颜色的健康食物供你选择（不是彩虹糖）；
    - 做饭时使用有利于大脑的香草和香料，这样可以让你的大脑和身体更健康；
    - 保证食物尽可能干净：有机的、无激素、无抗生素、散养的草饲肉类；

  - 如果你有任何心理健康问题或身体问题，注意远离任何潜在的过敏原或对内脏有害的食材，比如味精、谷蛋白、玉米、大豆和乳制品；
  - 要仔细看食品标签。
- 带着目的、感恩和感激开始每一天的生活。
- 练习提升正念：
  - 在呼气时放慢速度；
  - 消除自动的消极想法；
  - 自我催眠；
  - 心率变异性训练；
  - 慈心冥想；
  - 制作一个锻炼大脑的音乐清单；
  - 探究，不要恼火，善于从错误中学习。
- 将痛苦转化为目标。
- 知道自己愿意为什么而战斗。
- 问自己，为什么我的存在可以让世界更美好。
- 成为严肃认真、百折不挠、负责任的大脑勇士。
- 适当的社会连接会让你变得更聪明，不当的连接会伤害你。
- 谨慎地选择与谁为伍。
- 和健康的人交往。
- 了解这些知识后，你有责任照此执行。
- 具有紧迫感，现在就开始。
- 至少用一年时间将这些习惯融入你的生活。
- 知道初级阶段、机械阶段和自发阶段的持续时长。
- 实施 14 天大脑提升计划。
- 清理你的食品柜。

大脑勇士不应该做的事

- 做出糟糕的决定。

- 只关注短期痛苦，忽视了长期痛苦。
- 从事冒险运动。
- 几乎不参加体育锻炼。
- 停止学习。
- 抽烟。
- 服用大麻、可卡因、脱氧麻黄碱、麦角酸二乙基酰胺或其他精神刺激性药物。
- 低血糖。
- 高血糖。
- 患有糖尿病或前驱糖尿病。
- 患有高血压或处于高血压前期。
- 肥胖。
- 认为“凡事适度即可”。
- 不治疗睡眠呼吸暂停综合征。
- 摄取人造食用色素和添加剂。
- 长期身处空气污染和水污染的环境。
- 接触环境毒素。
- 有缺氧的风险。
- 维生素或激素缺乏。
- 虚弱。
- 忽视失眠问题。

大脑勇士需要限制的事物

- 电子产品。
- 长期压力。
- 全身麻醉。
- 酒精。
- 咖啡因。

- 糖。
- 谷蛋白（如果对谷蛋白过敏，那么应该彻底不吃）。
- 玉米。
- 大豆。
- 乳制品。
- 与不健康饮食的家人、朋友在一起的时间。

The Brain Warrior's Way

参考文献

考虑到环保的因素，也为了节省纸张、降低图书定价，本书编辑制作了电子版参考文献。扫码下载“湛庐阅读”APP，“扫一扫”本书封底条形码获取参考文献。

The Brain Warrior's Way

致谢

有很多人参与了这本书英文版的出版过程，也有很多人帮助我们培养大脑勇士。我们要感谢以下这些人：

许多病人和病人家属信任我们，让亚蒙诊所帮助他们改善大脑健康和生活。

戴维·路德维格博士通读了这本书，提出了非常有益的科学反馈和编辑意见。

感谢亚蒙诊所杰出的员工和医生们。目前我们每个月会接诊 4 000 人次，亚蒙诊所已经成为世界上最活跃的私人心理与大脑健康中心之一。我们的专业人员每天努力工作、为病人服务。特别感谢我们无畏的领导者、首席执行官 Terry Weber，感谢同事 Tiffany Lesko 和 Jenny Faherty，他们逐字逐句阅读了这本书，确保文字通顺、易于理解。还要感谢塔娜的品牌领导人 Jasmine Patterson，他是活力和创造力之源。感谢我们的创意总监 C. J. Ramos 为这本书的英文版封面设计做出的贡献。

感谢信任我们的同行，他们把自己的病人送到亚蒙诊所来做评估。

感谢我们的搏击格斗教练 Bob White 和 Barbara White，他们给予我俩很多有价值的教导。

企鹅出版公司的编辑 Denise Silvestro 对这本书很有信心，她和企鹅公司的 Allison Janice、Tom Colgan、Jin Yu 和 Claire Zion 等人促成了本书的出版。

感谢全美各个公共电视台的朋友，他们是 Alan Foster、Alicia Steele、Kurt Mendelsohn、BaBette Davidson、Greg Sherwood、Camille Dixon、Stacey Wiggins 和 Maura Phinney。公共电视台是宝贵的媒介资源，对于能够与电视台合作，把我们的治疗信息和希望传播给无数人，我们充满感激。

感谢那些忍受我们无比痴迷于大脑勇士之道的家人，特别是我们的孩子 Antony、Breanne、Kaitlyn 和 Chloe，感谢我们的孙辈，也感谢我们的父母 Mary Meeks、Louis and Dorie Amen。我们知道，很多次你们已经非常厌倦听到“大脑”这个词了，但依然给予我们无尽的支持。

译者后记

以前看过几本亚蒙博士的书，也译了他的另一本书《女性脑》(*Unleash the Power of the Female Brain*)，他应该是倡导大脑健康的第一人，也是最积极、最受欢迎的倡导者，堪称“美国大脑健康之父”。

大多数人应该知道大脑很重要，因为医学上死亡的标志是全脑机能的永久性消失。简言之，整体死亡的标志就是脑死亡。但是很多人不知道大脑在哪些方面发挥着重要的作用，也不知道怎么判断大脑是否健康，更不知道想要大脑健康需要做些什么。

如果皮肤受伤了，我们会感到疼痛，会看到红肿、渗液或出血。如果肠胃生病了，我们会反酸、呕吐、没有食欲、腹泻。如果心脏出了问题，我们会心悸、心区疼痛、气短、乏力。但是如果大脑生病了，大脑不会给我们发出任何警告，它不疼不痒，不红也不肿。所以我们常常会忽视它，但大脑生病的后果很严重。当然，如果你有条件，可以像作者建议的那样给大脑做个SPECT扫描，一目了然地看到问题所在，更好的是可以和完美的大脑进行比较。一般人看到自己的大脑那么差，一定会产生“大脑妒羡”。根据亚蒙博士的说法，“大脑妒羡”是成功的第一步，也是最重要的一步。不过目前大多数人不具备做SPECT扫描的条件，但无论现在你的大脑是否健康，无论是保持健康还是治愈受损的大脑，需要做的事情都类似，那就是坚持大脑勇士之道。

也许很多人像我一样，觉得自己挺健康的，但当你看了亚蒙博士的《大脑勇士》后，会发现需要做出的改变真不少。比如，大多数人认为乳制品是补钙良品，每天必须喝鲜奶。错！豆制品是健康的植物蛋白质来源，而且女性可以通过吃豆制品来补充植物雌激素，所以应该适量吃些豆制品。错！现代人精米、精面吃得太多，应该补充些粗粮，比如玉米、全麦粉，时不时再吃顿窝窝头。错！看到这些我有点儿懵，就像亚蒙博士的很多病人的反应一样，我不禁问："那我还能吃点儿什么？"放心，能吃的东西还很多。当然还要配合其他方面的改变，这是一个全方位的系统工程。一旦这些生活方式成了习惯，健康之门将永远为你开启。你会既瘦又美，精力旺盛，学得快，记得牢……最后，感谢在本书的翻译过程中给予我们帮助和支持的朋友，他们是冯征、王璐、赵丹、徐晓娜、卫学智、张宝君、郑悠然和王彩霞。

未来，属于终身学习者

我这辈子遇到的聪明人（来自各行各业的聪明人）没有不每天阅读的——没有，一个都没有。巴菲特读书之多，我读书之多，可能会让你感到吃惊。孩子们都笑话我。他们觉得我是一本长了两条腿的书。

——查理·芒格

互联网改变了信息连接的方式；指数型技术在迅速颠覆着现有的商业世界；人工智能已经开始抢占人类的工作岗位……

未来，到底需要什么样的人才？

改变命运唯一的策略是你要变成终身学习者。未来世界将不再需要单一的技能型人才，而是需要具备完善的知识结构、极强逻辑思考力和高感知力的复合型人才。优秀的人往往通过阅读建立足够强大的抽象思维能力，获得异于众人的思考和整合能力。未来，将属于终身学习者！而阅读必定和终身学习形影不离。

很多人读书，追求的是干货，寻求的是立刻行之有效的解决方案。其实这是一种留在舒适区的阅读方法。在这个充满不确定性的年代，答案不会简单地出现在书里，因为生活根本就没有标准确切的答案，你也不能期望过去的经验能解决未来的问题。

湛庐阅读APP：与最聪明的人共同进化

有人常常把成本支出的焦点放在书价上，把读完一本书当做阅读的终结。其实不然。

时间是读者付出的最大阅读成本
怎么读是读者面临的最大阅读障碍
“读书破万卷”不仅仅在“万”，更重要的是在“破”！

现在，我们构建了全新的“湛庐阅读”APP。它将成为你“破万卷”的新居所。在这里：

- 不用考虑读什么，你可以便捷找到纸书、有声书和各种声音产品；
- 你可以学会怎么读，你将发现集泛读、通读、精读于一体的阅读解决方案；
- 你会与作者、译者、专家、推荐人和阅读教练相遇，他们是优质思想的发源地；
- 你会与优秀的读者和终身学习者为伍，他们对阅读和学习有着持久的热情和源源不绝的内驱力。

从单一到复合，从知道到精通，从理解到创造，湛庐希望建立一个“与最聪明的人共同进化”的社区，成为人类先进思想交汇的聚集地，共同迎接未来。

与此同时，我们希望能够重新定义你的学习场景，让你随时随地收获有内容、有价值的思想，通过阅读实现终身学习。这是我们的使命和价值。

使用APP扫一扫功能，
遇见书里书外更大的世界！

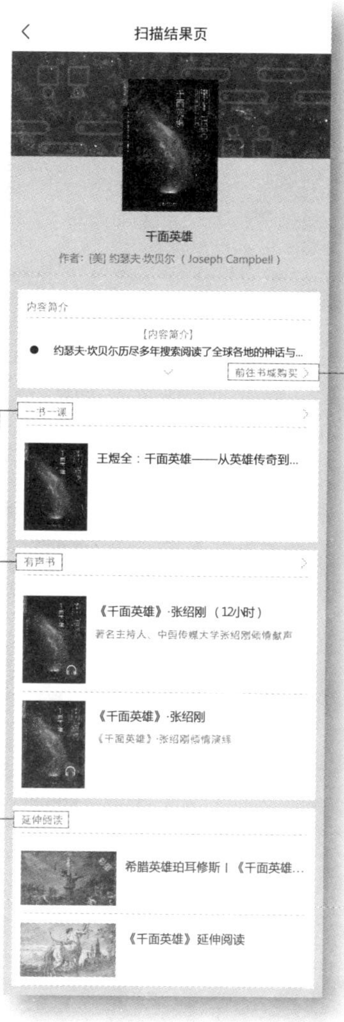

快速了解本书内容，
湛庐千册图书一键购买！

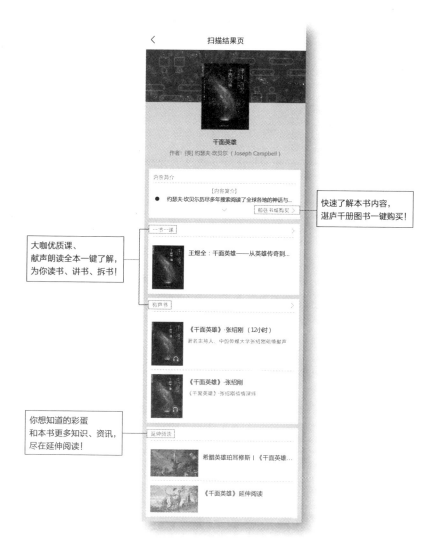

大咖优质课、
献声朗读全本一键了解，
为你读书、讲书、拆书！

你想知道的彩蛋
和本书更多知识、资讯，
尽在延伸阅读！

湛庐文化 Cheers Publishing
a mindstyle business 与思想有关

延伸阅读

《超强大脑》

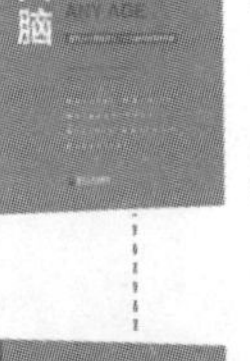

- ◎ 开启全民养脑时代的启蒙书，科学解读14个摧毁人生的用脑恶习，劲爆揭秘走神儿、穷忙、心烦、记性差，甚至难看的笔迹背后的凶手。
- ◎ 解放你在工作、生活和人际关系等方面的各种能力，帮你在更大程度上挖掘潜力，以成就事业、建立良好的人际关系，并实现一生的幸福。

使用“湛庐阅读”APP，
“扫一扫”获取本书更多精彩内容

ISBN 978-7-213-08604-5

《幸福脑》

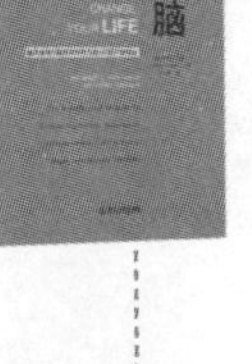

- ◎ 美国亚马逊心理自助类图书畅销榜榜首，热销10年经久不衰，改善千万人身心健康的科学用脑书。
- ◎ 美国家喻户晓的医学专家教你将抑郁、焦虑、暴力、婚姻危机赶出你的生活。

使用“湛庐阅读”APP，
“扫一扫”获取本书更多精彩内容

ISBN 978-7-213-08605-2

《健康脑》

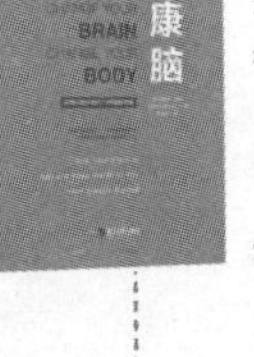

- ◎ 适合21世纪人类的14个美体健康计划，让大脑与身体联动起来，激发你的力量，塑造更健康、更具魅力的身体。
- ◎ 美国家喻户晓的医学专家传授远离小肚腩、屏幕脸、沙发臀的独家秘诀。《纽约时报》畅销书。

使用“湛庐阅读”APP，
“扫一扫”获取本书更多精彩内容

ISBN 978-7-213-08602-1

《锻炼改造大脑》

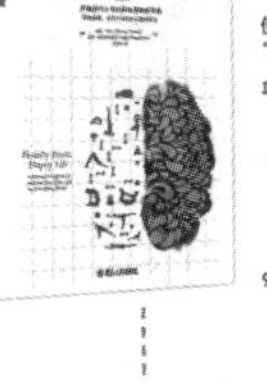

- ◎ 风靡纽约大学的锻炼健脑新风潮。快速、轻松、有效地打通身心连接，让身体更健康，让头脑更清晰。
- ◎ 这是一项关于生活方式如何影响大脑的迷人实验，北京大学神经科学专家纳家勇治，中国运动新风潮引领者田同生、谢頔，知乎健身话题达人 kmlover 联袂推荐。

使用“湛庐阅读”APP，
“扫一扫”获取本书更多精彩内容

ISBN 978-7-213-08018-0

《让大脑自由》

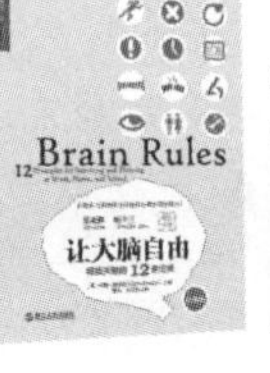

- ◎ 长踞亚马逊网络书店神经心理学销售榜首！百度公司总裁张亚勤、“科学松鼠会”创始人姬十三专文作序。
- ◎ 男人和女人的大脑思考机制有何不同？睡眠和压力对人脑有着怎样的影响？是大脑的差异决定了每个人的独特性吗？权威脑神经科学家约翰梅迪纳带你探索人脑的奥秘。

使用“湛庐阅读”APP，
“扫一扫”获取本书更多精彩内容

ISBN 978-7-213-06664-1

图书在版编目（CIP）数据

大脑勇士 /（美）亚蒙，亚蒙著；黄珏苹，赵静译．—杭州：浙江人民出版社，2018.2

ISBN 978-7-213-08606-9

Ⅰ．①大…　Ⅱ．①亚…　②亚…　③黄…　④赵…　Ⅲ．①脑科学　Ⅳ．① R338.2

中国版本图书馆 CIP 数据核字（2018）第 004603 号

浙 江 省 版 权 局
著作权合同登记章
图 字：11-2018-70 号

上架指导：心理学 / 健康

本书法律顾问　北京市盈科律师事务所　崔爽律师
张雅琴律师

大脑勇士

［美］丹尼尔·亚蒙　塔娜·亚蒙　著
黄珏苹　赵　静　译

出版发行：浙江人民出版社（杭州体育场路 347 号　邮编　310006）
市场部电话：（0571）85061682　85176516
集团网址：浙江出版联合集团　http://www.zjcb.com
责任编辑：蔡玲平
责任校对：陈　春
印　　刷：北京中印联印务有限公司
开　　本：720 毫米 ×965 毫米 1/16　　印　　张：19.25
字　　数：267 千字　　插　　页：3
版　　次：2018 年 2 月第 1 版　　印　　次：2018 年 2 月第 1 次印刷
书　　号：ISBN 978-7-213-08606-9
定　　价：69.90 元

如发现印装质量问题，影响阅读，请与市场部联系调换。